轨道交通服务型企业
EAP模式探索与指南

苏州市轨道交通集团有限公司运营一分公司　编著

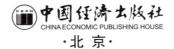

·北京·

图书在版编目（CIP）数据

轨道交通服务型企业 EAP 模式探索与指南／苏州市轨道交通集团有限公司运营一分公司编著．－－北京：中国经济出版社，2022.6

ISBN 978－7－5136－6960－3

Ⅰ．①轨… Ⅱ．①苏… Ⅲ．①城市铁路－轨道交通－服务业－心理健康－健康教育 Ⅳ．①R395.6

中国版本图书馆 CIP 数据核字（2022）第 098228 号

策划编辑　姜　静
责任编辑　李玄璇
责任印制　马小宾
封面设计　张思琦　盈丰飞雪

出版发行	中国经济出版社
印 刷 者	北京艾普海德印刷有限公司
经 销 者	各地新华书店
开　　本	710mm×1000mm　1/16
印　　张	24.75
字　　数	360 千字
版　　次	2022 年 6 月第 1 版
印　　次	2022 年 6 月第 1 次
定　　价	98.00 元

广告经营许可证　京西工商广字第 8179 号

中国经济出版社 网址 www.economyph.com 社址 北京市东城区安定门外大街 58 号 邮编 100011
本版图书如存在印装质量问题，请与本社销售中心联系调换（联系电话：010－57512564）

版权所有　盗版必究（举报电话：010－57512600）
国家版权局反盗版举报中心（举报电话：12390）　　服务热线：010－57512564

随着经济的高速发展,心理问题成为影响社会及个体健康的重要指标,人们更加关注自身价值的实现,中国学者将这一时期称为从满足温饱状态的"身时代"跨向了满足心理需求的"心时代"。顺应社会发展的潮流,越来越多的组织意识到关心关爱员工身心健康、关注关切员工个人成长的重要性。因此,员工帮助计划(Employee Assistance Program,EAP)这一现代社会学、心理学和管理学研究成果应运而生,成为各级各类组织推动员工身心健康发展和能力素质提升以及解决组织与员工诸多问题的有效方法之一。

  苏州市轨道交通集团有限公司运营一分公司EAP项目于2015年11月正式启动。经过六年的摸索与实践,EAP建设经历了"从无到有"的开拓阶段和"从有到优"的完善阶段,紧紧围绕着"打造心理健康和谐企业"的主题,探索规范化、科学化的EAP运作模式,形成了一套成熟的,兼具系统性、专业性与长效性的EAP工作机制,建立并完善了包含员工心理辅导、宣传、队伍建设与培养、心理健康检测与筛查、员工关爱、管理辅助、心理危机预防与干预的七大EAP服务体系,推动项目与企业管理深度融合、常态运作。

  本书是在广泛借鉴国内外有关职业心理健康和EAP等相关领域研究与实践成果的基础上,结合最近几年在EAP方面的实践和轨道交通服务型行业特征，围绕现代组织管理与员工个人发展的实际需要，编写的一本学术性与应用性兼顾、专业与普及两全的图书。它从基本理论、EAP 研究和评估方法、EAP 应用和案例分析几个方面探索了轨道交通服务型企业的 EAP 运作模式，给企业领导者、EAP 相关从业者提供了一些可供借鉴的理论方法和实践技巧，并将心理学原理与实际案例紧密结合，讨论如何运用心理学解决企业和员工的实际问题。本书语言通俗易懂，理论深入浅出，实用性强，它不仅填补了目前国内 EAP 专门性书籍的空白，也可以为应用心理、组织行为、人力资源及管理专业提供相应的参考。

苏州市轨道交通集团有限公司运营一分公司

党委副书记、工会主席

有一首歌,它的歌词是这样的:"万物皆有裂痕,那是光照进来的地方……"从心理学的视角来看,万物的残缺美,生命的缺憾美,往往可以被视为发展和充实自身的契机,无论是否被撕裂,是否被充填,那都是一种存在的状态。只要你意识到了这些,不再强迫性地追求完美,能够活出"向好"的样子,像西方心理学之父弗洛伊德所言"去爱、去工作"那样,就不会有太多的心理困扰。

"大丈夫当朝碧海而暮苍梧"是明代地理学家、文学家徐霞客的远大抱负。我们可曾想过,在这种"想去外面世界看看"的念想中,为何只有徐霞客的文辞能流传、影响至今?我们也常会思考如下的问题:拥有一份工作或者事业对于现代的人们而言意味着什么?当今社会,瞬息万变,我们的周遭充斥着物欲、贩卖着焦虑、扰动着情绪,它们就像一只只隐形的手,掌控着正在奔波劳碌的人们,故而职场人在为生计,也为发展的路上勇往直前时,总免不了有所困惑、偶尔停留,正是在这样的时刻,心理学和EAP可以帮助我们更好地看清自己、领悟事理,使我们坚定信心、充满动力,而后继续前行。

EAP起源于20世纪50年代,直到70年代才开始被应用于企业,海外历史近50年,中国本土化历史20余载。本土化的EAP服务历经了由单一服务走向系统化服务的过程,而耕耘在EAP前线的实践者们尤其希望能够结合本土文化与企业特色，走出一条契合组织需要、贴合员工需求的关怀之路。

本书广泛借鉴了心理学、管理心理学、组织行为学的相关理论，从组织健康和员工健康的视角切入，以组织员工健康管理六维模型——"稳定平和的情绪""平等互信的沟通""刚柔并济的管理""和谐互助的团队""朋辈家庭的支持""健康向上的体魄"为基础，分析、研究及总结出轨道交通服务型行业员工的工作特点、岗位压力及应对措施，从而帮助企业进行有效的管理，进而保障组织与自身的健康，提升运营和工作效能，为轨道交通运营公司的安全运营做好"心保障"，实现"心护航"。

本书立足于心理学、管理心理学、组织行为学在轨道交通服务型企业的相关实践工作，具有以下特点：一是系统化。本书充分实现了个体心理特征、组织行为特征和轨道交通服务型行业特征与相关学科理论与方法的结合。例如，从轨道交通服务型企业对安全运营的关注点出发，结合轨道交通各岗位员工——"脑眼手脚"族群所面临的现实状况，找到其在心理学层面所需关注的部分，并在知识性、工具化层面帮助员工实现改善和优化，凸显针对性和专业感。二是实用性。六维模型中每个部分在概念论述后都引入了相关实践工具，以帮助普通员工乃至管理者在"自检""他检"后能及时优化自身的不足之处，真正做到"使光照进来"，而在《如何使用六维模型》的篇章中，更是以个人职场发展过程为线索，多维展示了在工会关爱工作中与心理学相关的形式与方法，同时后续的工具集也能方便读者快捷检索和使用。三是形象化。第四篇"案例与应对"部分所列举的都是一些轨道交通服务型行业员工的典型个案，通过模糊化和共性化处理，并附上专业心理咨询师的分析与建议，读者可以借由轨道交通服务型员工困扰的情境及相应解决方案，获取有意义的指导和帮助。

本书共分为四篇，第一篇"背景与需求"中第一章由何萍、屠蓉撰写，第二章由牛琦丽、南文燕撰写；第二篇"组织健康与安全运营"中第一章由曹歆佳撰写，第二章由何萍撰写，第三章由曹歆佳、侯静怡、沈磊、王徐雯、阙敖、何萍撰写；第三篇"如何使用六维模型"由何萍撰写；第四篇"案例与应对"由锡西撰写。全书由何萍统稿。

  EAP项目在我国处于朝阳发展阶段，工具与方法亟待各位专家、学者、项目实施人员的研究与体悟，加之编著者水平与投入编撰的时间有限，本书难免存在疏漏和不足之处，敬请批评指正。

编著者
2021年12月

目录
Contents

第一篇 背景与需求

第一章 发展与挑战
一、社会挑战 / 4

二、行业挑战 / 5

三、用工挑战 / 7

四、个人挑战 / 7

第二章 苏州轨道交通运营一分公司 EAP 七大体系的形成与发展
一、形成背景 / 9

（一）组织的形成 / 9

（二）EAP 项目的启动 / 9

（三）国家政策的支持 / 10

（四）初建 EAP 七大体系 / 10

二、体系架构 / 12

（一）员工心理辅导体系 / 12

（二）EAP 宣传体系 / 12

（三）EAP 队伍建设与培养体系 / 13

（四）心理健康检测与筛查体系 / 14

（五）员工关爱体系 / 15

（六）EAP 管理辅助体系 / 15

（七）员工心理危机预防与干预体系 / 16

三、持续发展 / 17

第二篇 组织健康与安全运营

第一章 组织健康与 EAP

一、组织健康 / 21

（一）从"人"的健康到"组织"的健康 / 21

（二）组织健康的定义 / 22

（三）关注组织健康的意义 / 23

二、影响组织健康因素的研究 / 24

（一）麦肯锡的 OHI / 24

（二）中国企业健康指数"九力三维" / 26

（三）影响组织健康的因素是多维度、多层次性的 / 27

（四）专注组织健康，员工关爱实践，行之必果 / 28

三、中国组织员工心理健康的基础调研 / 28

（一）职场心理健康问题非常严峻 / 28

（二）员工心理健康管理是企业管理不可缺少的部分 / 30

（三）职场心理问题预防胜于治疗 / 31

（四）心理健康助力全面小康，具有战略地位 / 33

四、EAP 促进组织健康 / 34

（一）EAP 的由来 / 34

（二）EAP 是企业员工的精神福利 / 35

（三）EAP 本土化之路 / 36

（四）EAP 发展中面临的挑战 / 39

第二章 苏州轨道交通运营一分公司 EAP 项目特色

一、运营一分公司的业务形态与重点岗位压力 / 42

（一）"脑"调度族——调度员的职场状态 / 44

（二）"眼"检修族——维修员的职场状态 / 45

（三）"手"站务族——行车值班员、值班站长的职场状态 / 45

（四）"腿"乘务族——电客车司机的职场状态 / 46

二、组织员工健康六维模型框架的提出——打造心理健康和谐企业 / 47
 （一）EAP 关注员工身心健康 / 48
 （二）EAP 关注团队协作健康 / 48
 （三）EAP 关注管理效能健康 / 49
 （四）EAP 关注社会支持健康 / 50

第三章　组织员工健康管理六维模型详介

一、稳定平和的情绪 / 52
 （一）情绪与情绪劳动 / 54
 （二）情绪管理与心理健康 / 57
 （三）心理资本与组织发展 / 60
 （四）EAP 与安全运营 / 65

二、平等互信的沟通 / 82
 （一）了解沟通属性，助力自我改善 / 83
 （二）EAP 与沟通提升 / 95

三、刚柔并济的管理 / 118
 （一）管理中的人——尊重个体差异 / 119
 （二）管理中的事——遵从情境管理 / 137
 （三）管理中的术——结合刚柔策略 / 145
 （四）管理中的道——EAP 助力管理刚柔并济、张弛有度 / 153

四、和谐互助的团队 / 156
 （一）组织氛围塑造，和谐健康共进 / 157
 （二）团队合作的利与弊 / 174
 （三）EAP 与协作增强 / 178

五、朋辈家庭的支持 / 185
 （一）运营一分公司员工现状 / 185
 （二）更新职业认知，工作融入生活 / 186
 （三）EAP 与社会支持 / 190

六、健康向上的体魄 / 207
 （一）何谓健康 / 207

（二）身心健康的关系　/209
　　（三）影响健康的多种因素　/209
　　（四）如何保持身心健康　/219
　　（五）EAP 与大健康计划　/226

第三篇　如何使用六维模型

第一章　从个体发展视角看 EAP 服务

一、入职碰撞期　/233
　　（一）社会化模型　/233
　　（二）纵贯一生的职业彩虹图　/234
　　（三）工作与家庭平衡策略　/236

二、入职调整期　/237
　　（一）职业生命发展曲线　/238
　　（二）职业适应策略　/239
　　（三）情绪是什么？（情绪——六维模型维度一）　/240
　　（四）何时需要做情绪管理　/242
　　（五）怎么做情绪管理　/243

三、职业担当期　/261
　　（一）职业倾向与管理风格　/262
　　（二）团队协作中的悖论　/263

四、职业教导期　/270
　　（一）差异化管理（管理——六维模型维度之一）　/271
　　（二）职业性格倾向小测试　/271
　　（三）管理者的职能与技能　/273
　　（四）偏见（自我服务偏见、管理中的偏见）　/273
　　（五）如何避免偏见　/276
　　（六）何谓恰当的管理　/278

五、职业突破期 /282

  (一) 职业倦怠 /283

  (二) 身份的焦虑 /285

  (三) 消除阻力 /287

第二章 六维模型应用工具集

一、"情绪"维度工具集 /294

  (一) 识别情绪——What's This /294

  (二) 专业评估——Can I Understand U /296

  (三) 情绪管理——How To Do /296

二、"沟通"维度工具集 /299

  (一) 沟通基础——倾听 /299

  (二) 沟通技巧——非暴力沟通"观察、感受、需要、请求"四步法 /301

  (三) 沟通策略——企业高效沟通六步法 /301

  (四) 咨询技巧——短焦技术 /303

三、"管理"维度工具集 /304

  (一) 管理理念——刚柔并济，差异管理 /304

  (二) 差异化管理工具 /305

  (三) 适时思考"何谓恰当的管理" /309

四、"团队"维度工具集 /310

  (一) 如何避免团队合作带来的负面影响 /310

  (二) 增强群体凝聚力的方法 /312

五、"支持"维度工具集 /314

  (一) 为什么要寻求亲友组织的支持 /314

  (二) 危机的识别与评估 /315

  (三) 企业危机干预流程及图示 /317

六、"体魄"维度工具集 /317

  (一) 相关病征与情绪的关系 /317

  (二) 如何保持身心健康 /319

第四篇 案例与应对

第一章 工作场景

一、人际沟通 / 324

【小贴士】婉拒三原则 / 328

二、情绪压力 / 328

【小贴士】职场小白秘籍 / 331

第二章 管理能力

一、职业倦怠 / 333

【小贴士】如何在工作中成长进步，避免职业倦怠 / 341

二、回避冲突 / 342

【小贴士】如何改变回避冲突的习惯 / 345

第三章 个人生活

一、适龄婚娶 / 346

【小贴士】如何实现人生的愿望 / 349

二、产后抑郁 / 350

【小贴士】如何调节产后抑郁情绪 / 353

三、亲子关系 / 354

【小贴士】亲子沟通在处理亲子关系中的运用技巧 / 356

第四章 危机事件

一、丧失相关 / 358

【小贴士】如何从"丧失"中复原 / 361

二、应激反应 / 361

【小贴士】如何积极应对生活工作中的重大压力 / 365

图索引 / 370

表索引 / 373

参考文献 / 374

第一篇

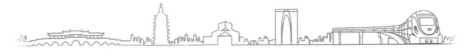

背景与需求

第一章

煤与二氧化碳

第一章　发展与挑战

两千多年前，中国先哲老子曾云："道生一，一生二，二生三，三生万物"，这句话不免使人感受到世间的每一种事物都会带着"先辈"的基因。生命科学认为，"细胞"是生物体的基本结构与功能单位，而存在于细胞中的DNA则储存着有关生命的遗传信息。未来，人类可以通过优化甚至改变DNA序列来控制人体的生化特性，这将有助于修复人体细胞和器官的功能，从而改变人类的进化过程。

如果将这一微观世界的视角缓慢扩展至宏观，比如站在国家的视角，通过把国家视为一个强大的生命体，把各组织（企事业单位、非营利性组织等）视为生命体中的各个细胞，而细胞内的"DNA序列"就如同各个组织的组织文化、管理等所显现出来的结构排列，那么一些遗传基因所留存下来的问题和弊病，就可以通过改变它的结构序列来实现阶段性优化。这种序列的重构及改变，放在国家生存、组织发展的层面来说，就需要每个组织、每个员工不断调整步伐，有足够的心智来应对。社会发展、行业进步、组织前行、人民安康、员工幸福……这样连锁式的反应永远是环环相扣的。

在中国本土化的20年实践过程中，关爱员工健康、助力组织发展的员工帮助计划的焦点已从仅关注于改善员工的成瘾行为、心理障碍等个体病理性议题扩展至伴随员工整个职场生命周期的个体发展性议题，并进而转向实现整个组织健康管理的更高层面。

生态系统与开放性理论告诉我们，任何组织必须持续不断地与外部环境互动才能实现生存和发展。组织需要从外部环境获取资源，并通过内部的运营和管理实现产品或服务输出，以满足外部客户的期待及需求。外部环境由个人、组织、社群、国家和地球组成，包括客户、供应商、分销商、政府机构、竞争对手和合作伙伴。在这里，我们把由外部环境带来的变化和挑战分为四个方面：社会挑战、行业挑战、用工挑战、个人挑战（见图1.1）。

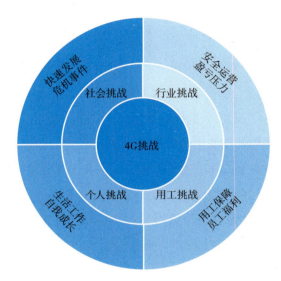

图1.1 4C挑战（4 Challenge：社会挑战、行业挑战、用工挑战、个人挑战）

一、社会挑战

古往今来，政治稳定、社会安定、人民幸福是无数国家及其领导人所追求的终极目标，也是一个国家全体人民的共同期盼。而在"国家生命体"之中则有众多的"细胞"，即各组织（企事业单位、非营利性组织等），它们是经济维持与发展运转的齿轮，事关国泰与民安。尤其是大型央企、国企，它们不仅肩负着安邦定国的任务，而且还肩负着保障民生幸福的责任，苏州轨道交通正身处其列。

著名作家、大思想家斯宾塞·约翰逊曾说过："唯一不变的就是变化本身。"当今社会正处于易变、不确定、复杂及模棱两可的状态中，组织、管理者，甚至每种职业、每个职场人每天都在应对复杂多变的内外环境：

市场动荡、战略变革、业务重组、架构调整、职责变动等情况。在瞬息万变的大环境下，组织员工不可避免地将面临更多的角色模糊、角色冲突、人际变化、适应不良、发展受阻等多方面问题，正是这些使员工倍感焦虑、压力和无助。因此，他们往往会选择固守不变、逃避职责甚至抵制变化，而这恰恰反过来成为制约与阻碍社会发展和组织前进的重要因素。

2020年春天，一场始料未及的新冠肺炎疫情使我们成为"宅人"，亲朋相聚变为隔空拜年，身处职场变为在线办公。直到今天，国内疫情防控仍处于关键时期，国外疫情形势又尚不见明朗，如此突发、持续的大型公共卫生事件，已显而易见地影响到服务于城市民众的每一位轨道交通员工，并给他们带来了身体和心理的双重考验。如果员工在疫情变化下所体验到的各种负面情绪，如担忧、焦虑、恐惧等没有得到有效的疏导和回应，那么极有可能会导致员工出现拒绝回到工作岗位、对工作感到厌烦和害怕、工作效率明显降低及不明原因的注意力分散、精神散漫等现象，这将直接影响到轨道交通的安全运营。

组织要健康发展，其实离不开那些能够适应环境变化（尤其是突如其来的变化）、承受发展阵痛的员工。在管理心理学中早已将这样的员工定义为拥有较高的"心理资本"，他们会在成长和发展过程中展现出自身的心理能量，这是一种积极的心理状态，能够使他们积极地应对外在压力性、突发性的事件。心理资本所包含的希望、乐观、韧性和自我效能感等心理品质，正是现代组织在不断遭遇变化和挑战时所急需的资源，因此，组织能够积极发现，甚至是培育员工拥有较高的心理资本显得格外重要。

二、行业挑战

当前中国社会正处于转型期，我们一边感受着经济发展所带来的丰盈与喜悦，一边又不得不面对随快速发展而来的压力与挑战。马克思曾言："哲学家们只是用不同的方式解释世界，而问题在于改变世界。"正因如此，我们不能只成为一个会发现问题、解释问题的人，还需要试图通过内外的各种资源去积极地面对与改善问题，唯此才能引发真正的改变，促动自身与环境的一致性成长。

轨道交通运营企业作为交通运输与服务型的交叉企业，已将保障市民乘客的安全出行、方便出行、满意出行作为主要目标。轨道交通运营企业的员工一方面随时准备着应对诸如脱轨、挤岔、相撞、火灾、恶劣天气、大客流、人车冲突、设备故障等特殊事件的考验，长期处于准备甚至于应激状态；另一方面又因各自的职能工作需要不同而形成特定的心理表现和现象，如站务员的情绪劳动、行车调度的"三高"（高度警觉、高度紧张、高度警惕）、列车驾驶员的封闭枯燥环境等，故而员工的心理稳定一定是轨道交通运营服务安全的基础和前提条件。

苏州轨道交通的快速发展可以说是与苏州城市经济的蓄势腾飞、市民日益增长的出行需求密不可分的。自 2012 年 4 月苏州轨道 1 号线开通至 2021 年 6 月整整 10 年间，苏州轨道交通开通了 5 条线路，运营里程已达 210 千米，车站 169 座，线网日均客流超过 120 万人次，单日最大客流 168 万人次。轨道交通占公共交通出行比例近 40%。面对如此大的客流压力和挑战，车辆运行方面，线网的行车间隔逐渐压缩，首班车实行"多点同时投运"模式，运营服务时间不断延长；站务服务方面，通过不断完善公共服务功能，建立设置轨交图书馆、母婴室、食行生鲜柜、便利店等便民设备设施，搭建"互联网＋"乘车服务平台，实现智慧扫码进站，市民乘客实现出行生活两方便。

这一连串数字和一系列服务举措的背后，无不体现着每一位苏州轨道交通运营员工在面对持续"改变"时的精神与能力。运行图兑现率和列车准点率始终保持较高水平，乘客满意度连续保持增长。在轨道交通运营行业将保障市民乘客的安全出行、方便出行、满意出行作为主要目标时，作为交通运输与服务型的交叉企业一员的苏州轨道交通运营无疑走在了行业前列，而其中自 2015 年底开展的 EAP 服务同样发挥了举足轻重的支持作用。

三、用工挑战

系统来看，员工的心理困扰极有可能诱发各种潜在的职场破坏性（偏离组织期待的）行为，进而对组织产生不利的影响。经济风险、道德风险甚至法律风险，在一定程度上都和人有关，与人的心理和相应行为相关，故而对员工心理健康的关注可以帮助组织有效降低或规避这类风险的产生。另外，组织也可以通过把 EAP 或心理健康服务作为一种"精神"福利来完善福利和组织支持系统，这既能增强组织的凝聚力，体现关爱文化，又能激发工作效能感，提高员工满意度等人文指标，从而促进组织发展，提升组织绩效，使组织在中长期获得良好的投资回报。

作为一个拥有近万名职工的企业，运营一分公司亟须发展出一套带有自身企业文化烙印，结合战略发展目标的用人策略和方法，在选用留育工作的各个方面贴合组织需求，以保证组织的正常运行。比如，运营一分公司工会举办的各类活动在很大程度上体现了保留人才、保障福利的宗旨。运营一分公司工会依托团体活动的形式（比如在"文艺年""体育年"所举办的各类企业内部文艺演出、体育赛事、节日慰问、社团活动、联谊活动等），吸引了广大员工的强烈关注并促成广泛参与，使员工拥有了获得感和幸福感；又如，EAP 项目服务中的心理咨询、管理转介、心理测评、团辅培训、危机干预等又可作为运营一分公司工会日常员工关爱工作的有力补充，依托工会的三级工作网络，以实现 EAP 四级干预的目标，即通过立足 EAP 初级干预（消除诱发问题的来源），二级干预（培训与再教育），三级干预（员工心理咨询与辅导），四级干预（评测预险、危机事件干预），为企业在快速发展期降低员工心理风险和提升员工心理能力提供一定的支持与保障。

四、个人挑战

世界卫生组织早已提出了人类健康的四大基石，其中之一便有"心理平衡"。现代人在关注身体健康的同时，也需要全面关注心理健康。尤其对于组织中的管理者而言，关注员工的心理健康的重要性已不言而喻。研究单细胞超过30年的美国生物学家布鲁斯·立普顿博士发现，细胞的状态由外在刺激所决定。当人处在情绪压力状态下，细胞就会进入防御状态而不是生长状态，脏腑的生长激素及机制都会关闭，免疫系统也会关闭，潜伏在身体内的病毒就会有机可乘，使健康细胞发生变异。也就是说，人内在的恐惧、焦虑等情绪会让身体的细胞由正常生长状态转入保护状态，从而失去正常功能，等于切断了生命的源泉。

从个人层面来看，关注员工心理健康，首先，可以促进员工的自我成长，激发员工心理潜能，比如增强自信心，改善情绪，适应压力，激发员工的工作热情，间接促进工作效率提升。其次，关注员工心理健康，意味着能有机会从心理层面去了解员工、接触员工，帮助其解决因自身发展阶段的各种议题而引发的心理困扰，这样就可以使他们更加积极地专注在工作上面。发展阶段所面临的各种议题如职业发展瓶颈、孩子教养抚育、恋爱婚姻和家庭等会给员工带来一定的负面情绪和压力，这部分看似与工作场所无关的私人事件往往会最终影响到员工在工作中的实际表现。最后，关注员工心理健康，意味着当员工在遭受严重的创伤事件和心理危机（如亲人离世、生活变故、目睹危机）时可以对其及时提供专业的辅导与帮助，以预防此类事件在工作中产生不良反应，如员工因不在状态导致的安全事故等。

（何萍　屠蓉）

第二章　苏州轨道交通运营一分公司 EAP 七大体系的形成与发展

一、形成背景

（一）组织的形成

苏州轨道交通运营分公司成立于 2010 年 3 月。为适应大规模网络化运营管理需要，进一步提高运营管理水平和服务质量，2019 年 8 月，苏州轨道交通运营板块由原来的运营分公司调整为"一中心、二分公司"——即运营管理中心、运营一分公司、运营二分公司的组织架构。苏州轨道交通运营一分公司（以下亦称运营一分公司）主要承担 1 号线、2 号线、3 号线、4 号线正线线路及对应车辆段、停车场的运营组织工作和设备设施维修任务。截至 2020 年底，运营一分公司有在职员工 7374 人。

（二）EAP 项目的启动

随着社会发展、物质文化生活日益丰富，心理健康和心理健康体系建设越来越得到社会各界的高度重视。轨道交通运营企业的员工，特别是基层员工长期处于特殊的工作环境（封闭狭小的地下空间、繁复冗杂的乘客服务、精益求精的安全标准和形象要求），让他们可能会产生紧张、焦虑等不良情绪，造成心理失衡。如不能有效地预防和排解，不仅会对员工个人和家庭带来困扰，同时也会对轨道交通运营企业的管理带来影响，甚至可能危及轨道交通的运营安全。基于此，2015 年 11 月，苏州轨道交通运营分公司正式启动 EAP 项目，采取内外结合的模式，在公司内部设置 EAP

工作团队，主要由 EAP 项目领导小组、工作小组、专兼职网络成员三部分组成。成立之初，苏州轨道交通运营分公司 EAP 项目主要包含心理咨询、心理测评、讲座、宣传等内容。

（三）国家政策的支持

2016 年 12 月 30 日，国家卫计委、中宣部、中央综治办、民政部等 22 个部门共同印发了《关于加强心理健康服务的指导意见》（国卫疾控发〔2016〕77 号），其中指出：用人单位要为员工主动寻求心理健康服务创造条件，对特定岗位员工及时进行心理疏导。这一年，苏州轨道交通运营分公司 EAP 项目对于大部分员工而言较为陌生，员工在充满好奇的同时也有对未知的恐惧，因此，普及 EAP 项目的基本概念、服务内容及开展有针对性的服务等成为苏州轨道交通运营分公司 EAP 工作小组的首要任务。一方面，宣传工作的重点落在了鼓励员工在遇到困扰时能主动寻求 EAP 的帮助，进而获得及时的心理疏导上；另一方面，针对列车驾驶员岗位的员工进行心理健康测评，并针对重点岗位人群开设团体辅导活动。此外，项目也尝试着通过开展组织文化测评，形成了代表基层员工想法意见的组织文化调研报告，从专业角度解析企业文化现状。

（四）初建 EAP 七大体系

2017 年习近平总书记在党的十九大报告中强调："要加强社会心理服务体系建设，培育自尊自信、理性平和、积极向上的社会心态。"苏州轨道交通运营分公司 EAP 项目经过一年多的努力，在常态化开展心理咨询、心理测评等项目内容的基础上，增设心理学相关培训。增设这一内容的依据主要是基层调研结果，员工反映希望能学习一些心理学方面的相关知识，以增进对这一专业的了解。因此，苏州轨道交通运营分公司 EAP 项目开设相关培训，以自愿原则组织员工参加。培训内容以现代心理学知识为基础，辅以实际工作指导，兼具专业性和实操性，引导员工树立正确的心理健康观、掌握科学的心理学知识。培训结束后，以自愿为前提组织合格学员参加心理咨询师国家职业资格三级鉴定考试。同年，苏州轨道交通运营分公司EAP项目启动物理环境诊断工作，结合诊断报告和工作实际，形成改善方案并加以实施，为员工创建更温馨、更舒适的办公环境。此外，在结合2016年组织文化测评结果的基础上，2017年更是把覆盖范围扩大至管理层，形成了涵盖基层干部、新生代员工，领导班干部参与，半军事化管理，EAP工作方向明确的及时反馈机制和企业内部文化氛围。

2018年，苏州轨道交通运营分公司EAP项目侧重点在于EAP专兼职队伍建设，着力培养EAP基层工作人才，积极组织上年度取得深度培训合格证书的学员自愿报名参加兼职EAP专员培训。培训内容围绕EAP基层工作基本技能，并设置考核机制，用于选拔EAP基层工作者。此外，为更好地实践员工关爱的工作理念，苏州轨道交通运营分公司EAP项目还将服务内容的外延进行拓展，紧密结合工会的工作计划，通过组织主题关爱活动，为单身职工、女职工、职工家属等容易被忽视的群体送上来自企业的关怀。

《城市轨道交通运营管理规定》（交通运输部令2018年第8号）中明确："运营单位应当对列车驾驶员定期开展心理测试，对不符合要求的及时调整工作岗位"。苏州轨道交通运营分公司EAP项目不仅每年针对列车驾驶员进行心理测试，而且自项目开始的第二年起，便将测评人员范围扩展至公司全体员工，自2019年起，更是针对《城市轨道交通运营管理规定》中提到的五大重点岗位（列车驾驶员、信号工、通信工、行车值班员、调度员）增加重点岗位心理测试。

项目的持续深化和探索，效用的及时总结与分析——苏州轨道交通运营分公司EAP项目这么多年所累积的实践经验，为最终形成苏州轨道交通运营分公司EAP项目特有的工作体系奠定了扎实的基础。正是在这样的背景下，2019年，苏州轨道交通运营分公司EAP项目受《员工帮助计划管理与实践：以城市轨道交通运营企业为例》一书的启发，整合多年的工作内容后正式形成了七大体系，使EAP工作向系统化、专业化发展迈出崭新一步。

二、体系架构

（一）员工心理辅导体系

员工心理辅导体系的总体目标是通过有效形式和多种途径，向员工提供专业咨询服务，有效解决员工心理困扰，帮助员工缓解压力、疏导情绪，提升员工心理素质，更加积极、从容地面对工作和生活中的有关问题，如压力应对、婚恋情感、职业生涯、情绪困扰、人际和谐、工作与生活平衡、子女教育等。通过向员工提供科学、系统、专业的心理辅导，对员工进行正向心理素质建设，预防个人危机发生。

运营一分公司员工心理辅导体系主要分为个体和团体两类。个体咨询常见的方式有电话咨询、网络咨询和面对面咨询。基于轨道交通行业特性，尤其是在运营企业，轮班制员工比较多，因此，在运营一分公司内部，电话咨询采取 7×24 小时全天模式，保障员工随时可以进行心理咨询。团体咨询主要以重点岗位团体辅导为主，根据《城市轨道交通运营管理规定》，列车驾驶员、行车调度员、行车值班员、信号工、通信工为城市轨道交通重点岗位，针对以上岗位的不同特点，运营一分公司每年组织主题多样的重点岗位团辅，关注重点岗位员工心理健康状态。

（二）EAP 宣传体系

宣传是所有 EAP 工作开展的"排头兵"，也是需要持之以恒开展的"重头戏"。在 EAP 项目进入运营一分公司的初期阶段，项目宣传的首要任务就是让所有人员了解和接受 EAP 员工关怀计划，最好能够主动使用项目提供的各项服务。为了实现这一目标，EAP 专员要多管齐下，要充分利用线上、线下等方式全面介绍服务的性质和内容，如什么是 EAP、EAP 能为大家做什么、如何获取 EAP 的帮助等。同时，针对管理层的项目宣传侧重点与普通员工要有所不同，除了介绍基本的服务内容外，还应该让管理者对整个员工关怀项目的流程、进展及效果有一定的了解。特别是对于 EAP 能给企业带来的效益、给企业管理和生产带来的帮助等，要进行不断宣讲，让企业管理者逐渐成为EAP项目的受益者和支持者，重视并主动推广EAP服务，这样更有利于推动员工关爱项目在运营企业中落地生根。

在这一阶段，运营一分公司的EAP宣传形式主要以建立线上宣传平台、基层调研、发放EAP宣传品、组织大型启动会为主。运营一分公司员工在最初接触EAP项目时，受文化、环境等客观因素的影响，存在一定的认知偏差，产生一些不必要的顾虑和担忧，这也是正常现象。通过反复宣传，员工在了解EAP内容之后，意识会有所改变，但可能不愿意付诸行动。此时，运营一分公司采取EAP专员基层跟岗调研的方式，由专业人员带领员工体验EAP项目内容，用亲身感受体会EAP对自己、班组甚至是家人的帮助，渐渐打消顾虑，主动寻求EAP的帮助。

（三）EAP队伍建设与培养体系

在运营一分公司EAP项目开展到一定阶段后，发现仅仅依靠EAP专员的力量是远远不够的。轨道交通运营企业通常是整个轨道交通集团下员工数量最多的分公司，也是地铁运营的重要保障，因此，在岗位众多、人数庞大的运营企业开展EAP工作，一定要建立一支工作热情高、专业能力强的EAP队伍。不管企业采取何种模式的EAP服务，如果企业内部有专业的团队支持，那么EAP项目将会在企业内部快速生根发芽，茁壮成长。

2017年以来，运营一分公司先后开展了深度培训、兼职EAP专员培训以及兼职EAP专员能力素质提升培训，形成了专业性强、侧重点不一的内部队伍建设课程及培养体系，旨在积蓄运营一分公司的人才力量。其中，深度培训课程包括基础心理学、发展心理学、社会心理学、变态心理学与健康心理学、心理测量学、心理咨询学、心理诊断与咨询技能等心理学入门级学科内容。兼职EAP专员培训与深度培训有所不同，它侧重于通过培训为公司培养和选拔优秀的EAP工作人才。因此，兼职EAP专员培训可根据企业内部对兼职EAP专员的期望来进行课程设置。

深度培训和兼职EAP专员培训除了课程内容的差异外，主要差别在于培训后的考核机制不同。如果说深度培训是企业对员工认识心理学、了解心理学的一种启蒙，主要以激发员工兴趣为主，那么兼职 EAP 专员培训的重点就是为企业培养一支专业的、走进基层的 EAP 队伍。培训考核机制尤为重要。运营一分公司兼职 EAP 专员培训的考核主要以检验学员理论学习成果和知识掌握水平，了解学员分析问题、解决困扰、工作思考的能力为主，具体从考勤情况、日常考核、团辅实践和总结报告四个方面进行衡量。与深度培训的考核相同的是考勤情况和总结报告这两方面的考核，而与之不同的是日常考核和团辅实践。日常考核要求学员在每堂课结束后，完成随堂测验。测验内容为当前课程基础内容。团辅实践要求 2～4 名学员独立完成一次 EAP 团辅，包括准备、实施及后续完善等工作，采取自评、组内互评及他评（由专业人员进行评审）的方式。

学员在顺利通过兼职 EAP 专员培训的考核后，正式受聘为运营一分公司兼职 EAP 专员，他们在履行自己身份义务的同时，也享有这个身份带来的福利，如津贴激励、专业课程学习机会等。

（四）心理健康检测与筛查体系

专业的心理健康检测不仅能够让员工了解自己的心理健康水平，及时关注、调整和保持良好的心理健康状态，还能帮助企业筛查问题员工，识别危险人群，避免危机发生。

运营一分公司将一般员工与重点岗位员工的心理健康测评进行区分，针对一般员工，主要关注员工心理健康状态，采用《心理健康体检问卷2.2》；针对重点岗位员工，加测《心理资本问卷》，在关注其心理健康状态的基础上更加关注员工的自我效能感、希望、乐观和韧性等方面的积极心理品质，使测评工作更加契合分公司员工特性。

在该体系中，最重要的部分当属对心理测评的数据分析及运用。运营一分公司将总体心检结果进行专业分析后，由专业人士提供改善意见，结合分公司实际情况，将可行的建议落地实施。同时，对每年举行的心理测评结果进行纵向比较，观察企业内员工心理健康状态的变化趋势，总结、分析其形成原因，助力企业更好地发展。

(五) 员工关爱体系

众所周知，EAP 是一项企业为员工提供的长期的、系统的福利项目。根据每个企业对 EAP 在其组织中的不同功能定位（如与党委、人力、团委、工会等组织的工作相结合），员工关爱体系的开展途径、目标人群、意义等均有所不同。

运营一分公司结合自身实际，将 EAP 项目与工会工作紧密结合，借助形式多样、种类丰富的员工关爱活动，将 EAP 理论内容付诸实际行动。例如，单身职工联谊活动是很多企业常常组织开展的一类活动，它体现了一个企业对员工的关心，并把这种关心转化为一种具体行动。然而，一些传统的联谊交友活动只能停留在帮助员工认识异性朋友的阶段，对他们的深层次交往是否能起到推动作用就不得而知了。另外，随着时代的发展，联谊交友活动的一些经典游戏并不符合新一代青年员工的喜好，创新工作迫在眉睫。EAP 的加入为这一传统活动注入新的血液，如利用心理学的理论知识设计游戏环节，让参与的员工在深度互动中增加亲密感，使传统活动有了新的生机。

(六) EAP 管理辅助体系

管理工作对于每个企业来说都至关重要。国有企业、民营企业的领导风格一样吗？怎样才能激发员工工作热情？对上管理和对下管理的不同点在哪里？管理的问题永远是企业亘古不变、不断思考与实践的问题，而人的管理是管理工作中的重中之重。EAP 的关注对象正是每一位企业员工，员工的生活、工作、情感等方方面面都是 EAP 所关注的内容。

运营一分公司 EAP 项目也积极关注对企业管理方面的帮助。我们从员工的工作环境入手，对物理环境和人文环境均给予一定的关注。例如，轨道交通运营企业的电客车司机几乎都会面临一个共同问题：轨行区基本上都在地下，不见阳光（少数线路及车站处地上）、潮湿昏暗，电客车司机不仅常年处于这样的工作环境，还需要保持高度的精神集中，这的确是不小的挑战。苏州轨道交通运营一分公司 EAP 关注到这一问题，利用心理学原理对司机换乘室的照明、装饰等进行优化，改善员工工作环境。此外，苏州轨道交通运营一分公司EAP项目也结合公司实际，在部分车辆段、车站增设EAP功能室，为满足员工个性化需求，将功能室划分为不同区域，如运动减压区、娱乐减压区、专业减压区等，把EAP的帮助融入员工工作点滴。

人文环境也是EAP管理辅助体系关注的重点。对管理者的关注、对企业文化的关注是运营一分公司EAP项目自成立以来关注的重点。例如，新生代员工的管理问题是近几年来管理者在实践过程中碰到较多的问题。随着时代的发展，由于成长背景的差异，两代人在价值观念、人际沟通等方面均有鲜明的态度和立场，通过管理者心理管理能力提升训练，由对新生代员工的心理行为比较了解的专业老师讲解，管理者结合日常管理经验，从新生代员工的心理与行为特点、新生代管理的正确打开方式、高情商沟通与谈心谈话术等方面共同探讨新生代员工的管理方法，助力企业管理能力提升。

（七）员工心理危机预防与干预体系

随着现代生活节奏的加快，人们产生的负面情绪难以快速消化，与之相关的网络热词也层出不穷，如身材焦虑、"内卷"等，社会新闻中也屡次出现企业员工心理危机事件。因此，心理危机预防在企业EAP中显得尤为重要，尤其是大型企业，员工数量庞大，做好心理危机预防工作不仅能将心理危机事件的影响力降到最低，还能节约企业在此方面的成本投入。轨道交通运营企业不仅拥有庞大的员工数量，更具有员工年轻化的特点，因此，心理危机预防工作不容小觑。

在心理危机预防方面，运营一分公司EAP项目结合日常电话咨询情况与心理健康测评结果，及时识别和筛查高危人群，并进行主动电话回访，关注其心理动态变化，在保证员工隐私安全的前提下，必要时及时向相关人员汇报情况，随时做好各方面准备工作，最大程度避免危机情况发生。不仅如此，运营一分公司EAP项目也重视相关人员的培训工作，针对工会小组长每年开展员工心理危机防护与处理课程。苏州轨道交通运营一分公司员工数量庞大，办公地点分布较广泛，班组是员工直接接触且接触最频繁的最小组织单位，基于上述特征，在每个班组中培养能够识别心理危机情况的准专业人员是预防危机事件发生的有效途径。前文中已介绍运营一分公司 EAP 项目与工会工作结合紧密，而工会小组长是每个班组开展工会相关工作的中坚力量，对他们进行心理危机识别与预防的培训也是强化基层工会职能的具体体现。需要注意的是，此类培训要设置考核机制检验培训学员的掌握情况，尽可能保证培训内容有较高的实用性。

在心理危机干预方面，运营一分公司 EAP 项目通过开设 24 小时心理危机干预服务，及时响应心理危机事件，在组织和员工遭遇危机时提供专业的心理支持和帮助。如在发生需现场处理的危机事件时，保证 24 小时内到达现场处理，提供必要的心理援助与心理重建工作。在心理危机事件发生过后，跟踪回访工作的重要程度不亚于心理危机预防与干预，为避免心理危机情况再度发生，一般需要持续 6 个月左右，视具体情况停止或延长。值得注意的是，我们不仅要关注到心理危机事件的主人公，也不能忽视其带来的影响，也就是说，对其密切接触的相关人员，如一同居住的舍友、班组中关系较近的同事、当事人直系亲属等也要给予同等程度的关注，进行心理干预。除此之外，对于其周围接触频率适中的人群也要密切关注其心理健康状态，必要时进行心理援助。

三、持续发展

2020 年至今，苏州轨道交通运营分公司 EAP 项目各大体系已进入稳步发展阶段，工作重心也由"从无到有"向"从有到优"过渡。对已经稳步开展多年的服务项目进行调研与反思，让员工获得更加舒适的体验感，让 EAP 项目内容更加契合企业的发展。如在重点岗位员工的心理测评方面，我们通过调研和前几年的心检结果发现，除《城市轨道交通运营管理规定》提及的五大重点岗位外，苏州轨道交通运营分公司一些其他岗位也可以纳入重点关注对象，因此，我们将五大重点岗位扩展为九大重点岗位，从而更符合苏州轨道交通运营分公司实际情况。从测评问卷的内容设置上我们也发现，《心理资本问卷》更加符合苏州轨道交通运营分公司实际，因此，我们将重点岗位心理测试问卷由《卡特尔16种人格因素问卷》调整为《心理资本问卷》，更有利于通过测评为企业管理提供建议。其他几个体系下的项目内容亦是如此，自此，我们更加关注员工在享受服务内容时的体验感，优化服务细节，使员工能够真正将EAP看作帮助他们更好生活、工作、成长的"贴心人"。

（牛琦丽　南文燕）

第二篇

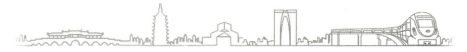

组织健康与安全运营

第一章　组织健康与 EAP

从一个国家到一个文明的诞生，文化起到的作用非常强大。运营一分公司的 EAP 目标也同样如此，就是将 EAP 文化渗入组织的每个分支、每个员工中。而这样的 EAP 文化需要建立在强大的理论背景、心理运作机制之上，于是促进"组织健康""员工健康"的综合理论与框架应运而生。

一、组织健康

（一）从"人"的健康到"组织"的健康

健康（Health）是人类建构的一种概念或者说是一种意识。在中文里，健康两个字是可以分开解读，健是"天行健，君子以自强不息"，强调有为进取，张扬亢奋；康是"亢龙有悔"之后的觉悟，强调温宁收敛，从容豁达，更形象地说，健与康组成了一幅怡然自洽的太极图，体现了平衡之意境。

从古至今，人们对健康的认识也是在不断丰富和发展的。传统上"无病即健康"，到了现代则是一种整体健康观。1948 年，世界卫生组织（World Health Organization，WHO）对健康的定义是："健康是一种身体上、心理上和社会上的完美状态，而不仅仅是没有疾病和虚弱的状态。"也就是说，健康是身体、心理和社会功能三方面的统一体，三者缺一不可。到了 1989 年，WHO 再次对健康做了新的界定："健康不仅仅是没有疾病和虚弱的状态，而且包括身体健康、心理健康、社会适应良好和道德健康。"新概念在身体、心理和社会功能的基础上,增加了道德健康,这四个健康相互依存、相互促进、有机结合,一个人只有在这几个方面同时健全,才算得上真正的健康。

同时,组织健康(Organizational Health)术语早已有之,美国学者 Miles 早在 1965 年就指出,组织如同个体一样,也有健康好坏之分;但从以往对组织健康的研究来看,主要以组织内的个体健康为对象,研究的视角以医学、生理学和心理学居多,而从管理学、组织行为学、组织心理学角度研究的很少。

管理大师德鲁克在《21 世纪的管理挑战》中说:"21 世纪,组织(包括企业和非营利性组织)最有价值的资产将是员工及其生产率。"员工作为组织价值创造的主体,是组织最有价值的资产,员工作为个体的价值与组织的价值越来越紧密地被联系在一起。因此,员工健康不再是简单的个人问题,而是与组织健康密切关联。

早期组织健康研究局限于工作压力对员工健康产生的影响,后来通过强调个人和组织构面的整合,才扩展到具有更广泛意义的组织健康研究。很多学者发现在讨论企业文化、组织压力、组织承诺、员工士气、技术标准、人际关系等问题时,往往只需用"组织健康"一个概念即可囊括,但这些相关变量间的关系如何存在以及为何存在又相当错综复杂。现在,我们对组织健康的研究就是为了探明这种复杂性。组织健康研究可直接推动组织健康的实践,因为健康的组织,其结构、文化和管理流程有助于实现高水平的绩效。由此可见,从理论研究到管理实践,对组织健康的追寻都将成为组织发展的一种趋势。

(二) 组织健康的定义

健康的组织是既有成功的财务(如利润),又有身体、心理健康的员工队伍的组织,它能在较长时期内维持一种健康而又令人满意的工作环境和组织文化,尤其是在市场动荡和变革时期。事实上,大部分管理者对组织健康的认识已经超越了单纯的经济绩效范畴,考虑了更多的人性和道德因素，把更广泛的相关者利益纳入组织健康的考核范畴。

国内学者认为，一个组织具有竞争力、能正常有效地开展经营管理，既注重内部发展能力提升，又能有效地适应外部环境变化的状态，表现为员工满意/健康、组织可持续发展和良好的社会经济效益。其中，员工健康与组织健康相互依赖，没有员工健康就没有组织健康。我们无法想象任何组织个案只在组织层次很健康，但组织内的成员却充满痛苦而扭曲，这不能称之为"健康"。与时俱进的组织健康管理理论研究者提出需要同时关注组织、员工、社会三方的综合收益，认为组织的健康也像人一样具有生理、心理、情感、精神以及社会的维度。

综合各家研究，结合中国当前社会经济转型及构建和谐社会的时代背景，我们将组织健康定义为：一个组织能正常有效地开展经营管理并具有持续成长和发展能力的状态，它既注重内部发展能力提升，又能有效适应外部环境变化，从而有助于实现组织可持续发展、员工主观满意与客观健康以及良好的社会效益。这个概念同时兼顾组织、员工和社会三方效益，通过内部发展能力提升和外部环境适应过程，实现组织的生存与发展，组织健康表现为组织可持续发展、员工主观满意与客观健康以及良好的社会效益。

自20世纪70年代，关注企业财务成功的组织健康管理理论被研究者提出后，到20世纪90年代逐渐兴起了"健康型组织"（Healthy Organization）这一话题，时局斗转星移，经济发展迅猛，我们来到了21世纪，组织健康的定义在国际上更是百家争鸣、观点倍出。有学者强调，组织健康的内涵要放在特定的时代背景中，作为文化或社会模式的表现来看待。组织健康研究必然需要顺应企业经营环境的变化和要求，组织健康的内涵也在不断丰富和完善。

（三）关注组织健康的意义

有句话大家都听过，健康好比数字1，事业、家庭、地位、钱财都是0，有了1，后面的0越多就越富有，反之，没有1则一切皆无。组织健康亦同理，它对企业发展至关重要，管理者需要像对标绩效一样，严格衡量和管理组织健康。所谓的"健康"在一个常规性组织内一定是能看得见、感知到的东西，是保持可持续业绩的前提条件。

帕特里克·兰西奥尼在《优势——组织健康胜于一切》一书中说："任何公司都能获得的最大优势是组织健康，但大部分领导者往往会忽视组织健康，尽管它非常简单，而且是免费的，任何想要它的人都能够得到它。一旦组织健康的意义被正确理解，并被放到合适的环境中，它将超越工作中其他所有的原则，成为获得竞争优势的最大机会。"

当一个组织保持完整、协调和一致时，也就是说，当它的管理、运营、战略和文化实现有效的整合时，它就具备了完整性，也就是健康。大部分组织只对他们所拥有的知识、经验和智力资本进行了碎片化的利用，而健康的组织几乎利用了所有这些资源，也就是乘数效应。用一个公式表示：组织的成功＝智力×组织健康。在两个组织中，智力是接近的，它们最终的效果、成绩差别就在于组织健康是否大于1。

阿拉伯有句谚语："有了健康就有了希望，有了希望就有了一切。"

二、影响组织健康因素的研究

由于组织健康在学界、管理界尚属新生事物，因此，国内外研究者对影响组织健康的因素或者说如何衡量组织是否健康的研究可谓不遗余力。

（一）麦肯锡的 OHI

麦肯锡公司开发了组织健康指数（Organization Health Index，OHI），通过量化衡量组织在一致性、执行力、革新能力三方面的真实情况（见图 2.1），展现组织上下同心追寻共同目标、遵循目标执行、持续创新和不断适应市场变动，并具备快于竞争对手的变革能力。

2016 年，麦肯锡公司对中国企业的 OHI 调查包括了各行各业的 26 家民营企业和 8 家国有企业，受访者达 8.1 万人。结合他们十多年的研究及数据分析结果，发现组织健康与业绩直接相关，越健康的组织，其业绩表

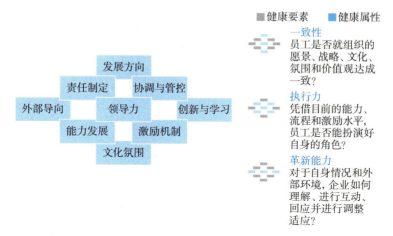

图 2.1　三大组织健康属性与九大健康要素

资料来源：《组织健康：提升业绩的快车道》。

现越好。

健康的公司生成的股东总回报（Total Shareholder Return，TSR）是不健康同业的 3 倍，平均年 TSR 高达 26%。健康度能够直接影响一半以上的部门绩效结果。那些致力于改善组织健康的公司，在短短 6～12 个月的时间里不仅实现了可衡量的组织健康上的提升，还见证了实实在在的业绩成果。无论公司来自什么行业、哪个地区，也无论它们处于什么境况，不管推出的举措是以扭亏增盈为目标抑或旨在从优秀提升至卓越均适用，无一例外。同行数据对比见图 2.2。

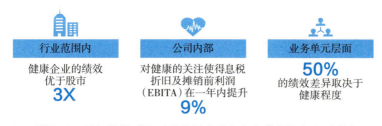

图 2.2　同行数据对比（关注健康的组织与普通组织相比较）

资料来源：《组织健康：提升业绩的快车道》。

（二）中国企业健康指数"九力三维"

国内对组织健康的量化指标设计，以浙大管院"九力三维"为代表，其在2012—2017年曾连续6年发布《中国企业健康指数报告》。2017年报告以31个省（自治区、直辖市）约1353名企业高级管理者为主要样本，得出的结论是：中国企业的健康总体得分为76分，四大经济区域中，东部地区企业得分高于其他三个区域（见图2.3）。

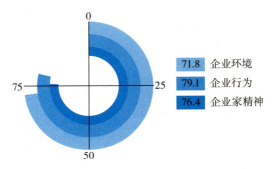

图2.3 中国企业健康三维度得分（2017年）

资料来源：《中国企业健康指数报告》。

对比2015—2017年的企业"健康九力"变化趋势可以发现，企业"健康九力"的分布形态相似、变化稳定，健康得分的区域差异逐年缩小，总体逐年向好发展。企业环境健康每年平均增幅最大，特别是市场力和服务力；其次是企业行为健康，特别是竞争力提升较快；企业家精神健康的创业力、创新力和领导力每年的改变都相近。因此，企业"健康九力"变化稳定，创新力、创业力、竞争力、市场力、服务力表现出色（见图2.4）。

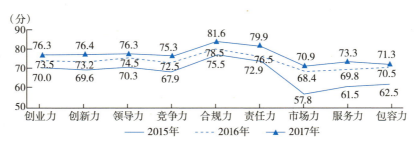

图2.4 "健康九力"三年比较

资料来源：《中国企业健康指数报告》。

既然在国内研究组织健康，就要基于中国国情，即中国企业以国有、民营和三资企业为主体的现实，比较不同所有制性质的企业的组织健康程度及其影响因素的差异，既有助于深化组织健康研究理论，也有助于提出有针对性的组织健康管理建议。

《2017中国企业健康指数报告》显示，三类企业在健康三维度的得分上已经逐步呈现出"齐头并进"的态势。这表明三类企业对外部环境的感知越来越趋同，各自的精神状态和行为表现也越来越接近，这为接下来三方共享彼此优势、更好地推动彼此交叉融合奠定了良好的基础。

而三年对比研究表明，三年前外资企业在企业家精神和企业行为两个维度上的健康得分均排名第一，但在环境维度上得分相对偏低。在企业家精神维度上，每年都是民营企业得分高于国有企业。在企业行为健康得分上，前两年是国有企业高于民营企业，第三年趋同。在企业环境维度上，国有企业和民营企业在2017年差距明显缩小。总体上，三年来国有企业在企业家精神方面的提升非常明显，而在企业行为和企业环境感知方面，民营企业的提升幅度则是一马当先，外资企业在三个维度上得分表现相对比较稳定（见图2.5）。

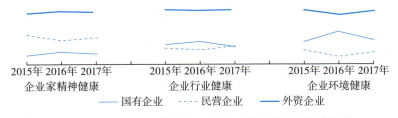

图2.5　2015—2017年国企、民企、外企的健康得分演变

（三）影响组织健康的因素是多维度、多层次性的

组织健康指数可以向管理者揭示以下信息：目前其公司的健康状况如何、哪些做法对目前和未来是健康或者不健康的，以及公司与同业和其他公司相比表现的差异所在。就拿麦肯锡的37项管理实践来说，几乎没有一家企业能在全部37项管理实践上表现卓越，好在这并不是必需的，最健康、绩效最佳的企业会在几项关键的管理实践上力求达到独一无二。

而关注组织健康，势必会促使管理者关注组织在社会、生理、精神及心理各方面的健康；同时关注个体、团体与组织，甚至外在环境各个层面的健康；关注所有人的健康而非只是有健康问题的人的健康，组织健康强调不同层次间的相互契合和匹配，寻求各维度之间的平衡，从而实现真正整体的健康。

（四）专注组织健康，员工关爱实践，行之必果

虽然所有的数据和实践经验都证明了组织健康改善的重要性，真要组织着手去做又免不了迟疑拖沓，管理者会说组织健康听起来想法不错，但并不见得对于实现短期业绩目标有什么必要性，他们还担心这会带来太多工作量。

专业的组织健康改善与员工关爱计划并不是分心之举，实际上还有助于组织实现他们的短期目标。而且，这也不会成为额外的负担。在很多情况下，健康工作其实仍在做之前做的事情，只是方式不同罢了。组织健康改善关乎与员工连通、鼓励员工参与、与员工沟通。组织健康改善在于以某种方式与员工分享组织的愿景和使命，激发员工从组织的最大利益出发行事。重中之重是，组织健康改善在于采纳更富于创新、更有效的方式领导、执行和创新。任何提升组织健康的举措，行之必果且见效迅速。

三、中国组织员工心理健康的基础调研

（一）职场心理健康问题非常严峻

2009 年"中国城市健康状况大调查"（以下简称"2009 大调查"）和 2012 年"企业健康管理及公司人心理健康状况大调查"（以下简称"2012 大调查"），两项调查都揭示了企业健康管理的现状，其中员工心理健康问题是最大隐患，必须引起管理者的重视。

1. 职场是亚健康的重灾区

"2009 大调查"显示，约六成员工处于"亚健康"状态，恶性肿瘤发生率每年都在迅速增高。精英人群和企业高管人群中健康透支现象最为严重，亚健康占比分别为 91% 和 86%；调查中，存在过劳现象的占 10.3%；

外企管理人员过劳现象最多，国企高层、私企业主、新闻媒体、IT等行业过劳现象最普遍。

在"2012大调查"中，从"就职现在服务的企业后，个人身体变化"一项中发现，"容易困倦"占比居调查首位，其次是"情绪低落、记忆力下降"。生理出现问题占50.7%，其中腰背疼痛或个别关节疼痛占比超过13%。心理及精神出现问题占49.3%，其中容易经常失眠、多梦、眩晕占比超过18%。

持久而无缓和的紧张压力、经常加班、饮食不规律会导致慢性疲劳综合征。常见精神疲倦、记忆力下降、创造力缺乏以及代谢失调、免疫力降低等功能失调的隐形损害累积到最后会导致高血压、心脑血管疾病等慢性病。

2. 工作压力成为影响健康的首因

"2012大调查"显示，工作压力（33%）是影响健康状况的四大主因之首，生活习惯（31%）、个人性格（22%）和工作环境（14%）是影响个人健康状况的其他因素。而复杂的人际关系、经济收入、个人健康和工作压力是影响工作环境的主要压力源。

超负荷的工作压力、购房买车的经济压力、教育子女的责任和赡养父母的义务等多重压力带来身心变化，相对而言，"85后"比"80后"压力大，"80后"比"70后"压力大，"70后"比"60后"压力大。压力所带来的心理隐患趋向年轻，让年轻人"未老先衰"。

3. 员工心理承载过多的负面情绪而未表达

在问及"目前的心理状态"时，数据显示：烦躁感和疲倦感占36.3%，平淡感占31.8%，对周围事物缺乏兴趣占9%，孤独感和自卑感占9%，满足感仅占13.9%（见图2.6）。企业员工负面情绪带来的"负能量"远超"正能量"。

究其原因，高强度的工作挤压了员工的生活时间。而员工的个人生活快乐与否关系到工作的效率和状态，当在工作中遇到困难、挑战时，如果周围同事中没有合适的倾诉对象，将会使员工的心理压力无处释放，日积

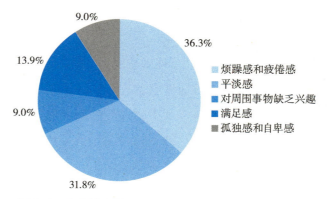

图 2.6　企业健康管理及公司人心理健康状况大调查

资料来源：《企业健康管理及公司人心理健康状况大调查白皮书》。

月累会造成精神上的抑郁。

4. 相对于员工的生理健康，心理健康更容易被忽视

当问及"面对压力，如何应对"时，数据显示"自我减压和心理调节"仍是调查者主要采取的方式，仅有不足3%的人会通过专业心理咨询服务公司得到帮助。在2000个企业团体调查对象中，设立员工心理咨询室的不足5%。当然，有60%的调查者认为"企业应为员工建立有效的压力疏通渠道"。

压力过大、负面情绪过多不仅会降低工作效率，更会影响员工的身体健康。现代医学证明，许多疾病的发生和发展与心理因素有着十分紧密的关系。某些疾病会有一些特定的心理特征，而具有某些心理特征的人往往就是一些特定疾病的高危人群。因此，对心理症状的筛查，也可以在很大程度上起到早期发现、有效预防疾病的作用。

（二）员工心理健康管理是企业管理不可缺少的部分

在国内，引起全社会对员工心理健康问题关注的应该是十多年前的富士康事件，据当时有关部门对12起死亡事件的调查报告，大致可以分成三类：精神障碍者、意图自杀者、男女情感和家庭问题者。每一个生命都是可贵的，如果每一个企业能够多花点心思和资源在防止自杀事件上的话，是否能从几千个自杀死亡的人中救一些人回来？从企业管理角度来说，自杀是可以防止的。

"健康型组织"和"企业社会责任"是紧密联系的，它们都包括健康的员工和健康的环境。创造良好的工作环境、保护员工健康是企业的一种财富，也是企业的一种社会效益和经济效益，更体现了"以人为本"的理念，维护了企业形象。履行社会责任，实行人性化管理，衡量着一个企业的道德水准，国际上无数成功企业用行动证明了：一个有社会责任感的企业才会更长久。

企业发展不能丢掉人文关怀。企业若以员工健康为代价换取业绩的增长，则会承担基本的社会成本。如华为员工因连续加班猝死后，华为品牌及其社会形象也受到了严重影响。企业要想获得长远发展，对待员工的方式就要及时转变，强调突出的业绩与突出的工作与生活平衡能力并存，给员工更多的人文关怀，才能真正成长为受人尊敬的企业。

企业员工工作效率、工作热情的提高所创造的价值远远高于有形资产。中国企业家对自身和员工健康的忽视，已成为经济实体"木桶"的短板。面对日益全球化的跨国激烈竞争，中国企业不能输在最大的资本——"人"的管理上，健康福利机制的建立更要和国际接轨。以 EHS ［EHS 是 Environmental（环境）、Health（健康）、Safety（安全）三个单词的缩写］认证在国内全面普及来说，其原本只是针对制造业企业的"健康、安全与环境一体化的管理体系"，是一种通过系统化的预防管理机制，彻底消除各种事故、环境和职业病隐患，以便最大限度地减少事故、环境污染和职业病的发生，从而达到改善企业安全、环境与健康业绩的管理方法。所谓的安全、环境和健康适用于所有企业，在管理中同等重要，是不可分割的统一体。

（三）职场心理问题预防胜于治疗

2018 年"世界精神卫生日"的宣传主题是"关注在职人群心理健康"，旨在引导人们关注工作场所的心理健康，正视精神健康问题，并从预防的角度关注可能引起心理健康问题的工作压力，营造包容、信任、相互支持和参与决策的工作氛围和社会环境。全球精神卫生和在职人群心理健康现状见图2.7。

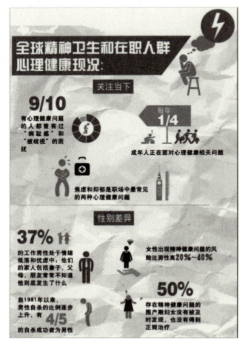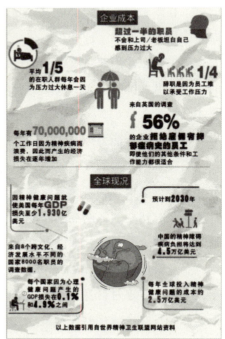

图2.7 全球精神卫生和在职人群心理健康现状

目前,众多在职人群存在心理健康问题,而一旦患上精神疾病,其代价是高昂的。据世界经济论坛及哈佛公共卫生学院的研究估算,2011—2030年全球因心理健康问题造成经济产出损失将高达16.3万亿美元,中国将达到4.5万亿美元。员工的压力问题每年都使企业承受巨大的经济损失。

由于企业员工缺少完备的与塑造健康心理相关的员工关爱体系,群体亚健康趋势必然导致企业在应对医疗成本上升、提高员工工作效率和生产力方面付出更多成本。国际上已经出现的企业管理经典案例表明,如不加以控制,企业将被"白色消费"拖垮。

企业需要健康、积极且高效,能够且愿意为技术和组织创新做出积极贡献的员工。对员工的心理健康进行管理可以增强员工的组织认同感和归属感,提高企业的凝聚力,降低员工的离职率。实际上,对于员工健康管理所付出的投入可以转化为企业盈利，其投入产出的比例通常在1:4到1:1.4。例如美国杜邦公司在引进健康管理之后，其员工缺勤率下降了14%，费用效益比达到1:1.42，充分证明了健康管理带给企业的价值。

俗话说"防优于治，防治结合"，等到健康出现问题才来治疗，不如对可能出现的健康问题进行"预防"。EAP是做好预防的手段之一，而针对可能出现的心理健康问题，更系统、更全面的健康管理需引入具有前瞻性的综合健康管理（Integral Health Management，IHM），有效促进员工健康。只有积极推行IHM，才能以较少的成本支出获得最优的健康效果。

（四）心理健康助力全面小康，具有战略地位

就在富士康事件发生当年，中华全国总工会发出《关于进一步做好职工队伍和社会稳定工作的意见》，明确要求注意加强青年职工特别是新生代农民工的心理疏导，加大对他们心理健康的关注和投入，帮助他们搞好自我管理、自我调适，缓解心理压力，提高耐挫能力，营造良好的人际关系，使广大职工实现体面劳动。

没有全民健康，就没有全面小康。心理健康是健康的重要组成部分。2018年5月，中国心理卫生协会发布了中国心理健康标准，一共有五条：一是认识自我，感受安全。评价要素是自我认识、自我接纳、有安全感。二是自我学习，生活自立。评价要素是生活能力、学习能力、解决问题能力。三是情绪稳定，反应适度。评价要素是情绪稳定、情绪控制、情绪积极。四是人际和谐，接纳他人。评价要素是人际交往能力、人际满足、接纳他人。五是适应环境，应对挫折。评价要素是行为符合年龄与环境、接受现实、合理应对。

另外，党中央明确提出："要加大心理健康问题基础性研究，做好心理健康知识和心理疾病科普工作，规范发展心理治疗、心理咨询等心理健康服务。""建立健全心理健康服务网络，各单位可以依托工会等现有资源建立心理健康辅导室，公安、司法行政等部门可以普遍设立心理服务机构；构建基层心理健康服务平台，依托城乡社区综合服务设施或综治中心建立心理咨询

（辅导）室或社会工作室（站）；鼓励创办社会心理服务机构，培育专业化、规范化心理咨询、辅导机构；增强医疗机构心理健康服务能力，各级医疗卫生机构应普及心理咨询和治疗技术在临床诊疗中的应用。"

四、EAP 促进组织健康

（一）EAP 的由来

员工帮助计划（Employee Assistance Program，EAP）发源于美国。20世纪初，美国的一些企业发现员工的酗酒、吸毒等问题影响员工和企业的绩效，于是就建立了一些项目，聘请专家来帮助员工解决个人心理问题。到了 20 世纪 60 年代美国社会变动剧烈，工作压力、家庭暴力、离婚等很多个人问题也越来越影响到员工的情绪和工作表现。原先的戒酒计划渐渐发展成为内容广泛的员工帮助计划，不过这时的 EAP 仍然以解决与绩效相关的员工个人问题为主。

随着企业对"健康"认知的进步，EAP 项目逐渐扩展了服务对象，丰富了服务范围。如今，EAP 已经发展成一种综合性的服务，其内容包括压力管理、职业心理健康、裁员心理危机、灾难性事件、职业生涯发展、健康生活方式、法律纠纷、理财问题、饮食习惯、减肥等各个方面。解决这些问题的核心目的在于使员工在纷繁复杂的个人问题中得到解脱，减轻员工的压力，增进其心理健康。

由于各国社会、经济、文化等环境的不同，EAP 在各国的开展形式与内容也略有不同。在欧美各国，EAP 主要帮助员工解决酗酒、药物滥用、财务问题、情感问题及法律咨询，采用的方式主要是心理咨询和培训；在日韩国家，爱抚管理模式成为 EAP 服务项目的组成部分，通过设置娱乐室、茶水间、情绪发泄室等来缓解员工在工作期间产生的紧张情绪，或制订员工健康研修计划和健康增进方案，帮助员工克服身心方面的疾病。目前，世界 500 强中有 80% 以上的企业建立了 EAP 项目，日本称其为产业心理咨询，涵盖了全社会的职业。

（二）EAP 是企业员工的精神福利

EAP 是指组织为员工设置的一项系统的、长期的援助和福利计划，通过专业人员对组织的诊断、建议和对员工及其直接家属的专业指导、培训和咨询，旨在帮助解决员工及其家庭成员的心理和行为问题，以提高员工在组织中的工作绩效，改善组织管理。

EAP 主要包括职业压力和心理健康问题评估、职业心理健康宣传教育、工作环境再设计与改善、员工和管理者培训及其心理咨询等内容。具体细分为：一是针对造成心理问题的压力源进行处理，以减少或消除不适当的压力因素；二是处理压力过大所致的反应，以缓解和疏导情绪、行为及生理等症状；三是改变个体自身不合理的观念、行为和生活方式。通过提供压力管理、职业心理健康、裁员心理危机、灾难事件创伤、职业生涯设计、健康生活方式、法律纠纷、不良行为习惯矫正等方面的帮助，减轻员工的身心压力，维护其心理健康。

"2012 大调查"显示，求职者看重健康福利制度超过企业实力。在求职时，求职者依次看重薪水（40.9%），发展空间（27.3%），健康福利制度（17%），企业实力（9.1%），舒适、稳定的工作环境（5.7%）。在接受调查的在职者中，有 61.1% 认为自己所服务的企业"不重视，只保证了国家规定的基本福利"，16.7% 表示自己所在的企业"非常不重视，根本没有健康福利"，认为"非常重视"的仅占 22.2%。求职者及在职者健康意识的改变和需求增长提示着企业：随着社会文明程度提高，人们对健康福利制度等的关注及需求在不断提高。这一变化必将影响并改变组织的投资导向。

舒尔茨曾提出人力资本是通过投资形成的资本，是经济增长的源泉；组织为员工提供健康福利，从表面和短期来看，是一种支出性举措，但从长远来看，是一项投入产出比极高的投资，在增强组织凝聚力、提高劳动生产率、降低人力资源损失、减少医疗保健相关支出、生产更高质量的产品等方面起到重要作用，是一种极为有效的员工激励手段。

21世纪，心理健康管理将是企业一个很重要的战略性投资行为。EAP作为一种新兴的福利形式，为职场人士打开了一扇窗，使他们看到原来压力、焦虑和烦恼是可以这样排解掉的，每个人都能拥有内心的平静和谐、享受愉快的工作、得到幸福的生活，我们期待着有更多的组织能给员工这样的精神福利，但这需要时间，尤其是需要有更多人了解EAP。

（三）EAP本土化之路

中国企业开展EAP是早晚的事。2017年1月，中华人民共和国国家卫生和计划生育委员会发布《关于加强心理健康服务的指导意见》，提出："普遍开展职业人群心理健康服务。各机关、企事业和其他用人单位要把心理健康教育融入员工思想政治工作，制定实施员工心理援助计划，为员工提供健康宣传、心理评估、教育培训、咨询辅导等服务，传授情绪管理、压力管理等自我心理调适方法和抑郁、焦虑等常见心理行为问题的识别方法，为员工主动寻求心理健康服务创造条件。对处于特定时期、特定岗位、经历特殊突发事件的员工，及时进行心理疏导和援助。"

国内已有的EAP实践活动，是从一些大型外资企业进入中国开始的，比如惠普、摩托罗拉、思科、可口可乐、杜邦、宝洁等，它们将EAP项目同管理方式一起带了进来。

本地企业也开始使用EAP，2001年3月国内企业诞生了第一个完整的EAP项目——联想客户服务部的员工援助计划，引起管理者和员工相当大的反响。2002年"5·7"大连空难，其中西安扬森公司的3名女性员工身列其中，该公司启动了心理援助。2006年6月山东胜利油田孤东三采中心开始给员工放"情绪假"。江苏省总工会干部学校成立职工心理咨询中心、开办工会干部心理咨询培训等。

政府部门也有一些类似项目。2000年深圳市公安局建立了心理服务中心，为警察提供心理咨询和其他服务。2004年7月，EAP在上海徐汇区政府全面启动。政府为公务员购买EAP在国内尚属首次。2005年北京市公安局也在易普斯咨询公司的帮助下积极筹建民警心理服务中心。这些活动虽然在名称上没有直接与EAP联系在一起，但都是重要的EAP实践。

我国EAP专家张西超教授说，中国EAP的发展应当符合中国社会和企业的具体情况，走本土化的道路，不能完全采用其他国家的做法。比如西方的EAP最早是为解决酒精依赖等问题而出现的，而中国员工酗酒、吸毒、滥用药物、艾滋病、性骚扰等问题并不特别突出。对于中国企业来说，EAP需要解决的个人问题主要是压力、情绪和心理问题。因此，中国的EAP应当从更全面的角度来设计，包括发现、预防和解决问题的整个过程。

至于那些提供EAP服务的专门机构，有国内的，也有国外的，但在需求匹配度、系统性以及地域上等都有欠缺。EAP固然已形成标准化的服务模式和服务流程，但因企业特性不同、发展阶段不同、员工整体层次不同、员工需求的差异，提供的服务内容也会有所不同。

著名心理学家樊富珉说："我国的EAP服务内容，应该主要针对全体员工，应该是发展性的、建设性的、教育性的，预防性的治疗只是很小的一部分，有问题、有困扰的员工毕竟还是少数。应该关注全体员工的潜能开发，让每个人在现有的水平上，生活的水平更高，工作的满意度更高，企业的归属感更强。"

而目前，EAP的实施具体有五种模式，即外设、内置、整合、共同委托、联合，具体的特征如表2.1所示。

表 2.1　EAP 的五种模式

模式	具体内容	优点
外设模式	是指企业将EAP项目外包，由外部具有心理或咨询等专业背景的机构提供服务。这种模式在企业员工人数不多的情况下比较适用	保密性好，专业性强，服务周到，能够为企业提供最新的信息与技术，赢得员工的信任
内置模式	是指企业自行设置EAP实施的专职部门，聘请具有心理、咨询、辅导等专业背景人员来策划实施该项目。或者由企业工会通过成立专门机构，聘用专职人员，向员工提供直接或间接（发布相关信息或建立网络平台）的服务	针对性强，适应性好，能够及时为员工提供服务

续表

模式	具体内容	优点
整合模式	是指企业在原来已有内置式的基础之上，与外部其他专业服务机构合作，共同为企业员工提供 EAP 服务	能够降低企业内部人员负担，减少企业经济支出，提高企业知名度，充分发挥企业内部和外部的优势
共同委托模式	是指多个企业共同委托外部的专业咨询机构，向员工提供 EAP 服务	专业性强，经济效益明显，能够促进企业之间资源共享，增强双方的沟通合作
联合模式	是指多个企业联合成立一个专门提供 EAP 的服务机构，由企业内部专业人员构成，该模式一般应用于具有长期合作关系的企业之间	专业性强，经济效益好，灵活性高，能够为企业量身定做不同类型的服务计划

EAP 实施的一般操作步骤如下：

第一，在企业内部为员工建立一个身心健康评估系统，对与评定任务有关的信息进行观察、收集、组织、贮存、提取和实际的评定，尽早发现问题，并在问题严重前就帮助其解决，实现人力资源管理从事后的处理功能转向事前的预防功能，达到防患于未然的目的。

第二，在企业中对 EAP 进行宣传推广，提高员工的心理保健意识。一旦出现个人或工作问题并影响到工作绩效和满意度，员工就可提出申请，接受 EAP 服务；同时，企业管理者要加强对员工的关注，及时发现员工存在的问题，帮助其更好地解决问题。

第三，进行教育培训。一是要进行管理者培训，使管理者学会一定的心理咨询理论和技巧，在工作中预防、辨识员工心理问题的发生；二是对员工开展保持积极情绪、工作与生活协调、自我成长等专题的培训或团体辅导，提高员工自我管理、自我调节的技能。

第四，对员工进行专业的心理咨询与治疗，如开通热线电话、开辟咨询室等，使员工能够顺利、及时地获得咨询及治疗的帮助和服务。企业可以利用自身资源或外部专业机构的力量来提供此项服务。如果利用自身资源，服务者必须接受专业培训，达到职业化标准。更重要的是，服务者必须对员工的所有信息保密，尊重员工的隐私，建立的 EAP 档案除非本人许可，不能随便供他人翻阅。

第五，特殊服务。根据 EAP 所服务组织的要求，在危机干预企业裁员、企业大规模并购或转型等特殊时期或事件中提供专业的心理援助服务。

第六，除上述内容外，EAP 项目还应当有良好的监控和反馈机制，保证其正常、正确运行，并及时报告项目中发现的企业管理问题，提出相应的建议。

（四）EAP 发展中面临的挑战

1. 中国企业的健康管理和发达国家相比仍有差距

2018 年韦莱韬悦发布《2018 中国企业健康管理白皮书》，指出在美国，疾病管理、健康评估（包括体检、健康风险评估、心理测评等）以及基于测评结果提供的生活方式教育是主流的三类健康福利项目；中国的雇主仍局限在年度体检、健康讲座和一些简单的健身福利（提供报销或课程）。

福利趋势调研数据显示，69% 的雇主对所有员工福利的花费不超过其薪资的 20%，其中有一半甚至低于其薪资的 10%。将目前市场上的实践与理想的企业健康管理与健康福利框架对比，可以清晰地发现中国企业普遍缺失的部分有三点：一是对筛查数据个性化的解读和指导；二是对员工行为改善的激励；三是慢病管理和驻场医疗。这三个关键环节的缺失导致国内企业无法使用已有的健康福利来促进员工形成良性循环的健康行为。

2. EAP 服务有双重客户的理念，即组织和组织中的个体都是 EAP 的服务对象

在我国的传统意识里，人们一提到心理问题就联想到精神病人，而大多数的精神病所具有的不可逆性使得人们对于心理问题有一种潜意识的恐惧和排斥。消除员工的疑虑与抵触情绪，鼓励员工在遇到问题时主动求助于 EAP 工作者。这是 EAP 项目宣传推广中要解决的一个重要问题。

EAP 项目是由企业买单、员工享受福利的专业咨询，不同于社会上一

般的心理咨询服务，EAP 咨询师一定是向企业的专职部门负责，定期出具员工心理反馈报告，这期间员工的隐私权始终被放在重要的位置，但是，当组织利益与员工个体利益发生冲突时，当组织诉求与心理服务保密原则发生冲突时，伦理问题就是 EAP 必须面对的另一个问题。

EAP 的发起者是企业，确切地说是企业管理者或工会团体，帮助对象都是企业员工及其家属，其目的不是单纯地帮助员工解决有关工作和生活的心理问题，更重要的是帮助员工与企业之间建立情感契约，使员工更好地认同并融入企业的文化，增强员工的忠诚度、归属感、幸福感。

EAP 作为企业管理手段之一，必须协助组织机构达成短期或长期的目标。通过在员工、管理者以及组织机构三个层面的工作，对组织目标达成产生实质性的影响，减少因员工及其家属各种心理和行为问题导致的直接或间接损失，为企业增加各种有形或无形的效益。

3. 大型企业需要培养内部 EAP 专业团队

20 世纪 80 年代，EAP 组织建立了 CEAP（Certified Employee Assistance Professional，国际注册员工咨询师，即 EAP 认证咨询师）协会，开创了 EAP 咨询师这一职业。2014 年 9 月，国际 EAP 协会中国分会先后举办了三届中国 EAP 峰会、国际认证专员（DEAP）培训。

EAP 在中国发展的一个很重要挑战来自 EAP 专业服务人员，所以，国内企业多采用外部 EAP 服务机构。一些管理意识超前的大型企业，在引入外部服务机构的同时，会要求设置相应的培训课程，培养内部的 EAP 咨询师。

从 EAP 提供的服务性质来看，EAP 专业服务人员应该是来自咨询心理学、社会工作者、职业发展咨询、教育学、行为科学以及精神医学等领域，具有专业背景，并且正在从事咨询助人工作的专业人员。EAP 专业服务人员必须具备相关领域的专业实践资格，同时也必须相当熟悉和了解所服务的组织机构和员工，具有公司内部作业流程的一般知识，并能够理解员工的一般心态和在工作中可能面临的各种问题等。

EAP的发展经历了从解决酗酒成瘾等问题到关注身心健康，直至达成全然幸福的历程。对员工而言，实施EAP可以改善情绪，提高效率，增强工作信心，提高适应环境的能力，有效处理人际关系困扰，克服不良行为习惯和嗜好，增强承受压力的能力，保持心理健康，等等。对企业或组织而言，实施EAP可以节省员工招聘、解聘费用和培训开支，降低管理人员的负担和员工的缺勤率，提高员工士气和生产效率，改善组织气氛和公众形象，增加留职率，提高组织绩效，等等。对全社会而言，可以优化社会心理氛围维护社会稳定，减少因心理疾病直接或间接造成的资源损失。

杰克·韦尔奇曾说："你要勤于给花草施肥浇水，如果他茁壮成长，你会有一个美丽的花园。"请让每个企业都成为一座美丽的花园。

（曹歆佳　何萍）

第二章　苏州轨道交通运营一分公司 EAP 项目特色

随着社会发展、物质文化生活日益丰富，心理健康得到社会各界越来越多的重视与关注。习近平总书记在党的十九大报告中强调："要加强社会心理服务体系建设，培育自尊自信、理性平和、积极向上的社会心态。"国家卫计委、中宣部、中央综治办、民政部等22个部门于2016年12月30日共同印发的《关于加强心理健康服务的指导意见》（国卫疾控发〔2016〕77号）中指出：要普遍开展职业人群心理健康服务。各机关、企事业和其他用人单位要把心理健康教育融入员工思想政治工作，制订实施员工心理援助计划，为员工提供健康宣传、心理评估、教育培训、咨询辅导等服务，传授情绪管理、压力管理等自我心理调适方法和抑郁、焦虑等常见心理行为问题的识别方法，为员工主动寻求心理健康服务创造条件。

运营一分公司是专业密集型的企业，正处于飞速发展的阶段，对于人才数量和质量的要求也迅速提高。员工面临工作压力巨大、工作事务繁多等现实难题。受工作特性和员工特质的影响，员工心理层面不同程度所蕴藏的冲撞潜因，如持续性焦虑、紧张、负面情绪、挫折应对、客户投诉压力、职业发展压力等，已经成为影响轨道交通工作人员自我成长和工作效能的潜在软性限制。

一、运营一分公司的业务形态与重点岗位压力

轨道交通运营管理指在保证列车运行安全、准点的基础上，由调度中心实施对运营各部门各工种高度集中的统一指挥，依托列车运行图实现列

车运行日常计划的编制以及在节假日、特殊情况下列车运行计划的调整的乘客运输任务。除了乘客视野内可以看到的、对外营业时间内的运营服务外，为保证运营还有一系列的作业程序。比如，在调度中心控制权转移为车站控制时，实现车站所辖范围内的列车进路的办理及信号开放等行车作业；完成客运计划的编制及实施，客流调查工作，票务工作的计划和实行及特殊情况下的客运组织预案的制定实施；进行票务管理工作，实现车辆基地内的列车进出库作业，转线作业，保证行车安全问题、客运安全问题及自然灾害问题的系统运行安全体制的建设和管理。

近些年，随着苏州城市的快速发展和市民出行需求的不断增加，苏州轨道交通线网的行车间隔逐渐压缩；首班车实行"多点同时投运"模式，因此运营服务时间也在不断延长；在站务服务方面，不断完善公共服务功能，建立设置轨交图书馆、母婴室、食行生鲜柜、便利店等便民设备设施，搭建"互联网+"乘车服务平台，实现扫码进站，让市民乘客出行生活两方便。综观苏州轨道交通的发展历程和运营数据，自2012年4月苏州轨道1号线开通至2021年6月，苏州轨道交通已开通5条线路，运营里程达210千米，车站169座，线网日均客流超过120万人次，单日最大客流达到168万人次，轨道交通占公共交通出行比例近40%。在客流保持高位的同时，运行图兑现率和列车准点率始终保持较高水平，乘客满意度连续五年保持增长。

在这些可视化的运营数据之下，在"为苏州加速、让城市精彩"的使命驱动之下，苏州轨道交通的工作人员秉承"敬业、遵道、务实、融合的"价值观，成为推动苏州城市快速前行中的一抹色彩，色彩的背后也蕴含了工作人员的辛苦付出和专业精神。

相对于"常规性工作"的劳动输出者，运营一分公司工作人员因工作环境和工作性质的特殊性，需要面临的工作压力与职场危害会有所不同。运营一分公司重点岗位分为四大族群，如乘务族、站务族、调试族、检修族，分别承担了轨道交通运营服务过程的"脑""眼""手""腿"四个功能：

作为"脑"的调度族，重点的工作岗位有调度中心的调度员。

作为"眼"的检修族，重点的工作岗位有工务通号中心的通信维修员、信号维护员，供电机电中心的低压供电维修员、BAS 维修员。

作为"手"的站务族，重点的工作岗位有客运营销中心的行车值班员、值班站长。

作为"腿"的乘务族，重点的工作岗位有客运营销中心的电客车司机。

（一）"脑"调度族——调度员的职场状态

1. 运行指令发布者，行车安全责任大

作为运营线网的"大脑"，由于所有运行指令均由调度员发出，调度员的工作精神状态会处于持续警觉中，同时需为自己的指令承担行车安全责任，易产生绵长的、广泛性的焦虑感。此外，工作长时间内保持单一的坐姿，易引发视觉疲劳及腰颈椎、甲状腺、内分泌、肥胖等相关疾病。

2. 线网运营操作者，专业技能要求高

由于工作时需要指挥其他部门，调度员拥有一定的自豪感、价值感和获得感；同时需要对复杂情况进行判定，所需的专业技能要求较高。每个人都要同时具备较强行车和设备调度指挥的业务知识，熟悉线网运营运作，包括各线路信号、供电、车辆、桥隧、工建等关键专业设备或系统的运作及故障情况下的运营降级处理。因此，该岗位定期开展的专业考试，亦会引发员工产生一定焦虑感。

3. 突发应激解决者，处置方案高精尖

列车在运行期间若有突发事件，所有处置由调度员指令作为起点，调度员需要给予各部门各工种技术支持与处置方案的指导。这就要求调度员在面对应激状态时具有镇定平和的情绪与冷静决策的能力。

4. 独立考核凝聚少，职业通道天花板

由于调度族实行二二成组的独立考核，各组之间不需要更多协作，作为一个工作团体来说，他们内在的凝聚力不够，非正式交流的机会不多，

情感联系的部分必然也会不够密切。

在工作群体（workgroup）中，成员进行互动主要是为了共享信息和制定决策，帮助每个成员更好地完成自己的职责。工作团队（workteam）通过成员的共同努力能够产生积极的协同作用。作为单独实施指令的调度族，各组之间的性质只是工作群体，而非工作团队。

（二）"眼"检修族——维修员的职场状态

1. 工作程序严格，安全隐患排除者

列车正线运营的安全关乎百万出行乘客的生命安全，"要么不出事，一出事就是大事"，因此检查工作不容马虎，"自检、互检、他检"的工作程序必须严格执行。维修员作为安全隐患的排除者，安全责任的担子想必非常大，维修员需要有良好的工作状态和心理韧性，有非常强的安全意识，摒弃侥幸心理，需要避免"一时的疏忽"发生。

2. 工作环境恶劣，作息安排不规律

检修工作按频度可分为"日检、月检、年检"，周而复始，易产生职业疲劳感；维修员需要在列车下线时进行检视和维修工作，披星戴月，睡眠作息不规律易引发生理疾病；维修员需要在昏暗潮湿的工作环境徒步千里、精修检修，工作本身的艰难困苦，需要有韧性极强的内心和健康强大的体魄。

（三）"手"站务族——行车值班员、值班站长的职场状态

1. 业务范围广，所需知识丰富

站务人员的工作范围广，包括安全保障、出入口综治维稳、票务服务、乘客咨询与辅助服务、突发事故处理等工作。需要掌握多项知识与技能，比如站内情况、换乘信息、周边设施、突发处理、急救处理等客户服务知识，使用相关设备或系统（自动售票机、牵引供电系统、轨道、屏蔽门、安全设施、通信系统等）。事多事杂，这就要求站务人员能够具备细致、耐心、果断的人格特质。

2. 服务压力大，情绪劳动过载

站务人员需要直接面对人潮汹涌的客流，客流量大的时候需要接待大量的乘客询问，在重复使用文明用语的同时需要以微笑礼貌的态度服务乘客，也就有可能出现情绪劳动过载的现象。情绪劳动是指员工在工作过程中与人交往时表现出符合组织要求的情绪。当员工需要表现出来的情绪与他的真实情绪不同时，真正的挑战便出现了。这种不一致称为情绪失调，会对员工造成重大伤害。情绪劳动的背后也有一颗平凡的内心，如何调适站务人员的身心状态，是管理者也是 EAP 项目人员的议题之一。

3. 多直面乘客，暴力承担者

作为服务性行业的窗口形象，需要应对乘客的大量询问，有些乘客会有不理解甚至侮辱打骂工作人员的情况发生，站务人员需要保持一贯的职业状态。除了乘客咨询与辅助服务外，还需要注意拦截危险品入站，制止摆摊、乞讨、卖艺等行为，确保给乘客们提供安全、有序的乘车环境。然而，众多乘客中充斥着不同角色，"平民百姓"与"危险分子"在外显的形象上似乎没有更多的区别，打击报复站务工作人员的行为时有发生。此外，在大型公众卫生事件新冠肺炎疫情防控期间，还需提醒乘客规范佩戴口罩，保障国家公众卫生安全，有可能与不配合的乘客发生肢体冲突。这些都极易引发站务人员的不安与焦虑。

（四）"腿"乘务族——电客车司机的职场状态

1. 安全驾驶，突发应对，责任大

电客车司机是唯一与乘客"一同前行"的轨道交通工作人员，安全驾驶与应对突发情况发成为其工作日常。如遇故障或乘客紧急救助时，电客车司机的思维反应过程会从单一性质的刺激反应，转换到对复杂条件应对并迅速决策的复杂处理过程，若状态切换不及时，反应迟缓就会贻误紧急事件的最佳处理时机，从而影响正线的准点运行。这对司机的综合能力（故障判别能力、故障处理流程的熟悉度、实际操作的流畅度等）、抗压能力提出了更高的要求。

2. 工作场所局限，孤独感强

列车来回循环地行驶着，但电客车司机的工作半径仅限于驾驶室与站台上靠近驾驶室的"一亩三分地"，列车"日行千里"，司机却"每日动弹不得"，狭窄的操作空间、嘈杂的休息空间，使司机的视野局限在眼前的各种设备屏和昏暗的隧道中，"手指口呼"要求司机在没有其他人的环境之下"自言自语"，倍感孤独的同时自觉有些"精神分裂"。同时，独立工作的电客车司机群体，在工作上与同事少有合作的机会，在工作之余因工时的特殊性少有与亲朋好友相处的机会，人际支持略显薄弱，长此以往将降低该群体对组织的归属感与认同感，因此经常组织该群体的团体活动，将有助于其走出孤独感的困境。

3. 工作单调重复，机械性强

列车行进过程中，电客车司机必须按照标准化的作业要求，进行开车、停车、开关门、检查缝隙安全等各项操作，工作内容单调重复，"手指口呼"的要求让人感到是个"工具人"，好似没有情感、没有诉求，长期保持这样的心态极易产生职业倦怠。

二、组织员工健康六维模型框架的提出——打造心理健康和谐企业

众所周知，组织中的人才是组织产出的关键因素之一，实现企业可持续发展的效益，是由"打工人"缔造的。EAP 项目更关注与人相关的方方面面，无论是员工个体的主观满意和客观健康，抑或是团队的绩效增值，最终指向都是企业、员工的双方收益。

苏州轨道交通运营分公司自 2010 年 3 月成立以来，于 2015 年启动了 EAP 项目，采用内外结合的关爱模式，以"打造心理健康和谐企业"为主题，聚焦"个体健康、管理赋能"的目标。至 2019 年 8 月，运营分公司发展为"一中心、二分公司"的组织架构。回顾运营一分公司的企业发展历程，它从投入期暴增—成长期递增—成熟期渐增—调整期动荡到持续成长的转换阶段。外部环境的不确定性与内部环境的变革调整，更是考验着

组织和员工个人的环境适应能力。

本书我们仅讨论 EAP 项目运作范围内的组织健康领域，包括员工身心健康、团体协作健康、管理效能健康、社会支持健康等方面。

（一）EAP 关注员工身心健康

从个体和组织的相互关系角度看，员工的行为不仅受个人心理因素的影响，还受到其他个体和整个组织的影响，这种影响有时会超过前者起到决定性的作用。

随着时代的变迁，工作本身带上一层"快速"的色彩，每位员工跟随着管理者快步执行的节奏，像是不前行就要落后被淘汰一样，尤其在一线城市这种工作状态更为显著。在苏州，在运营一分公司这一组织，令人有一种"半军事化"的感觉。由于运营一分公司员工工作性质的特殊性，他们不得不面对繁杂封闭的工作环境、高警觉性的工作状态、缺乏规律的睡眠作息、无法预估的职位变迁、现实难变的收入差异、工作合作的人际关系、职场以外的婚恋家庭问题等都会成为员工心理失衡的压力源，更会直接影响员工的心理健康状况。

实施 EAP 项目，可以动态了解员工个人的心理健康状况，及时捕获员工在职业压力感、职业倦怠感、职业方向感、组织归属感、人际亲和感五大方面的心理状态，发现心理状态背后深层的心理机制，通过各种方法与策略，帮助基层员工乃至管理者保持平和情绪，学会有效沟通，拥有健康体魄。

（二）EAP 关注团队协作健康

在组织中，无论是需要员工个体单独完成任务，还是以团队形式集体完成任务，都需要员工进入沟通、协作、反馈这几项必备的工作程序。管理学之父德鲁克曾指出："一个组织就像一部美妙的乐曲，不过，它不是单个个人的音符罗列，而是由人们之间的和声所谱成。"在有共同组织目标的基础上，员工个体并不是孤立地和组织发生联系，而通常是被整合在各种各样的群体当中，这些群体彼此之间拥有合作、竞争或中立的关系模式。

工作可以帮助我们定义自己的角色，在工作中我们可能通过履行组织公民行为来体现自我职业价值感，在成就中自然就增强了自我效能感。理论上，每一职位都有权力确保这部分工作按照全面、完整的计划展开。因而，协调也就可以通过确定一种"谁负责什么"的蓝图来促成。这种蓝图通常是在促进整体目标的职位分工与协调的合理标准的基础上，由那些组织中职级最高的人员来制定的，然而，有时也未必如此。当我们履行自己的岗位职责时，或多或少会遇到一些难以协调一致的挑战或冲突，可能是任务冲突（与工作的内容和目标有关）、关系冲突（侧重于人际关系）、程序冲突（与完成工作的方式有关）。在这里，我们如何看待挑战或冲突就显得很重要。关系冲突中人与人之间的敌意、矛盾与摩擦，会加剧彼此之间的性格差异并削弱相互的理解，妨碍组织任务的完成。

心理学界有一句话："不存在真实的世界，只有感知中的世界。"讲的是人类的知觉系统会将自身的认知凌驾于客观世界上，诸多"我认为……""我觉得……"中的内容是基于人类以往主观经验做出的判断或评价。再加上，个体又倾向于把失败归因于外部因素，如运气或同事。如果我们将一些冲突都归为人性上的原因，更多的外归因将不利于人际关系的协调。更多的关系冲突，如人际关系不良将会引发员工个体的心理不适、工作压力、心理耗竭直至社会功能缺失。

实施EAP项目，能帮助员工了解心理学基础知识，用探索未知替代焦虑感，摆脱社会惰化带来的负面效应，摒弃团队协作中的人际偏见，提倡更多地向内在延伸和探索自己，做一位有开放思维与稳定情绪的职业人，将有助于自身在职业之路收获成功。管理者作为团队成员之间有效沟通的中介人，能运用积极暗示、期望效应、正向激励、正向从众等积极心理学、管理心理学的相关策略，才能有责任、并有能力促进组织的相对公平感，进而提升团队协作效能。

（三）EAP关注管理效能健康

现代组织面临诸多挑战，"95后""00后"新生代员工的管理需要迎难而战。新生代员工成长于多元化的社会环境中，他们有着不同的家庭背景、教育经历、生活经验，他们呈现出与年长员工或管理者不同的生活态度、兴趣爱好、思维方式、行为风格、思维认识、价值取向等代际差异，也造就了他们不同的利益诉求，传统的管理方式已开始"水土不服"，使得管理者一筹莫展、焦头烂额却又不敢表现出管理能力不足的状态。心理压抑将会带来一系列心理、生理、行为上的不适，甚至会引发管理者心理疾病、团队合作涣散、员工工作退缩等状况，进而影响员工对整个组织文化的评价，继而影响组织绩效。

两代人之间对社会巨变所持的不同看法，会引发思想和行为方式上的矛盾和冲突，这就是"代际冲突"。在代际冲突、人际冲突发生前，管理者需要事先了解员工的家庭背景、人格特质，因材施"教"，以员工乐于接受的方式教练、教导，运用管理者角色与准父母角色的并行管理策略，注意不单要以正式沟通的方式进行检查、评估、总结、改进工作，还需要在非正式场合注意制造气氛，让新生代员工有更私人化和情绪化表达的机会。

据"2020年中国新生代员工工作价值观"调查显示，"95后"最重要的三项价值观依次为学习与成长、人际关系、薪酬与福利。实施EAP项目，有助于增进管理者了解员工的人格特质、价值倾向，转变管理者应有的"听命服众"观念，教授管理者学会运用合适的管理方法、沟通话术、心理策略，有力地驱动新生代员工的深层就业动机，充满善意地帮助员工应对压力与困难，进而合作共赢、促进管理效能健康。

（四）EAP关注社会支持健康

组织行为学认为一些能够提升工作绩效的社会特征包括：相互依存，社会支持，在工作之外与其他人进行的交流和互动。社会支持为员工获得工作援助提供了更多机会。建设性的社会关系能够产生积极的反馈循环，使员工处于相互帮助的良性循环之中。良好的社会互动能够让繁重、单一的工作内容变得令人满意，良好的社会支持、在工作场所外与同事或其他人的良好互动，会带来较高的工作满意度。

社会支持是指一定社会网络运用一定的物质和精神手段对社会弱势群体进行无偿帮助的行为的总和。一般是指来自个人之外的各种支持的总称，是与弱势群体的存在相伴随的社会行为。社会支持一般分为客观支持（物质援助、行为支持等）、主观体验到的支持（情感支持、认知支持等）、个体对支持的利用情况等。有研究表明，良好的社会支持系统对个人的心理健康、身体健康有积极影响。当员工缺乏良好的社会支持系统时，在他遇到困境时将会没"资源"去"协调"。"没有可以谈心说话的人，没有可以帮助到他的人"形象地刻画了在困境中缺失社会支持时人们的感受。

管理工作离不开"群众工作"，平日里多关心、多关怀员工的日常生活，已成为直线上级、各级管理者和工会条线人员的工作内容之一。作为直线上级，需要及时了解员工周遭的重大生活事件、员工身边的支持系统（生存环境、亲属结构、社会网络）；作为工会工作人员（工会小组长、EAP专员等），需要做好管理者、员工之间信息渠道的支持工作，加强内部联结，通过多多了解员工、各级管理者的社会支持系统、工作绩效状态、心理生理状态，预测、推断员工个体或团队将会出现的状况，做到能在恰当时间引入EAP项目团队，以一对一个别辅导或团体辅导的形式，事先影响与事后干预员工个体或团队。在人际层次上，支持性的群体和健康促进的互动活动可能会使参与者因情感交流而产生较强的联系……人毕竟是有社会性的，情感支持使人产生愉悦感，使员工能感到被关注和被关心，感到自身的价值受到了他人的认可。

实施EAP项目，能够帮助员工逐步优化或恢复社会支持网络，找到能够替代社会支持的其他途径，甚至于工会的一些建设性行为（如申诉程序、劳资谈判、思想座谈、文体活动等），也可以使员工容忍不愉快的情境，有机会表达不满情绪，使他们认为自己可以通过一些行动去改善"工作环境"，与同事建立良好的关系，并继续留在企业工作。

（何萍）

第三章　组织员工健康管理六维模型详介

有些学者把组织视为一个人，组织也有健康状态好坏之分，组织健康具有个人健康类似的健康维度。Bennett、Cook 和 Pelletiier 认为组织健康具有社会、生理、情感、精神以及心理等维度。而 Barrett 则进行了更细致的划分，把人体健康维度与组织健康进行了一一对应。他把组织健康分为肌体健康（财务）、情感健康（生产力、品质、人际关系、组织忠诚）、心理健康（绩效有关的学习、内在成长的学习）和精神健康（价值愿景实现、凝聚、社会参与、社会责任）。

EAP 把员工视作组织中的细胞，每一个细胞排列、代谢、新生、扩展后构成组织这一有机体。苏州轨道交通运营一分公司 EAP 项目组经过多年运营员工关爱项目后发现，若从 EAP 视角来看待组织健康管理，可以将其分为稳定平和的情绪、平等互信的沟通、刚柔并济的管理、和谐互助的团队、朋辈家庭的支持和健康向上的体魄六大维度（见图 2.8）。

从个体发展视角来看，员工个体可以通过六大维度的相关内容，了解自身在企业发展中的重要性，评估自身状态，调整自身以适应外部环境、组织团队的变化。从管理效能视角出发，管理者可以通过学习六大维度的相关内容，了解不同管理风格对员工个人健康状态的影响等。

一、稳定平和的情绪

随着中国城市化进程加快，城市交通问题日益突出，轨道交通作为一种独立交通系统，运量大、速度快、干扰小、能耗低、正常运行不受地面道路拥挤的影响，能快捷、安全、舒适地运送旅客，成为解决大城市交通

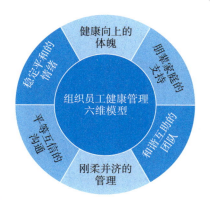

图 2.8　组织员工健康管理六维模型

紧张状况最有效的方式。同时作为绿色交通的代表，轨道交通在各个城市可持续发展和改善生活环境的进程中也发挥了重要作用。

2007年2月，苏州市轨道交通首轮建设规划获得国务院批准，同年12月轨道交通1号线正式开工。经过四年多的建设，1号线于2012年4月提前开通，苏州成为国内首个建设轨道交通、首个开通轨道交通的地级市。截至2021年6月底，苏州轨道交通已开通1号线、2号线、3号线、4号线、5号线共5条线路，运营里程210千米，车站169座，线网日均客流超过120万人次，轨道交通占公共交通出行比例近40%；单日最大客流达到168万人次。在客流保持高位的同时，运行图兑现率和列车准点率始终保持较高水平，乘客满意度逐年增长。

运营一分公司主要承担1号线、2号线、3号线、4号线正线线路及对应车辆段、停车场的运营组织工作和设备设施维修任务，目前在职员工超过7000人。运营一分公司非常重视员工心理健康，2015年就引入了EAP项目，为员工提供心理辅导，缓解日常压力。这些年，EAP项目服务内容根据运营一分公司的实际情况做了多次调整。

2018年，根据《城市轨道交通运营管理规定》要求，开始对列车驾驶员进行心理测试；2019年，心理测试从《城市轨道交通运营管理规定》的五大重点岗位扩展为九大重点岗位：调度中心——行车调度员；工务通号中心——信号工、通信工；客运营销中心——行车值班员、值班站长、电客车司机；车辆中心——电客车维修员；供电机电中心——低压供电维修员、BAS维修员。2020年九大重点岗位心理测试问卷由《卡特尔16种人格因素问卷》调整为《心理资本问卷》，心理资本对员工心理健康有预测作用，目前，成为辅助企业决策和管理的一种思路。

（一）情绪与情绪劳动

在以往的认知上，劳动仅分为"体力劳动"和"脑力劳动"，前者如工人、农民等，干的活需要耗费极大的体力；后者如科学家、作家等，做的事需要耗费极大的脑力。但是有没有发现，有时你一天工作下来，既没有干很重的体力活，也没有花很大精力去思考，却还是觉得累得虚脱，这类消耗，往往就属于一种被忽视的"情绪劳动"。

1. 认识情绪与情绪劳动

情绪是人类的基本心理过程，其包含两个成分：情绪和心境。情绪是一种强烈的情感状态，它直接指向人或物；心境则是一种比较微弱而持久的情感状态，并不指向特定的对象，而是影响着一个人整个行为表现。它使人的行为在一定时间内都带有特定的情绪色彩。情绪会具有行动导向，让我们立即采取行动；心境则具有认知性，会让我们思考或沉思，两者相互影响。而情绪劳动里这两种成分都包括。

情绪劳动是20世纪80年代初期，社会学家Hochschild首先提出的概念。最初，它只是针对那些对员工的面部表情有特殊要求的职业。比如：空姐要付出热情的情绪劳动、护士要付出关心的情绪劳动、医生要付出冷静的情绪劳动、殡葬从业人员要付出悲伤的情绪劳动。后来Hochschild在《组织中的情绪》一书中，将"情绪劳动"的定义扩大了：个体致力于情感的管理，以便在公众面前创造出一种大家可以看到的脸部表情或身体动作，情绪劳动是为了工资而出售的，因此具有交换价值。不管任何工作，只要涉及人际互动，员工都可能需要进行情绪劳动。

身在职场的"70后""80后"肯定很熟悉这些话："挨骂是工作的一部分，它包含在老板付给你的薪水中""食君之禄，担君之忧，既然你拿了工资，就应该分担老板的情绪"。职场上的人们都在进行某种程度的情绪劳动。情绪劳动本质是对情绪进行管理以期符合组织要求，组织要求个体有效地控制与表达自身的情绪，以实现组织的期望，提高顾客服务绩效，树立良好的企业品牌形象，提高团队工作效率，加强企业的核心竞争力。

有的情绪劳动是职业要求，如空乘人员不管自己高不高兴，都需要在工作时间里，扮演一个微笑、温柔、体贴的人；医生不管今天接了多少患者，经历了多少负面情绪，总是要维持一个专业、冷静的形象；轨道交通行业的行车值班员、值班站长需要以礼貌的态度接待所有乘客的询问，电客车司机需要保持警觉、"手指口呼"冷静操作以保证电客车按调度指令运行，调度员需保持专注力与决断能力以确保发出客车运营指令，各类维修员需要抵抗外界干扰（如夜晚作业、嘈杂环境）确保运营需要的一切设施与设备能够安全运作。有的职业每天直接面对客户，有的职业每天面对着机器，有的职业每天与人沟通、协调、处理着复杂任务，作为职业人一旦上班就必须进入工作状态，在情绪控制上有所要求是专业性的体现。有些情况下我们需要控制自己的真实情绪，比如你要跟一个非常讨厌的同事开会，却依然不能表现出烦躁，在会议上表现出亲切的态度，但心理活动却是"我真想骂人"。

2. 情绪劳动的表现方式

情绪劳动的目的性很明确：为了获得报酬（金钱、物质奖励、晋升机会、良好的人际关系等）。想要获得的报酬越多，自然付出的情绪劳动也越多。研究者将情绪劳动的付出归纳成以下两种表现方式。

（1）表层扮演（Surface Acting）——只调整外在行为

表层扮演指的是当员工感受到的情绪和组织要求展现的情绪不一致时，通过调节面部表情、声音、动作等外部姿态使外在情绪符合组织的要求，但员工内部情绪感受不发生改变，它关注员工的外在行为。

如，某4S店员工看到西装革履的顾客上门，立即变换表情，做出一种迎合"上帝"的笑容。表层扮演很容易被对方识破，对职业有负面影响，如果顾客觉得员工笑得假，有可能带来"情绪耗竭"；如果顾客不买单，有可能带来"自我怀疑"。

表层扮演也不都是坏事，员工使自己仅从外在的表现上符合要求，无须内在的真实情绪也符合，这从心理层面上说是将自己和工作隔开了一段距离，成为生活和工作之间的一个缓冲地带。总之，表层扮演是一种消耗很大的表现方式，禁不起个体长时间使用。

（2）深层扮演（Deep Acting）———调整内在，进而带动外在行为

深层扮演指的是当员工内在情绪和组织要求展现的情绪不一致时，通过个体积极主动的思考、想象等心理过程调动或压抑某种情绪，使员工从内心体验到组织要求的情绪并把其展现出来，它关注员工的内部感受。

例如，某4S店员工如果内心认定自己是个专业人士，使命就是为顾客排忧解难，那每次迎来送往都是值得骄傲、有意义的事，即员工在内心上认可"为顾客排忧解难"是件有意义的事情。这样的深层扮演与表层表演不一样的地方在于，个体的情绪体验与外在的表达是一致的。表层扮演是假装表现出需要的情绪，而深层扮演是通过内在认知自然而然地产生出需要的情绪。

如果在工作中不能做到"深层扮演"，就是不专业的表现吗？不全是这样。一个人能否做到"深层扮演"，跟情绪劳动的强度有关。虽然深层扮演者更不易离职或出现"情绪耗竭"，但这只出现在低强度的情绪劳动中。换言之，如果强度高，深层扮演者一样受不了。深层扮演过了头，会产生自我疏离感，自我真实感减弱。

情绪劳动本身不存在好坏之分，是一个中性词，表层扮演和深层扮演都是表现形式。表层扮演负向影响了工作满意度，与工作倦怠和情绪耗竭正相关；深层扮演则正向影响工作满意度，与工作倦怠和情绪耗竭负相关。然而，在管理实践中，表层扮演和深层扮演并非是截然可分的，也不是固定不变的，大部分员工在工作过程中会交替使用。

3. 情绪劳动的积极和消极作用

情绪劳动需要遵循的"情绪规则"是组织规定的，情绪劳动的目的是

展示出符合组织规则的情绪表现，员工要在工作中表现出令组织、客户、同事、工作环境满意的情绪状态是工作绩效的一个部分。而且情绪劳动的实施需要一系列个人和人际的技能，它涉及在互动过程中控制情绪以达到既定的目标，并符合工作角色要求，这也是在业务培训中传达给员工的。

情绪劳动如同一把"双刃剑"，无论是对组织还是对个体，既有积极影响，也有消极影响。

（1）情绪劳动的积极作用——组织与员工双增效能

对于组织而言，员工在工作中进行情绪劳动，如按照组织的要求对顾客微笑，会使顾客心情愉快，提高购物量，增加回头率，进而提高组织整体绩效。对于员工个人而言，情绪劳动保证了工作正常有效地开展，是自身职业发展的基础。员工游刃有余地表达组织所要求的情绪，是自我能力的一种展现，个人成就感和自我效能感增加，进而会更努力地工作，取得更好的业绩。

（2）情绪劳动的消极作用——情绪失调易引发疾病

情绪劳动是员工工作本身无法割舍的一部分，也不可避免地影响到员工的身心健康。首先，情绪劳动是员工产生工作压力的原因之一。员工在进行情绪劳动时，经常会遭遇内在的真实感受和组织要求的情绪表达不一致，即情绪不协调，长时间的情绪不协调会使员工产生工作压力，出现一系列与工作相关的失调症状，如低自尊、抑郁、玩忽职守和疏远等。其次，情绪劳动还可以导致工作倦怠。工作倦怠是指在以人为服务对象的职业领域中个体的一种情感耗竭、人格解体和个人成就感降低的症状。比如，个体的情感资源过度消耗、疲乏不堪、精力丧失，工作成就感将会逐渐下降，在工作场景内对服务对象、同事、领导有过于冷淡、疏远的态度，进而无法胜任原岗位。最后，长期的情绪劳动还会对身体健康产生影响，导致高血压、冠心病等。

（二）情绪管理与心理健康

情绪管理，也可以解释为对情绪劳动的管理。而衡量情绪劳动付出程度取决于两个维度：一是情绪感受（felt emotion），也就是真实心情是什么样的；另一个是情绪表达（displayed emotion），即表现出来的情绪是什么样的。情绪感受和情绪表达的差别越大，付出的情绪劳动的工作量也越大。

一般来说，职场要求的情绪表达都是积极的、正能量的，包括乐观、激情、满意、奋发等。但当我们今天情绪感受真的很糟糕时，我们又该怎么做？

第一，改变情绪表达，就是假装开心，隐藏坏情绪。很明显，此时的情绪表达和情绪感受的差别大，情绪劳动成本高。比如"假笑男孩"，一开始只是假面微笑，持久的假笑使他无法分辨自己的情绪，这种漠然对自身是有伤害的。

第二，调整情绪感受，就是自我说服。意识到坏情绪并不是自己唯一的选择，引发自己的正面情绪感受，然后与职场要求的情绪表达一致，如此一来，情绪劳动成本也随之降低。

第二种方法实际是心理学中的 ABC 理论（如图 2.9 所示理性情绪疗法 ABC 模型），情绪是自然的反应状态，表面上看似不可控，实际上它是我们的主观选择，所谓调整情绪感受，就是指选择那些对事实更积极的看法。如图 2.10 所示，同样的半杯水，有的人看到的是缺少的那一半，有的人看到的是拥有的那一半，而开心快乐的秘诀就在于：要看到拥有的那一半，并享受已有的那一半。同一件事，内心中的解读不同，情绪体验也并不相同。事件只不过是引起我们情绪和行为的间接原因，而直接原因是我们对这件事的认知和评价。调整情绪感受，其实就是去调整我们对一件事的认知和评价。可见改变情绪表达是治标，调整情绪感受才是治本。

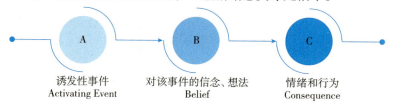

图 2.9　理性情绪疗法 ABC 模型

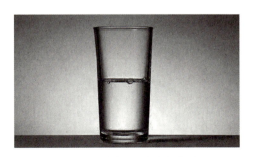

图2.10 水杯里的水有多少？

最后要说的，也是最关键的一点，就是要意识到情绪劳动真是一项劳动。情绪劳动多了，可能笑不出来，脾气暴躁；可能变得麻木冷漠，对任何事情都没有兴趣，不想回应任何人。这不是你不够友善、不够坚强，你只是情绪耗竭，太累了。

有的人能在各种负面情绪中活得好好的，也许不是因为什么坚强的心理素质，而是他们没有付出太多的情绪劳动，他们在情感表达和情绪感受上做到了一致，比如失恋了就痛哭一下、被不公平对待了生气发泄一下，等等。毕竟我们是情绪的动物，请允许情绪暂时如此，或给情绪放个假，或寻求支持和帮助。

控制不住情绪并不可怕，可怕的是你居然每天都在控制情绪。试问，这么昂贵的代价，你能支付到什么时候？全球著名工业设计公司 IDEO 公司，在控制团队情感的方式上有自己特殊的办法。公司 CEO 相信娱乐对减轻员工压力的作用，所以他为员工提供了一个舒缓工作压力的地方。他在公司房子的周围放了几百个发射出软子弹的玩具，如果员工感到受挫就可以拣起玩具进行射击。作为强调创意的设计公司，IDEO 崇尚感情发泄，因此，公司常常会有员工在高兴或愤怒时大声叫喊。IDEO 公司甚至专门设立了一个娱乐办公区，员工在需要休息时可以在那儿办公。

目前，很多管理者还是把情绪管理等同于第一种"改变情绪表达"，因为情绪的特殊性，看不见摸不着，外显的情绪表达就成为管理对象。但事实是，情绪劳动无论是表层还是深层，都是在无形中消耗着我们，很多时候，它没法靠"加油、挺一挺、我能做到"就撑过去，它会在我们心底不断累积疲劳感，让我们什么都不想做，让我们想逃离。日积月累就成为收不回来的"坏账"，最终压垮我们的人生。

员工的情绪劳动已经成为影响他们心理健康的一个重要因素。Hobfoll 等学者所提出的资源保存理论可以用于解释这一现象。该理论主张：人们具有保存、保护及建立其所重视的资源的基本动机。当个体在工作中面临工作负荷时，如果受到资源损失威胁，或实际资源遭受损失，或投入资源却无法获得及时有效的补充（补充源于外在的社会支持和个体内部资源），个体便会感受到心理上的创伤，如倦怠感、情绪耗竭。然而，工作负荷不一定会导致心理健康问题，当个体内部资源（心理资本）和外在社会支持（组织帮助）可以协助个体面对工作负荷时，个体将具有较高的抵抗力，能更好地缓解资源的耗损。

情绪管理的过程反映了员工心理资本的运用和变化过程。一方面，员工需要通过组织帮助获得外在支持；另一方面，员工需要提升自身的心理资本水平获得个体内部资源补充，这样才能保证身心健康，维持组织健康。做好情绪管理，对员工和企业来说是双赢的局面。

（三）心理资本与组织发展

1. 何谓心理资本

"心理"是一个心理学概念，"资本"是一个经济学概念，最早提出心理资本概念也是在经济学领域。美国前管理学会主席、管理学家卢桑斯（Luthans）将积极心理学的理念引入组织行为学领域，倡导积极组织行为的研究，通过测量和开发个体积极的心理特质获取持续的竞争优势。积极组织行为的研究对象必须符合科学的标准：建立在研究的基础上，是可测量的、是状态类（trait–like）的个体特征。

2004 年，Luthans 将心理资本定义为"个体在成长和发展过程中表现出的一种积极心理状态"，包括 4 个因素：希望（Hope）、乐观（Optimism）、自我效能（Self–efficacy）和韧性（Resiliency，也有翻译为复原力）。据此理论，Luthans 开发了具有 24 个项目的《心理资本问卷》（PCQ–24）。

当希望、乐观、自我效能和韧性这四种力量混合时，会发生奇妙的化学反应，带来一系列积极的结果。比如，你是一个满怀希望的人，拥有实现目标所需要的"意志力"和"路径"，因此，当你遇到各种困难时，你会有更强的动力、更丰富的能力去克服困难，因而也会更有韧性。并且，在克服重重困难的过程中，个体的自我效能感会越来越强，对成功的信心也会越来越强。此时，你身上具有自我效能、希望、韧性这三个重要因子，它们会协助你把奋斗的过程理解为"可控的"，这是一种内归因的认知方式，有助于形成乐观的解释风格。

具体来说，希望——个体首要的心理资本，是一种强大的潜在力量，对目标锲而不舍，为取得成功能调整实现目标的路径；乐观——对现在与未来的成功有积极的归因，习得性乐观者倾向使用适应性的因果归因来解释消极经历和事件；自我效能——人们对于他们具备通过自身行为产生合意效果这种能力的信念在面对充满挑战性的工作时，即有信心并能付出必要的努力来获得成功；韧性——心理压弹的能力，当身处逆境和被问题困扰时，能够持之以恒，迅速复原并超越，以取得成功。

心理资本是一股储藏在我们心灵深处的永不衰竭的力量，它能够帮助个体调节由于人际关系、工作压力带来的心理与生理问题，提升个体的幸福感、满意度等正能量的水平。

2. 积极视角看待企业第四种资本

心理资本的概念一经提出，在组织管理研究领域引起了广泛的关注。根据 Luthans、Avolio、Walumbwa 和 Li 的定义，心理资本是个体积极性的核心心理要素，具体表现为符合积极组织行为标准（POB）的心理状态，它超出了人力资本和社会资本，并能够通过有针对性的投资和开发使个体获得竞争优势。

人力资本是指个人通过接受教育或经济积累而逐渐获得的知识、技能和社会认知能力，即"你知道什么"；社会资本指个人的人际交往、工作接触的关系网络及相互信任等，也就是个体所认识的资源，即"你认识谁"；而心理资本则是能够影响个体生产率的特征，如自信、乐观等，其强调"你是谁"及"你想成为什么样的人"。因此，心理资本被认为是企业中除财力、人力、社会资本之外的"第四种资本"（见图2.11）。

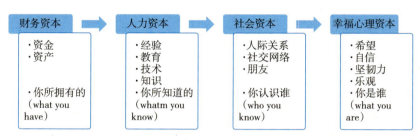

图2.11 企业四大资本

心理资本倡导心理学的积极取向，挑战了传统学界以解决心理问题为主的思潮，转向以研究人的积极心理品质，关注人类的健康幸福与潜能发展为主要内容。心理资本关注个体所拥有的积极心理资源，其构成部分（自信或自我效能感、希望、乐观和韧性）都是类似状态的积极心理力量，而不是倾向性的、相对稳定的、类似于特性的个性特征（如尽责或自尊等）。这也是苏州轨道交通运营一分公司EAP项目用PCQ-24代替16PF的原因。

心理资本为组织管理者提供新的视角，很多研究表明，心理资本是心理健康的组成因素，在促进工作绩效、降低职业倦怠方面发挥了中介作用和调节作用。从个体层面看，心理资本是促进个体成长发展与绩效提升的重要因素；从组织层面看，心理资本能够帮助企业获取竞争优势。企业关注心理资本，就如同关注组织健康一样，最终都是要为组织获得可持续发展的竞争优势。

3. 高心理资本员工的培养

应企业要求，在EAP服务中，也会有员工心理资本增值（Psychological Capital Appreciation，PCA）服务。借助心理资本问卷，了解每个员工心理资本特征，培养企业所需要的高心理资本员工。

巧的是，"希望（hope）、效能（efficacy）、韧性（resiliency）、乐观（optimistic）"这四个英文单词开头字母形象地组合成"英雄"（hero），卢桑斯教授曾以此比喻每位员工都需要自己内在的"英雄"。这四个心理资本要素的高低分特征见表 2.2。

表 2.2 心理资本四要素高低分特征

心理资本要素	高心理资本特征	心理资本匮乏特征
Hope 希望	（1）对未来充满希望感； （2）总是能坚持目标并且在必要的时候调整通往目标的路径以取得成功	生活和学习没有目标、无所事事、容易被电子游戏吸引、遇到困难很容易放弃
Efficacy 自我效能	（1）拥有自信； （2）能坚持并且采取必要的努力以实现在具有挑战性任务上的成功	不了解自己优势、缺乏自信、畏难、不愿意接受挑战、遇到困难容易放弃、不擅社交
Resilience 坚韧力	当遇到问题和困难的时候，能尽快复原，并且能继续甚至超越（坚韧力）以取得成功	遭遇失败一蹶不振、容易情绪失控、爱发脾气、做事不专注、抑郁症危险高、社交关系差、缺乏支持关系
Optimism 乐观	对于现在和将来的成功有积极的归因	悲观、遭遇失败很容易自暴自弃、思维固化

（1）希望的开发与培养

希望的开发需要一个非常明确的目标，然后要有很好的意志力，同时还有一些能够达成目标的解决途径。

现在很多孩子觉得人生没有希望，其中很重要一个原因，就是他没有关于指向未来的让人振奋的目标。比如说长大了一定要解决社会某方面的问题、推进社会某方面的进步、改善人们某方面的生活，等等。如果有了一个特别振奋的未来目标，就会指导孩子克服多重困难，想尽办法找途径解决问题。

所谓希望的开发，首先这个人得是个有责任感的人，对未来社会，对人类生存和发展负有使命，因此需要不断地学习，等有朝一日有丰富的积累才能够做出贡献，因此人生是有希望的，因为是指向未来的。其次这个人得有一定的自制力，有意志品质让自己能够克服困难，一点点去实现自己的目标，同时他还要有一定的灵活性去找到这样的路径。

(2) 自我效能感的开发与培养

我们可以借鉴班杜拉获得成功的体验来提升效能感：就是我们不断给自己设置一些我们可以达成的目标，然后通过目标的实现获得一个小的成功，从而一点点累积到获得大的成功。

这里有个小技巧：成功目标的设置——回避型目标和接近型目标。如果设置回避型目标会更难成功，比如说减肥，你说"不要吃甜点、冰激凌和脂肪含量高的东西"，但是发现坚持一段时间之后你会特别渴望吃它。但如果变成一个可接近性的目标，比如"我要多吃蔬菜、水果，我要做锻炼"，这些是更容易达成的，然后就更容易获得成就感。所以我们可以常设置一些适合自己的目标，接近型目标可以让我们获得一些小的成功，然后获得效能感，然后再去挑战一个更大的目标，不断地累积，最终获得成功。

(3) 乐观的开发与培养

现实而灵活的乐观需要我们尊重客观现实中的积极，比如说努力、能力、资源、经验累积等，都是我们能够预测未来会有积极结果的重要前提，这就是现实的乐观。

所以一个乐观的人，就是能够不因为谦虚或者看问题角度等问题而故意去忽视积极、只看到消极，而是真实地看到自己积极的一面，包括自身资源优势、组织资源优势等，然后达成一个现实而灵活的乐观。灵活的乐观还包括即便我们设定的一个目标没有实现，我们也可以灵活调整成更适合我们的目标，然后去再次追求实现，不断地向前推进。

(4) 韧性的开发与培养

韧性的培养就是我们要想应对困境，就不能"一穷二白搞建设"，需要我们手里有一些韧性资产去提高韧性。什么叫韧性资产？比如说我们内心的灵活认知能力就是一个韧性资产，再比如说我们具备良好的自我保护和自我疗愈的思维方式也是韧性资产。

拿失恋来说，为什么失恋让很多人感到是人生最大的挫折，有的人甚至为此自伤自杀？其实就是看待恋爱问题的灵活认知不够，恋爱失败能说明什么，不适合的人早点分手，结束错误去早日找到对的人，这就是一种灵活性认知，对吧？在我们人生的感情丰富性方面来说，失恋其实是增加了一种丰富性的可能性，我们可能会有新的恋爱。所以这就是我们说的韧性，这种灵活的有深度的认知能力就是让我们不去刻板僵化地看待一个问题，或者只看待丧失，而是从各个角度去看到这个丧失带来的其他积极方面。有了这样灵活的认知就不容易在重大压力面前崩溃，而是懂得去找寻成长和机会。

当然，心理资本除了这四个核心内涵外，还有很多潜在内涵，比如创造力、感恩宽恕、心流体验、情商、勇气等，注重员工心理资本培养，不仅促进个人成长、潜能发挥和绩效提升，也能给企业带来巨大效益。也只有到那时，员工才会认为自己是一个幸福的、有价值、对社会有贡献的 hero（英雄）。

（四）EAP 与安全运营

1. 个体视角——情绪管理与安全运营

像轨道交通这样的公共服务和管理领域，情绪劳动就是日常工作实行的基础。员工进行情绪劳动比较理想的状态是：情绪劳动能够被识别，员工能接受相关培训，不断提升自身心理资本，并能因为在情绪劳动方面的不同表现获得相应的评价和报酬。

（1）情绪调适与安全运营

随着轨道交通利用率变高，人们的注意力从城市轨道交通的规划建设渐渐转移到了轨道交通的运营安全。而涉及安全问题离不开"人—机—环境"三者，它们在行车中协调统一，是保证整个系统安全的必要条件，有专家曾对不同城市上百起轨道交通事故原因调查分析后发现人为因素引发事故的比例占到了51%，至于"机—环境"二者，日常也是由人来维护的，换句话说，人才是影响安全的首要因素。

情绪和人的行为是密不可分的，当人处于正面情绪影响下时，意识能够维持在一个较为觉醒的状态，保持注意力可以高度集中，当外部环境改变时，也能够较好地适应改变，这样的反应能够提高员工的劳动生产效率。而当人处于负面情绪影响下时，对外部环境的认知和思考容易受到限制，对外部环境变化的应对和适应能力减弱，就容易造成不良行为和后果。可以这么说，正面情绪有助于拓宽认知和行为方式，增加新的行为可能性；负面情绪能让人产生某种特定的行为。

员工的情绪状态对城轨运营安全有着至关重要的作用，特别是电客车司机、行车调度员、行车值班员，作为运营管理工作中的关键岗位人员，承担列车驾驶、运输调度、行车组织、应急处置等工作。2018 年《城市轨道交通运营管理规定》提出，要对城市轨道交通相关岗位员工严格考核，这其中当然包括心理考核。

> **2018 年 7 月 1 日起正式施行的《城市轨道交通运营管理规定》中规定：**
>
> 第十三条 运营单位应当配置满足运营需求的从业人员，按相关标准进行安全和技能培训教育，并对城市轨道交通列车驾驶员、行车调度员、行车值班员、信号工、通信工等重点岗位人员进行考核，考核不合格的，不得从事岗位工作。运营单位应当对重点岗位人员进行安全背景审查。
>
> 城市轨道交通列车驾驶员应当按照法律法规的规定取得驾驶员职业准入资格。
>
> 运营单位应当对列车驾驶员定期开展心理测试，对不符合要求的及时调整工作岗位。

情绪会受到工作中方方面面因素的影响（见图 2.12），下面从环境因素、工作因素、组织因素和个性因素四个方面，梳理一下轨道交通员工不良情绪的来源。

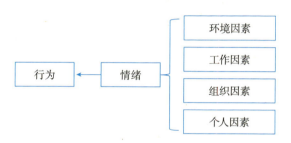

图 2.12 影响情绪的四类因素

①工作因素。

A. 单一作业乏味枯燥，人形同机器，价值感缺失。

像列车驾驶员，工作重复，运行单程时间长，操作动作单一反复枯燥，必须按规定执行高度标准化的作业流程。例如每次进出站要"手指口呼"（即用手指向需要确认的位置，并且将确认的结果大声呼出，确保准确无误）。每进出一个站平均呼 5 项工作标准，如一条线 16 个站，每驾驶一圈要"手指口呼"160 次。

"不要思考没有用的事，照着做就行了。"像这样被强制要求按照指导手册去做的话，是不可能享受到工作乐趣的。如果连思考都不被允许，大脑就会停止运转，容易产生单调感。人虽然追求简单、轻松的事物，但要是被告知什么都不能做的话，自身价值就无法被肯定，这样不仅会丧失动力，也会感到压力。单一作业容易让人感到单调乏味，引起意识水平的下降，要是一直放任不管的话，就有可能不知不觉间积蓄大量的压力，最终导致身心问题。

B. 工作时间长，排班不规律，工作生活失衡。

大多数司机的班制是四班两运转，驾驶一个单程的时间约为 1 小时，一轮班（包括夜班、中班、早班）大约需要驾驶 12~16 个单程。且夜班因下班时间晚（一般在每天 23：00 之后陆续下班），大多数司机需要住在司机公寓；早班因上班时间早（一般在每天 4：00 开始陆续上班），要求司机前一天晚上住在司机公寓。按照统一排班，节假日期间司机也需要上岗。不规律排班会导致员工休息时间不足，使得驾驶员情绪受到影响，带来安全隐患。

一般来说，城市轨道交通每天 6：00 开始运营，晚上 11：00 结束运营（每个站点的运营时间不尽相同），遇节假日有可能还会通宵运营。要保证并且方便广大乘客的出行，轨道交通公司很多岗位正常的工作时间超过一般公司，逢节假日和重大任务加班加点更是家常便饭。作息与其他行业差异很大，难免出现私人时间被挤占，工作后社会交际减少，导致工作和生活不能平衡。员工不能兼顾家庭和工作，会对工作失去热情和信心，久而久之甚至产生怨恨的情绪,影响自己的工作状态。

②组织因素。

A. 安全责任重,员工付出的情绪劳动未被认可。

事关安全运营的几个关键岗不仅是技术活,更是情绪活。但是目前这些岗位的情绪劳动未被重视,员工普遍感觉付出和回报不成比例。

一般一列轨道交通列车由一名驾驶员单独操作,他是对列车故障及应急事件进行判断处理的第一责任人,也往往是现场唯一责任人。在日常行车中,既要做好对标停车,又要防止列车关门夹人夹物,还要时刻关注现场情况,必须眼、耳、手、心并用,瞭望进路、注意路旁标志、细听列车异响及广播播放内容是否正常等同时进行,肩负着上千名乘客的生命安全。遇到突发状况要应急响应和处理,常常单兵作战。而驾驶室内常年一人工作的孤独感、疲劳感该如何排解呢?

调度员是一线作业另一个关键岗位,其主要职责是接引列车出入场,清楚掌握列车停放位置和各分区停送电状态、排列进路等,工作内容完全按安全规章操作,按部就班,容不得半点错漏。该工作虽然重要,但能带来的成就感较低,而且由于调度员不得不在高压力的情况下持续保持注意力的高度集中,投入100%精力的同时还要为不犯错误而提心吊胆。长时间保持注意力高度集中会导致过度劳累,过度劳累会导致工作效率下降,继而产生情绪的动荡、内心的焦虑等。

轨道交通的安全运营需要各个部门无差错、紧密地合作,略微的差错和懈怠所带来的后果都是不可估量的。因此,既要看到员工付出体力劳动、脑力劳动,更要看到他们的情绪劳动。天天耳提面命的安全教育固然管用,但设置合理的薪酬水平,让每位员工感受到自己的工作能力、付出是值得认可的更让他们情绪稳定。

B. 工作专业性强,晋升空间有限,职业前景迷茫。

轨道交通运营是专业性极强的服务型行业,各个职能部门以及下设的中心岗位分明、职责明确,部门职位相互之间的可替代性较弱。

驾驶员岗位晋升方面。目前,驾驶员需要通过理论、实操、跟岗、师徒带教等一系列的学习实践，在考试合格获得资格证并且独立上岗后"安全行车里程数"和"工作时间"两项指标达标时，才能进行晋级考试。由于学习晋级的周期长，驾驶员普遍觉得压力大，部分员工甚至会出现考试前焦虑紧张，影响到驾驶作业。

总调中心的员工需要统筹全局，后勤中心需要做好后勤工作，技术部门需要专攻轨道交通技术，设备维修中心需要做好日常设备的检测维修，等等，这些岗位特点都是所需掌握的专业性知识较多，但在岗时间越久，晋升空间反而越小。

轨道交通各个部门都要各司其职，通力合作。因此相较于其他行业而言，晋升空间并不大，即使有晋升也仅仅在部门内部。当员工对其职业生涯发展抱有较消极的态度时，就会影响其工作热情和投入度。

③环境因素。

研究表明，不良的情绪与不愉快的工作条件成正比。不愉快的工作条件包括工作场所的不合适的光线、过多的噪声、温度、振动、空气污染、不卫生的状况等。

目前噪声、粉尘、微波是地下轨道交通企业主要的职业病危害因素。因工作地点为地下隧道，所以对地下有轨列车公司的列车司机、车辆检修、接触网检修3个岗位进行职业流行病学调查，列车驾驶员岗位主要职业病危害因素为噪声、全身辐射脉冲微波；车辆检修、接触网检修岗位主要职业病危害因素均为砂轮磨尘、噪声。

电客车司机的驾驶状态不同于汽车和火车驾驶，主要表现在情绪波动易受隧道内噪声以及明暗交替的环境影响，同时驾驶室内空气流通性差导致注意力难以集中，头昏脑涨，当驾驶员长期处于这种状态时可能会产生紧张、焦虑等不良情绪，势必会影响行车的安全。

天然光对地下工作者的身心健康非常重要，因深度等诸多原因，目前天然光还难以被广泛应用。国内外轨道交通车站大量采用人工照明，关注重点更多在节能方面，而非健康方面。轨道交通员工因为长期工作于地下，缺乏天然光，生物节律受到一定的影响。而周期性的日夜颠倒，极易引起职业紧张，从而导致失眠、焦虑等状况。

④个人因素。

个人因素就是指员工个人的心理资本，据多项调研显示，轨道交通关键岗员工的心理资本水平不低，这可能跟入职时经过严格筛选有关。但是员工整体工作投入程度不高，员工基本仅限于完成自身工作，未对自身的工作产生认同感和价值感，因此未能在工作中获得成功的喜悦。

当然，关键岗的主要工作，每日的成功即为无差错、无故障的运营结束，由此难以在工作中感受到解决困难的骄傲及自豪。如果工作时间，员工无法集中于自身工作，对工作觉得枯燥乏味，产生厌烦，甚至是每天上班时内心排斥，会使员工在工作时一直处于负面情绪中，造成心理失衡。如果不能有效预防和排解，不仅对员工个人和家庭带来困扰，也对轨道交通运营企业的管理带来挑战，甚至可能危及轨道交通的运营安全。

轨道交通行业的员工最需要的应该就是对轨道交通运营的认同感，认识到此工作的意义，从而全身心地投入工作。

较高工作投入水平的员工有利于积极心理资本的积累，而心理资本的积累能进一步促进员工的工作绩效，其中自我效能和韧性能够让员工保持积极态度，出色地完成具有挑战性的工作。在行车关键岗位员工面临突发情况等困境时，自我效能高的员工能够快速从过往经验中思考出解决方法，认为这是锻炼自己的机会，加大自己对当前问题的认知和行为的投入，快速解决问题；希望和乐观水平高的员工对组织有高度的认同感，会通过工作获得自己的成长和成功的愿景，找到自身价值所在，乐在其中、乐此不疲。

通过一段时间接触，我们发现容易引发不安全行为的典型负面情绪有急躁、焦虑、愤怒、厌烦和紧张。急躁是员工在目标无法完成或接近完成时，出于激动没有耐心的急迫心理状态。焦虑是员工处于潜在的负面事件威胁下，以不安和担心等为主要特征的情绪。焦虑情绪会导致员工在工作中思想意识不集中，对环境中的不安全因素无法准确地识别和判断，导致不安全行为产生。愤怒是指员工自身意愿与现实相违背时的情绪状态。根据自身意愿受到干扰或违背的程度，愤怒情绪分为不同等级，如不满、生气、恼怒等。话说人生不如意之事十之八九，事与愿违的情况太多了。厌烦是指生理上或心理上的一种耗竭状态。由于长期从事单调重复的工作，身体上容易疲劳、精力不足，心理上也会有失望、无助的感觉，情绪低落难以振奋。紧张是指当某些突发事件发生时员工感到慌乱而产生一系列心理生理的异常变化过程，例如注意力分散、动作不协调等。紧张情绪会造成作业过程中的大量失误从而转化成不安全行为。

如何让轨道交通员工的情绪劳动从"阻力"变成"助力"，是关系到整个轨道交通运营安全和城市和谐发展的大事。

我们可以通过情绪自评的方法，分阶段进行测评来监测自己的情绪状态。接下来介绍两个量表：焦虑自评量表SAS、抑郁自评量表SDS。

①焦虑自评量表（20题，自评量表）。

焦虑自评量表（Self-Rating Anxiety Scale，SAS）由William W. K. Zung编制，用于测量成年人焦虑情绪状态轻重程度，经过几十年来的反复使用和验证，该量表已成为最常用的心理测量工具之一。

焦虑是一种常见的情绪体验（见图2.13），我们在做重大决策或者遇到危险时都会或多或少地产生焦虑情绪。适当的焦虑情绪不仅没有危害，而且还有助于内在潜能的激发，但是过度的焦虑会对我们的身心健康产生不良影响，如失眠、紧张、头痛、免疫力下降等。

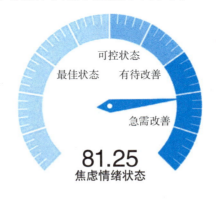

图2.13 焦虑情绪状态

测试后，通过个体报告可以了解自己最近一周的焦虑状态，观察到最近自身的身体和心理方面的一些变化或反应，并可获取到一些针对性、专业性的建议。无论自己处于哪种焦虑水平，建议都要直面结果，同时注意心理状态的改善，并且不断去提高自己抗焦虑的能力。

量表二维码：

情绪状态自评量表（SAS）

②抑郁自评量表（20题，自评量表）。

抑郁自评量表（Self-Rating Depression Scale，SDS）由William W. K. Zung编制，用于测量成年人抑郁情绪状态轻重程度，经过几十年来的反复使用和验证，该量表已成为最常用的心理测量工具之一。

抑郁情绪是一种常见的情绪（见图2.14）。我们在遇到精神压力、生活挫折、痛苦境遇、生老病死、天灾人祸等不如意的情况时，理所当然会产生抑郁情绪。短期的抑郁情绪没有危害，但长期持续性的抑郁会对我们的身心健康产生不良影响，如内疚、绝望、无价值感、无力感、食欲减退、睡眠困难等。因此我们有必要了解自己的情绪状态，通过及时保持或调整促进心理健康。

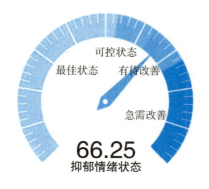

图2.14 抑郁情绪状态

测试后,通过个体报告可以了解最近一周的抑郁状态,观察到最近自身的身体和心理方面的一些变化或者反应,并可获取一些有针对性、专业性的建议。无论自己处于哪种抑郁情绪水平,建议都要直面结果,同时注意心理状态的改善,并且不断去提高自己情绪管理的能力。

量表二维码:

情绪状态自评量表(SDS)

(2) 个人情绪的调适方法

所谓情绪调适,调的是个人的情绪感受,适的是提高个人对环境的"适应性"。相信大家明白,很少有组织会改变环境来"匹配"个人,即使组织很重视员工健康,也不会因为某个人情绪不好,就降低业绩考核标准。组织对员工而言,始终是充满压力的存在。

现阶段轨道交通快速发展、线路不断扩张,员工的工作强度只会越来越大,同时他们又需要面对高标准的工作要求和安全责任,因此心理问题也会越来越多。心理资本程度高的员工能较好地协调和适应内外部情绪表达,从而减少员工心理健康的受害程度。对于低程度心理资本的员工而言,在展开情绪劳动工作时,极容易因缺乏内部资源的及时补充而引发心理健康问题。

如何进行内部资源的补充?这里简单说两点。

①学会与负面情绪好好相处。

无论负面情绪还是正面情绪都是天生的,负面情绪有其积极意义和作用,使我们能躲避危险,获得保护和关注。需要注意的是,如果负面情绪被压抑,在心里积攒酝酿发酵,最后爆发,将会造成对自己和他人的伤害,甚至造成社会危害。如果是短时期,可以用下面三种方法化解:

一是休息。暂时从情绪劳动中抽离出来,在空闲时间自主选择做一些没有压力，不涉及个人的工作。

二是武装。工作中想象自己穿上一件情绪盔甲，从而与生活中的自己区别开。

三是黑色幽默。如医生之间手术时拿患者开玩笑、狱警之间拿犯人开玩笑。

如果不良状态持续了一段时间，最好在 EAP 咨询师的帮助下，一步一步缓解。

A. 监控自己的情绪反应。

当你感觉有必要求助的时候，相信你已经知道了问题出在什么地方。大多数时候不知道为什么"疲倦"是最要紧的问题。当你刚被老板批评了，或者客户又推翻了之前的方案，你会很愤怒，进而大脑会陷入一段想要爆发但又必须克制的痛苦时期，这时你就明白，"情绪劳动"在极大地消耗自己的能量，此时应该积极地去应对这个问题。

B. 记录下来导致情绪严重的事件和原因。

上面一条实际上是提醒自己恢复理性，这一步则是坚定自己，发自内心地要去除这些无益的情绪。

有时候情绪是由引起强烈反应的事情引起的，比如生气是由对方的某个言行引起的、伤心是来源于被一个重要的人拒绝，等等。而有时候激发情绪的可能是一连串小事情持续累积到临界值。除此以外，哪些话题，哪些场合，面对哪些对象，你会更容易产生情绪？

将你的想法和情绪记录下来。这个动作并不容易执行，而且起初看起来难以运用，但是请相信，一段时间后，你就能发现其中的规律，并产生了一些新的认知。就如同记录日记一样的习惯，记日记并非记录流水账，而是反思、总结。

C. 调整你的认知。

心理学家提出，消极的情绪不是直接由该事件引起的，而是由个体对这个事件的不正确的认知所引起的。因此第三步就是要引导自己变更对这个事件的认知——这也是理性情绪治疗法（RET）的主要内容。

例如服务员很久没有给你上菜,你既可以抱怨这个餐馆很差劲,遇到一个很差劲的服务员,然后心情很差;也可以想这家餐厅的生意真好,说明菜品应该是不错的,然后会更期待。

情绪是自然产生的,有正面的情绪,也有负面的情绪,只是需要我们去经历,好好与我们自己的情绪相处。

②产生职业的幸福感。

很多人以为,工作时间长了,自然会产生职业倦怠感,但研究表明,职业倦怠与工作年限不是显著相关的。也就是说,热爱自己工作的老员工,可能会比新员工更少倦怠。我们都熟悉庖丁解牛的故事:"手之所触,肩之所倚,足之所履,膝之所踦,砉然向然,奏刀騞然,莫不中音",每个动作都有声音,每个声音都像音乐一样动人,每个动作都像跳舞一样优美。

那能不能让自己的工作如同庖丁解牛一般美妙?20世纪60年代,美国心理学家米哈里·奇克森特米哈伊提出了一个重要的概念——福流(flow)。他用长达15年的时间追踪了一批成功的人,包括企业家、科学家、发明家、音乐家、运动家等,他发现这些人在做自己喜欢的事情时,经常进入物我两忘、天人合一、酣畅淋漓的状态,获得非常愉悦积极的体验,他把这叫作flow。

那什么样的事会产生福流?首先太简单的事情产生不了福流,但也不能太难,太难会产生焦虑和恐惧,所以一定是挑战和技能的完美配合,这个配合叫作福流通道。总之就是这件事让你产生浓厚兴趣,专注而沉浸其中,你始终被一种愉悦的力量推动,虽然这件事对你有挑战,但你不断探索,觉得能控制它,完成后你无比喜悦,体会到创造性的乐趣。福流体验就是幸福的一个极致状态,幸福就是一种澎湃的福流。

就个人而言,身心健康、稳定的家庭和婚姻、工作保障对幸福最重要。而工作稳定性和办公室关系又比工资和工作时间更重要。在日常工作中,尽量去挖掘那些让你能投入的点,发现其中的意义,并通过"意义"来对抗焦虑、抑郁和空虚。幸福一定要有意义感、人性感、升华感。幸福的人大脑前额叶有一些区域特别活跃和发达，能对自己的活动有清醒的认识，对人性有积极的判断，能感受到别人的快乐和痛苦，我们称为慈悲心肠，升华感最强烈的体验就是感动，当我们看到别人做了特别美好、积极的事情时，就产生特别温暖的感觉，愿意去学习、模仿、追随他们。对自己有个客观的评价，真正做一份体现自身价值的工作。

我们身处瞬息万变的环境中，这就要求每个人能在变化中迅速调整自己，无论是能力还是心态，都要能适应环境的改变。PCA（心理资本增值）的系统理念和操作方法，就是帮助员工重拾激情，应对挑战，提升价值感和幸福感。

2. 团体视角——朋辈心理辅导的新探索

EAP在短期内对降低压力促进健康是有效的，但由于合作方式或服务周期局限，很难证明其长期效益。而情绪管理从来就不是"一步到位"或"一劳永逸"的事情，所以具体实施起来，不要让员工感到该计划轰轰烈烈地来到身边，又悄然无声地离开了自己。企业内部培养一些自己的兼职EAP专员也是十分必要的。

随着越来越多的"00后"进入企业，EAP＋朋辈团体辅导便有了其独特的价值和推广意义。朋辈团体辅导是指朋辈心理咨询员（如运营一分公司兼职EAP专员）向需要心理帮助的同辈职工进行一定的心理开导、安慰和支持，提供一种具有心理咨询功能的帮助，可以是个体的形式，也可以是团体的形式，它可以被理解为非专业心理工作者作为帮助者在从事一种类似于心理辅导的帮助活动。此前朋辈个体心理咨询和团体辅导的形式主要应用于高校大学生，解决高校大学生学习、生活等各个方面的烦恼，班级中的心理委员、班导等都是常见的朋辈心理咨询员。"00后"离校时间不长，大多数在学校中就接触过朋辈心理咨询，对心理健康有一定认识，对心理咨询不会排斥。通过朋辈心理咨询解他们的困惑，帮助他们解决生活和工作中的问题，同时把企业文化传播融入朋辈心理咨询，帮助"00后"建立工作中的安全感，提高工作积极性和对企业的忠诚度，能有效地解决新生代员工离职率高的问题。

美国心理健康组织在2017年发布的报告中发现,在接受调查的1.7万多名员工中,当问及他们什么能帮助他们更好地应对工作压力时,他们回答最希望的是与上司和同事更多的沟通、联系,以及得到上司和同事的支持。朋辈心理咨询员和存在心理问题的员工是朋辈关系,他们能够比较容易地建立咨询关系,更有利于沟通交流;朋辈心理咨询员更容易体会到实际工作中遇到的各种问题,在帮助其解决心理问题的同时避免自己陷入心理误区。

未来,运营一分公司的兼职EAP专员接收到更专业的培训,不仅能够通过朋辈个体心理咨询的形式逐渐增进个案咨询的能力,还能弥补企业中专职心理咨询师数量有限、心理辅导覆盖面小的问题,并且易于企业内部培养与操作。朋辈个体心理辅导的咨询地点比较灵活,可以在食堂、宿舍、操场或者教室等各种非专业心理咨询场所,需要心理咨询的伙伴在这些场合也更容易放松身心,朋辈心理咨询中这些非专业性的限制可以让心理咨询变得更舒适、便捷、高效。

企业引入朋辈个体与团体心理辅导的模式是对企业EAP的优化创新,缓解EAP内部专业人员不足的问题,在EAP项目实施中,对兼职EAP专员的候选人进行专业的培训,培养更专业多样的咨询员,逐渐壮大企业心理咨询群体,将心理辅导的重心放在心理问题的前期干预上,帮助年轻一代建立和保持良好的心理状态。

3. 组织视角——融入工会活动,增进组织健康

轨道交通行业属于劳动密集型产业,员工队伍规模庞大,心理诉求多样;企业管理时多采用半军事化管理方式,使得组织氛围比较严肃;城市交通命脉安全为大、性命攸关,考虑的也是人身安全;直到EAP被引进后,企业管理者才开始重视心理健康或心理安全。

(1) EAP助力企业——营造企业文化、改善用工环境

某著名教授曾说中国社会不应该再提倡狼性精神。狼在全世界范围内已经被列为濒临灭绝的生物,比中国的大熊猫还惨,狼已走投无路。如果还让自己企业里的员工像狼一样,难道是希望人人都走投无路。那么,不

提倡狼性精神，应该提倡什么呢？

苏州轨道交通运营一分公司的企业文化：

使命：创造机会 创新生活

愿景：一流的城市交通主力运营商

核心价值观：诚信 守纪 友爱 精致

质量方针：精诚管理 精细维修 精确调度 精致服务

服务理念：创新便捷生活 互动人文服务 打造舒心旅程

营销理念：输送真情 共铸辉煌

企业文化不是画饼充饥，是需要真正落实在企业中的各项制度。企业文化的精神引领、团队凝聚力的培养，的确可以提升员工的干劲和投入度，但这更像是软件，如何为员工设定合理的工作量、建立合理的薪酬和职级晋升机制、保持适度福利和休假时间以进行自我调节，才是保证员工心理健康的硬件基础。如果一个企业让员工每天工作12小时，一周只休一天时间，没有节假日和年假，考核不达标辞退，业绩末位辞退，也不给员工任何晋升空间，工资长期处在中低标准。那么，无论这个企业有多么优秀的文化，在员工培训、EAP上投入多少钱，都不会有任何好结果。

EAP在企业文化建设中的应用在一定程度上改变了传统EAP做法。传统EAP是从人入手，解决人的问题后形成以人为本的企业文化。而现在的做法是直接把EAP设定为科学的、人性化的框架体系后，再把人填充进去，无论从接受度上还是最终的效果上都更值得期待。在软硬件匹配的情况下，企业通过文化建设才能让企业全体员工达到思想统一、信念一致的境界。运营一分公司通过制定合适的企业文化建设策略，以凝聚公司员工的力量，全面推进轨道交通安全、稳定、有效运转，树立轨道交通的优质形象；同时不断提升运营一分公司自身的实力和影响力，使公司处于良性循环的发展中，有力地推动了城市的进步与发展。

（2）EAP助力企业——工会长效作用的有利补充

虽然员工对心理咨询有一定的了解，但在出现心理问题时愿意寻求专业心理咨询的人数比例还是不高。其中一部分原因是讳疾忌医，还有对心理咨询的误解，以为心理咨询是用来解决实际问题的。心理咨询的伦理要求是"不求不帮""来者不拒、去者不留"，即只有求助者自己有咨询的意愿，主动寻求心理咨询师帮助时，心理咨询师才可以对其开展咨询工作；当来访者在咨询过程中决定不再进行咨询时，咨询师也不会主动去联系来访者，对其继续咨询。

然而，工会的工作方式不同，尤其是基层工会工作者（比如工会小组长），他们与员工工作在一起，朝夕相处，知道员工工作、生活中的变化，熟悉员工的各种状态，了解员工的喜怒哀乐，也更能捕捉到员工情绪上的变化。员工也许不知道这样的情况可以寻求专业的帮助，但工会工作者可以给予善意且有效的指引，在发现员工有不良情绪开始后不久，就可以通过主动地沟通交流，防止员工不良情绪被压抑，在心里积攒酝酿发酵，最后爆发，造成对自己和他人的伤害，甚至造成社会危害。

另外，心理咨询师不介入、不帮助求助者解决任何生活中的具体问题，只关注来访者心理方面的问题。就中国企业的实际来看，员工的心理问题一大部分与具体的生活工作问题相连，如工资待遇、个人发展、工伤赔偿、生活困难等问题。如果问题得不到有效解决，心理状态的改变也较难发生。

而工会组织是员工合法权益的代表者、维护者，是员工的"娘家人"，为员工排忧解难是工会应尽之责，工会在为员工解决具体问题的同时，也可以化解因问题而产生的不良情绪。

工会组织主要从维护员工安全健康权益的角度开展员工心理健康方面的工作，不同层级的工会组织可以构建起一个员工心理健康的三级工作网络。对员工进行心理疏导的重心应放在三级工作网络的第三级，即班组级。班组是企业里最小的组织单位，人数较少，员工与员工之间接触较多，相互间了解程度高，员工情绪上的变化容易被觉察。因为朝夕相处，为心理疏导奠定了良好的关系基础。企业工会是三级工作网络的第二级，主要开展员工心理健康教育方面的工作，普及心理健康知识，教授员工一些简单易学的放松心情的方法技巧，提高员工的抗压能力、自我调控能力和人际交往能力。企业工会还可以开展一些团体活动，帮助员工、尤其是新生代员工调整和改善与他人的关系，形成良好的人际适应。有条件的企业可以为员工购买专业机构的EAP服务。苏州轨道交通运营一分公司工会为了员工的健康和公共安全，与专业机构合作，为员工和家属提供EAP服务，为员工做心理健康评估，定期开展团体辅导和个体的心理咨询。处于三级工作网络中第一级的地方工会，工作重点应放在心理健康保健知识的普及和为员工个体提供专业免费心理咨询服务等方面，如在员工服务中心设立免费心理咨询室、开设员工心理热线等。

(3) EAP助力企业——筹建专业三级干预体系

工会确实可以排解员工部分心理问题，但有些情况还必须依靠专业的心理咨询。比如，出现意外时人们产生压力，企业要怎么做？某航空公司失事，所有的乘务人员情绪很大，很多人决定了要转行。航空公司当时没有办法，只是许诺要给他们加工资，说多长时间换他们下来，但是这些人还是不同意。后来找心理治疗师做了辅导，结果这几个人情绪平复了，很快恢复工作。

运营一分公司管理多条线路，类似意外随时可能发生，EAP可以通过测评、筛查等手段，对可能的危险行为提前预防，或对危机事件事后补救，降低组织危机事件的影响。

工会有三级工作网络，EAP对员工心理问题干预分为三级。

①初级干预：消除诱发问题的来源。

初级干预的目的是减少或消除任何导致职业心理健康问题的因素，并且更重要的是设法建立一个积极的、支持性的健康的工作环境。通过对人力资源方面的企业诊断，能够发现问题在哪里和解决问题的途径。通常，初级预防通过改变一些人事政策来实现，如改善组织内的信息沟通、工作再设计和给予基层人员更多的自主权等。

②二级干预：教育和培训。

教育和培训旨在帮助员工了解职业心理健康的知识，如各种可能的因素如何对员工心理健康产生影响，以及如何提高对抗不良心理问题的能力。有关的教育课程包括应对工作压力、自信心训练、放松技术、生活问题指导以及解决问题技能等。二级预防的另一个重要目的是向人力资源管理人员和组织内从事员工保健的专业人员提供专门的培训课程，来提高他们对员工心理健康重要性的认识和处理员工个人问题的能力。如"基本咨询技能"和"行为风险管理"等方面的培训。

③三级干预：员工心理咨询与辅导。

员工心理咨询是指由专业心理咨询人员向员工提供个别、隐私的心理辅导服务，以解决他们的各种心理和行为问题，使他们能够保持较好的心理状态来生活和工作。由于员工的许多职业心理健康问题与家庭生活方面的因素有关，这种心理咨询服务通常也面向员工的直系家庭成员。

前文提到工作稳定性在对人的幸福感建立上是很重要的，虽然会有员工感觉工作单调、缺乏成就感，但是大部分人考虑到需要维持家庭基本生活，必须承担社会责任，而放弃离职的打算。从"我需要在这里工作"到"我愿意在这里工作"，EAP帮助员工提高积极心理品质，培育自尊自信、理性平和、积极向上的社会心态，凝聚共识，理顺情绪，化解矛盾，为顺利推进企业改革注入正能量。

(4) EAP助力企业——成为面向未来、不惧挑战的健康组织

21世纪，由技术、理念、市场等要素推动的组织变革，其速度之快超越以往任何时候。正处于全面深化改革中的国有企业，其企业和员工都将面临前所未有的挑战。

在企业变革中，心理健康管理的价值是让组织成长为积极且健康的组织，员工保持积极的状态，实现积极氛围中的卓越绩效。张西超教授认为未来的组织有8个重要因素：积极领导力、良好的团队协作、认可与支持、控制工作负荷、丰富化与成长、参与和自主化、工作家庭平衡、公正尊重的企业文化。

EAP能够减少组织变革阻力。人无论多么沉着冷静，当面对变化时还是会出现紧张和不安，人在寻求变化的同时也畏惧变化，这是人的一种矛盾心态，我们希望通过维持现状来获得安全感。企业变革过程中员工可能面临由于兼并、重组、裁员等造成的降薪、换岗、辞退等危机，因此会出

现工作不安全感和工作倦怠现象。通过EAP的实施对员工进行心理辅导，有助于员工正确地面对组织变革，减少抗拒心理，从而降低变革阻力。

EAP为企业提供强劲的发展动力。企业持续发展的核心动力是人才，由希望、自信、坚韧、乐观构成的心理资本，不仅仅是个体在成长与发展过程中表现出来的一种积极心理状态，也是建立和谐积极的人际关系、营造利他共赢职场氛围的要素。EAP致力于培育员工心理资本，解决员工个人困扰，帮助组织培养"健康、幸福、高效"的员工队伍，同时提升组织的竞争力与和谐度，最终实现个人和企业共同的可持续发展。

EAP促进企业准确识别人才，实现完美的人职匹配，多维度激发员工的潜力。企业可以通过内部人力资源部门和外部EAP专家的共同合作，为关键岗位建立员工胜任力的心理模型，并根据员工胜任力模型为员工提供培训、咨询和辅导，提升员工职业发展和组织的人力资源管理效率。

EAP作为协助组织和员工共同成长与持续发展的系统工具，必将为企业改革和发展提供有力的心理保障。

（曹歆佳）

二、平等互信的沟通

沟通在工作当中至关重要，几乎所有的工作都离不开沟通。在轨道交通行业，部门之间畅通的沟通协调会使工作更加高效，反之，不良沟通会使得工作难以推进，甚至会酿成严重的事故。如何进行有效沟通，是每个企业都应该思考的问题。

一位企业家精心准备了一个重要的会议上的演讲，会议的规格之高、规模之大是他平生第一次遇到的。全家都为他的第一次公开演讲而激动，为此，妻子专门为他选购了一身西装。晚饭时，妻子问西装合身不合身，教授说上身效果很好，就是裤腿长了两厘米，倒是也能穿，影响不大。

晚上企业家早早就睡了。老妈却睡不着，心想儿子如此重要的演讲，西裤长了怎么行，于是就翻身下床，把西裤的裤腿减去两厘米，烫好熨平，然后安心地入睡了。早上五点半，妻子醒了，因为家里有大事，所以起来的比往常早一些，想起老公西裤的事情，心里想着时间还来得及，便拿着西裤又剪去两厘米，烫好熨平，惬意地去做早餐了。一会女儿也起床了，看到妈妈还没有做好早餐，想起爸爸西裤的事情，便拿来西裤，再剪去两厘米，烫好熨平。

上述故事中的人物因为沟通不到位，付出了三倍的劳动得到的却是一条废裤子。究其原因，首先是没有明确的目标和分工——裤子该不该剪，由谁来剪；其次母亲、妻子、女儿在行动之前没有征求家庭（项目组）中其他成员的意见，最后成了一出闹剧。这向我们揭示了沟通在日常生活中的重要性。

（一）了解沟通属性，助力自我改善

沟通是个体与个体或个体与群体间交换信息、传递情感的过程，是一种双向抑或单向的交流方式，目的是达到意见上的统一，以求对方可以领悟自己的思想，或者达到促进情感的效果。

《现代汉语词典》中提到，沟通是指两方相联通，或者指疏通双方的意见。《牛津大辞典》中对沟通的阐述是"借着语言、文学形象来传送或交换观念和知识"。

不同的学术领域对沟通有着不同的解释。传播学对于沟通的定义强调沟通在其领域内的发生过程及组成要素，将沟通看成一种传播的过程。英国传播学家丹尼斯（Denis McQuail）把沟通理解为"人或团体主要通过符号向其他个体或团体传递信息、观念、态度或情感"。管理学界在沟通的定义中偏向于强调沟通对管理组织的效果，认为沟通是管理服务的手段。西蒙将沟通看作是一种"程序"，组织中的每个人能通过这种程序将自己的意见或前提传达给组织中的他人。教育学界认为沟通是一种人际交往，是一种存在于双方经验视阈中的信息传递、观念意义的理解和建构、情感的互相交流，从而外化为既定的教育行为的人际活动。教育领域对于沟通的定义侧重于沟通的目的性，沟通的目的在于理解双方的动机，结果为以沟通为载体的教育活动。

1. 沟通的类型

每个领域对沟通的定义有所不同，沟通的含义可涵盖的范围较广。根

据不同的标准，沟通可以分为不同的类型。

（1）正式沟通和非正式沟通

根据沟通和组织的关系，沟通可以分为正式沟通和非正式沟通。

①正式沟通。

正式沟通是在组织内部根据组织的明确规章制度按照特定的程序和流程所进行的沟通，它包括组织内部发布的通知、指示、文件、组织召开的正式会议等，组织内的管理者和员工因工作需要进行的正式接触。正式沟通有以下几种形态。

A. 链式沟通。

链式沟通是一个纵向沟通系统，信息通过这个系统进行自上而下地传递（见图2.15）。在这种沟通网络中，信息经过层层过滤传递，容易失真，每个信息接收者所收到的信息差异很大。居中的人员可以与两边人进行沟通，但是最左边和最右边的信息接收者只能得到一边的信息，信息处于不对等的情况。这种沟通方式常见于主管、下属和经理之间的信息沟通。如果一个公司组织系统过于庞大，需要进行分权管理，链式沟通是一种高效的方法。

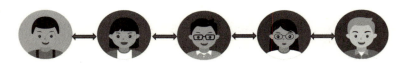

图2.15　链式沟通

B. Y式沟通。

Y式沟通是一种纵向沟通方式，有一位成员处于信息沟通的中心，然后作为沟通媒介，所有高层领导的信息均需要通过此成员向下传递（见图2.16）。这种沟通方式一般用于秘书到主管再到一般员工这种纵向关系。其优势是集中化程度较高，解决问题速度快，组织中的管理者预测程度高；缺点是这种沟通方式的效果极易受到中心人员的影响，容易造成信息的曲解，影响组织成员的士气，从而不利于提高工作效率。如果一个组织中最高管理者的工作任务繁重，需要有人帮助其梳理重要信息，为了节省时间，而又能实现对组织的控制，就可以采用Y式沟通方式。

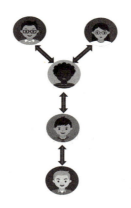

图 2.16　Y 式沟通

C. 环式沟通。

环式沟通是一种封闭式的控制结构，由多人之间依次建立联络和沟通（见图 2.17）。在网络中的每个人都可以同时与两个人进行沟通。在这个网络中，组织的集中化程度和领导人的预测程度均较低，但是组织成员的满意度较高。如果组织需要鼓舞士气来实现共同目标，环式沟通比较有效。

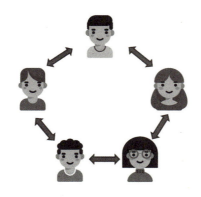

图 2.17　环式沟通

D. 轮式沟通。

轮式沟通属于控制型沟通网络，一个成员处于各种信息的聚集点和传递中心（见图 2.18）。这种沟通方式适用于一个经理同时主管几个部门的权威型控制系统。其优点是集中化程度高、效率高、解决问题的速度快；缺点是沟通的渠道有限，组织成员的满意度低，容易造成士气低落的局面。如果一个组织接受了一个紧急任务，要求进行严密控制，可以采取轮式沟通方式。

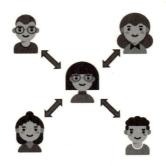

图2.18　轮式沟通

E. 全通式沟通。

全通道式沟通是一个开放式的沟通系统，网络中的每个成员都互相有一定的信息互通，彼此了解（见图2.19）。这种沟通方式的优点是沟通渠道多，组织成员的信息对等，平均满意度高，易于激发士气，促进团队成员之间的合作，有利于解决复杂的问题。缺点是沟通渠道多，容易造成混乱，且比较费时，会影响工作效率。

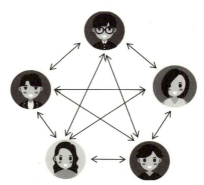

图2.19　全通式沟通

②非正式沟通。

非正式沟通是在组织沟通途径外进行的信息流通方式，形式较为自由，一般在组织内部成员具有动机和需要的基础上产生。非正式沟通的途径是通过组织内的各种社会关系，这些社会关系是存在于部门、单位以及层级之外的。一般来说，这种沟通方式具有较大的弹性，传播起来也比较快速。但是这种传播方式一般是通过口头传播，真实性不能保证。许多不愿通过正式沟通传递的信息，却可能在非正式沟通中透露。非正式沟通的形式有单线连锁、随机连锁、密语连锁、集群连锁。

A. 单线连锁。

单线连锁指的是信息发出者通过一连串的人，把信息传递到最终接收者（见图2.20）。这种沟通的特点是信息接收者每次只有一个人，初始人将信息传递给下一个人，这个人也只传递给一个人。这种沟通方式较为少见。

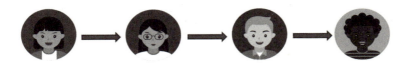

图2.20　单线连锁

B. 随机连锁。

随机连锁指的是一个人很随机地将信息传递给他所遇到的人，没有中心人物或者选择性（见图2.21）。

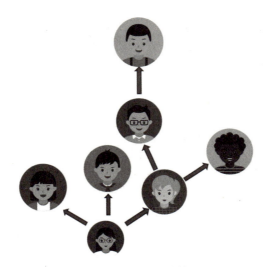

图2.21　随机连锁

C. 密语连锁。

密语连锁指的是由一个人将信息传递给其他所有人，就像播报独家新闻一样（见图2.22）。

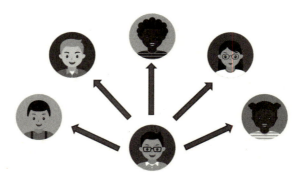

图2.22　密语连锁

D. 集群连锁。

集群连锁指的是在沟通过程中，可能有几个中心人物，由他转告若干人，并且带有一定的弹性，比如把小道消息有选择地告诉自己的朋友或有关人员（见图2.23）。

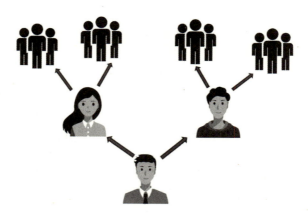

图2.23　集群连锁

（2）上行沟通、下行沟通和平行沟通

根据信息流通的方向可以将沟通分为上行沟通、下行沟通和平行沟通。

①上行沟通。

上行沟通是指组织机构中的个人、群体通过一定的渠道与方式与比其职级高的决策层进行的信息交流。例如开会时下级向上级汇报工作，反映工作中遇到的困难，征求意见，等等。

②下行沟通。

下行沟通是自上而下的信息传递和沟通的方式，例如上级将组织的工作任务、工作职责、制度等内容传递给下级，或者跟下属沟通工作中需要改善的问题，给予建议或者召开部门会议，等等。

③平行沟通。

平行沟通也称为横向沟通，指的是组织系统或者管理结构中处于相同职级的人、群体或者职能部门间进行的信息传递和交流。

（3）语言沟通和非语言沟通

根据沟通形式的不同，可以将沟通分为语言沟通和非语言沟通。

①语言沟通。

语言沟通是借助于口头或者书面的形式进行的沟通，这种方式是一种依赖于文字、语言，并通过概念、判断、推论来进行的语言交流。

②非语言沟通。

非语言沟通是借助于表情、肢体动作、眼神、姿态等传递信息给对方的信息沟通方式，这种方式依赖于一切人类感官接受的非语言文字和语言形式存在的各类标志和符号。

（4）个体沟通和群体沟通

根据沟通中的行为主体，可以将沟通分为个体沟通和群体沟通。

①个体沟通。

个体沟通指的是组织中的个体成员通过相互之间传递信息以促成行为与目标相互协调并与组织目标相一致的过程。

②群体沟通。

群体指的是两个或者两个以上的人，为了达到特定的共同目标，以某种方式相互联合进行活动的人群。群体有其自身的特点：成员有共同的目标，成员对自己所在群体有高度的认同感和归属感，群体内部有生产性和维系性功能。群体的价值和力量在于其成员思想和行为上的一致性，而这种一致性取决于群体规范的特殊性和标准化的程度。群体规范具有维持群体、评价和导向成员思想和行为以及限制成员思想和行为的功能。

群体沟通是指两个或两个以上相互影响、相互依存的个体，为了达到各自的目标而组织成一个团体，并在这个团体中进行交流的过程。

（5）单项沟通和双向沟通

按照是否有反馈，可以将沟通分为单项沟通和双向沟通。

①单向沟通。

单项沟通指的是没有反馈的信息传递过程，在沟通过程中，发送者发出信息，接收者被动接收信息，交流方向单一，缺乏信息的反馈。例如上级给下级分配任务、领导开会总结大家的月度表现、管理者宣布公司政策规定等，均为单向沟通。单项沟通的优点是传递速度快、效率高、意见容易统一，时间易于控制；缺点是没有信息反馈的过程，不利于组织氛围的带动，信息接收人的参与度不高。

②双向沟通。

双向沟通指的是有反馈的信息传递过程，是信息发送者和接收者进行信息互通、反馈交流的沟通形式。在沟通过程中，发送者和接收者经常需互换角色，信息发送者将信息发送给信息接收者，接收者收到信息后，要以信息发送者的身份反馈信息，直到沟通结束。例如部门例会、项目讨论会、商务洽谈、业务交流都属于双向沟通。双向沟通的优点是信息接收者的参与度较高，反馈信息能够及时完善沟通的过程，促成沟通的结果；缺点是众口难调，意见难以统一，沟通所花费的时间较多，效率较低，耗费精力较多。

（6）工具式沟通和感情式沟通

根据功能进行划分，沟通可以分为工具式沟通和感情式沟通。

①工具式沟通。

工具式沟通指的是信息发送者将信息、知识、想法、要求传递给信息接收者，目的是影响和改变信息接收者的行为。

②感情式沟通。

感情式沟通指的是双方在沟通过程中透露自身的情绪和感情，获得对方精神上的同情和理解，最终达到改善关系的目的。

2. 什么是有效沟通

（1）有效沟通的定义

有效沟通（effective communication）是以听、说、读、写为载体，通过谈话、讨论、座谈、讲座、信件等形式，准确地表达出自己的观点与看法，使对方能够理解和接受的过程。有效沟通包含两个必要条件：第一，信息发送者能将信息内涵清楚无误地传递到信息接收者；第二，根据信息接收者做出的反应，信息发送者应做出相应的调整，做到两者同时兼顾。

（2）沟通过程

沟通过程即沟通双方传递消息、交流信息的过程。具体来说，发送者首先对信息进行编码，通过沟通媒介送达接收者，接收者对信息进行译码，从而实现双方信息的传递。构成沟通过程的要素有：信息发送者、信息、编码、沟通媒介、译码、信息接收人、噪声以及反馈。

3. 沟通的功能

（1）控制功能

沟通能够统一群体成员的行动。员工必须遵守作为管理者所制定的公司制度和规范，行为必须按照约定俗成的权利等级和规则来进行。例如，员工在工作中出现问题首先要与其直属领导进行沟通，在直属领导给出建议或者指示后再进行修正。通过沟通，上级可以实现对下级的控制。另外，组织氛围也在无形中充当着控制角色，比如，组织中的每个人都会在下班后加班，虽然不是老板直接授意，但是这种氛围会促使那些习惯准时下班的人选择跟着加班。

（2）情感表达功能

员工一天中 8 小时都在工作单位，工作环境是主要的社交场所。员工通过同事群体的沟通来表达自己在工作或生活中的各种情绪，由此来获得人际交往的满足感。由此可见，沟通是一种重要的释放情绪的情感表达机制，通过这种方式满足了员工的社会性需要。

（3）信息传递功能

沟通提供了一个途径，通过这个途径沟通者可以互相传递资料，为个体和组织提供决策所需要的信息，使决策者能够确定并评估各种备选方案。

（4）激励功能

沟通能够影响他人的思想情感、行为以及态度，激发他人实现特定目标。管理者主要通过以下方式来实现激励：明确向员工下达工作安排，交代员工工作步骤，没有达到预期目标时应该如何改进工作以实现工作目标。具体目标的设置、目标的调整、对实现目标过程的反馈、对员工出现理想行为进行强化等都会激发员工的工作动机，而这些都需要通过沟通实现。

4. 沟通的过程

沟通过程由信息源、信息接收人、信息、通道、反馈、障碍和背景七大要素构成（见图2.24）。

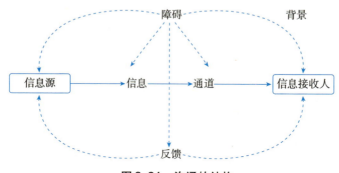

图2.24　沟通的结构

（1）信息源

在信息沟通的过程中，信息发出的源头称为信息源，信息源拥有信息并主动发出沟通的需求。由信息源发起沟通，并寻找沟通对象。

（2）信息接收人

信息接收人是接收信息的那一方。信息接收人在接收到各种语言或动作符号后，根据自己已有的认知结构对接收到的符号进行编码和转译，转换成沟通过程中可以理解的态度和观念。信息接收人对于信息的接受不是被动的过程，而是利用已有经验主动对于信息进行加工和处理的过程。

（3）信息

信息是信息源传递的关于自身的观念或者情感。这些观念或情感要被信息接收人所理解，就要转化为各种不同形式的信号。在各种各样的符号系统中，语言是最重要和最常见的形式。语言可以是声音信号，也可以是形象符号（文字）；面对面沟通除了运用语言信息外，也会涉及沟通者双方的肢体信号、表情等涉及沟通者内心状态的信息，在这个过程中，沟通双方的情绪可能会互相感染。

（4）通道

信息能够传递下去，需要一个载体，这个载体就是通道。个体接收信息的方式通过感官来进行，其中视觉和听觉信息所占比例较大，人际沟通主要以视觉和听觉为主。

（5）反馈

信息接收人接收到信息发送人发送过来的信息，产生了一些内在的态度和情绪，又将这些内在的观念和态度通过符号的形式发送至信息传递者，完成了身份的转变，这个过程称为反馈。反馈使信息沟通成为一个双向的过程，说明在信息沟通的过程中，双方均需要不断完成信息交换。通过反馈，可以使得信息发送人了解信息接收人理解信息的程度和当下的状态。

（6）障碍

沟通中被障碍所干扰是很常见的，比如信息源所传递的信息很模糊或者不充分，编码不太准确，信息没有被正确转化为沟通信号，误用载体或者沟通方式，信息接收人误解，以及信息自然地增强或者衰弱，等等。此外，沟通双方的主观因素（例如一些内隐的态度）也可能造成障碍。如果沟通双方缺乏沟通经验，也难以进行沟通。沟通中的障碍有三种形式：个性障碍、组织障碍和文化障碍。

①个性障碍。

个性障碍一般是由沟通双方性格倾向的差异所导致。例如，一个外向的人想要跟一个内向的人交朋友，如果两人起了冲突，外向的人可能倾向于当面沟通解决，这可能会让内向的人觉得尴尬或难堪。

②组织障碍。

组织障碍一般发生在组织结构庞大、复杂的群体中。在一个几万人的大型企业中，组织层级过多，机构重叠严重。最底层的信息可能很难传到高层那里，即便是能够传到，经过层层过滤并筛选，可能到管理者那里也早已面目全非，扭曲了原本的含义。

③文化障碍。

文化障碍是指由于沟通双方来自两种不同文化背景，使沟通很难实现。比如国外文化中，狗是一个忠诚的人类伙伴，他们对幸运儿的命名为"A lucky dog"，而在中国传统文化中，狗是一个贬义词，很多成语如"走狗""狐朋狗友"等都是对狗的贬损，如果不了解外国文化的中国人被夸赞为"A lucky dog"，可能会使其愤怒。

（7）背景

背景指的是沟通时所处的环境，背景可能会影响沟通中的每个要素以及沟通的过程，不仅很多意义都是由背景所赋予的，甚至连词语的意义也会随着背景的改变而发生变化，从而使沟通效果大相径庭。背景可以分为心理背景、物理背景、社会背景和文化背景。

①心理背景。

心理背景指的是沟通者的心境状态，可以分为良好的心境状态和不良的心境状态。良好的心境状态是沟通双方互相接纳的状态。沟通双方对于彼此内心的接纳程度会直接影响沟通的过程和效果。例如当你和你的朋友因为有矛盾而心情都不好的时候，你想要他帮你去做一件事，可能会遭到拒绝，这就是由心理背景所导致的。

②物理背景。

物理背景指的是沟通发生的场所。特定的物理背景会构成特定的沟通气氛。例如人们面对面沟通和在网络上进行沟通的效果和感受都是不同的。

③社会背景。

社会背景一方面是指沟通双方的社会角色关系；另一方面是指沟通情境中不直接参与其他人对于沟通所产生的潜在影响。例如你无意中对着一个不太熟悉的领导吐槽他的下属做事如何不靠谱，可能会引起这个领导的排斥和反感，因为在社会角色方面，这个领导和他的下属的社会关系比你跟这个领导要近一些。

④文化背景。

文化背景是指沟通者成长经历中长期所受到的文化晕染和文化经验的积累，这些构成了沟通的社会背景。文化影响着每一个人的沟通过程，也影响着沟通过程的每一个环节。由于中国和国外语言系统和文化环境的差异，对于同样事情的理解可能有着天壤之别。比如汉语中的"肝胆相照"，如果直译为英语，可能会使外国人瞠目结舌，同样，外国的很多用词直接翻译为汉语也会产生歧义，例如"Love me, love my dog"直译就是"爱我，也要爱我的狗"就会很奇怪，结合国外文化背景，我们才会知道它的真实含义是爱屋及乌的意思。假如一个外国人想要讨好他的中国领导，送了领导一块手表，中国传统文化中"表"和"钟"同义，送表等同于送钟（终），这就可能引起领导的不满，适得其反。

（二）EAP与沟通提升

1. 个体视角——作为普通的个体，我们应该如何沟通

（1）非暴力沟通"观察、感受、需要、请求"四步法

在这里，我们要提出心理学上"非暴力沟通"这个概念。非暴力沟通由美国心理学家马歇尔·卢森堡提出，指的是通过专注于自己和他人的观察、感受、需要和请求，一心致力于满足彼此生命健康成长的需要，以非暴力的方式解决矛盾，从而使人们情意相通、乐于互助、和谐相处。在工作和生活中运用非暴力沟通处理人际关系能够消除分歧和争议，实现高效

沟通。社会工作者与服务对象之间建立起的专业信任关系也是人际关系的一种，这种关系协调与否直接影响到实务的开展和良性沟通机制的运转。

非暴力沟通的表达是一个人成熟度较高的表现，综合了观察能力、共情能力、表达能力、影响力等重要素质，主要包含四大要素：观察、感受、需要、请求。

①观察。

观察是清晰的、理性的，评论是模糊的、感性的。非暴力沟通是动态的语言，不主张绝对化的结论。它提倡在特定的时间和情境中进行观察，并清楚地描述观察结果。首先要留意发生的事情，我们此刻观察到了什么。不管是否喜欢，只是说出人们所做的事情。要点是：清楚地表达观察结果，而不是做出评价或评估。

②感受。

合理准确地表达自身的感受，而不是单纯阐述想法。沟通过程中的主体应区分想法和感受，想法往往是人的主观臆断，很容易带有批评、批判、指责等，让听者反感，不容易起到良好沟通的作用。感受的根源在于人自身，包括自身的需要和期待，坦诚表达伤心、害怕、喜悦、开心、愤怒等。例如，"我觉得他不重视我"就是想法，而"被他忽视，我很委屈"就是感受。表达感受时，往往示弱有助于解决冲突。

③需要。

在沟通过程中应该引导对方说出哪些需要导致哪样的感受。例如："你这么说，我感到很紧张，因为我需要被尊重。"

④请求。

明确说明具体改善的请求，通过了解对方的反应确认传达的信息被正确理解。

有一个非常有趣的例子，在一档综艺节目里，演员陈小春和儿子Jasper走在路上，陈小春觉得儿子走得太慢，就大声呵斥他，如果是别的孩子估计早被爸爸的古惑仔作风给吓哭，但是Jasper却淡定地拿起喇叭，给出了一个教科书级别的反应。他对着爸爸用英语说道："Can you stop angry now？（你现在能不能别生气？）"陈小春听了也是一愣，突然意识到自己跟儿子的沟通方式不对，收敛情绪，面部表情马上温和起来。在这个过程中，Jasper在爸爸发火的时候很好地提出请求，及时抑制了爸爸的怒火，促成了一次良好的沟通，也达成了自己的要求。所以我们需要将自己的请求明确地告诉对方，让他知道他如何采取行动才能满足我们的内在需求。

非暴力沟通的另一个重要的方面是耐心地倾听，我们首先通过体会他人此刻的观察、感受和需要，与他们建立联系，然后倾听他们的需求，来发现做什么可以帮到他们。

非暴力沟通在轨道交通运营行业的应用也很广泛：注意关注对方的感受和需求，明确自己的观察、感受和需要，有意识地使用非暴力的语言。这样既能够坦诚、清晰地表达自己，又能倾听并尊重他人。非暴力沟通是人际交往中的双向互动，能拉近人与人之间的距离，有效改善轨道运营行业中的人际关系。

在轨道交通运营行业中，沟通无刻不在，因为沟通不当而产生的冲突也时有发生，如何有效化解沟通中的冲突，需要运用非暴力沟通的技巧。例如：

场景一：疫情来袭，老人进站遇阻，究竟发生了什么？

7月28日早7：50左右，地铁12号线旅顺站，一位老人在通过地铁安检处时，安检人员要求其出示个人健康码或疫情通行证，该乘客未能提供并执意进站。安检人员见状追上乘客进行劝阻，该乘客当时情绪激动。站务人员立即赶来与乘客解释现在疫情期间必须出示健康码和通行证方可进站乘车。该乘客自称听力障碍，听不清工作人员说什么，要求工作人员大点声，表示"你们又没给我健康码或者通行证"，双方发生争执。在此过程中，该乘客情绪更加激动，随后工作人员联系站内警察，警察了解事情经过后，与这名乘客讲明疫情期间的相关规定，该乘客表示自己当时情绪激动，并对此行为做出道歉。

在这个场景中，乘客与工作人员因为沟通不畅而导致了冲突，沟通一方（工作人员）按照工作要求以及防疫规定让老人出示健康码方可进站，沟通的另一方（老年乘客）由于认知水平有限，无法理解地铁工作人员的指示，内心产生了误解而认为工作人员在为难自己，故而情绪激动。虽然工作人员的做法也是按照规定执行，但是如果当时能够冷静地观察乘客状态（发现老人年事已高，确实不会使用健康码，感觉被为难情绪很激动所以音调很高），安抚并耐心倾听老人的话，合理表达自己的感受（明白老人的确很着急，不会使用健康码还想赶快乘车，但是不出示健康码会让自己为难和担心），然后表达自己的需要（目前防疫形势很严峻，人人都需要出示健康码，所以老人也不能例外），最后可以说出自己的请求（请老人不要激动，放平心态，找周围人帮忙调出健康码然后就可以进站），可能就不会引发争执。

场景二：下属做事总不靠谱，当众批评还不服，我该怎么办？

一大早，班组长通知召开电客车司机晨会，被一阵困意席卷的小陈和同事们参加了会议。班组长在会上提到，自己查看监控后发现，小陈昨天在驾驶地铁到达某站台的时候，没有按照规定做出指定手势，虽然没有造成任何事故，但是违反了规定，提出批评。班组长对着小陈说道："本来咱们这个季度就要被评为优秀班组，因为你一个人，连累大家失去了荣誉，自己好好反省一下吧！"小陈觉得班组长虽然没有说错，但是当着众人的面这么批评自己，让自己颜面扫地，感觉十分委屈又丢人。而且他又回想到昨天因为跟女朋友吵架，所以分心而犯错，心中更加难过，甚至对于自己适不适合电客车司机岗位都产生了怀疑。本来跟班组长关系还不错的小陈，渐渐也开始跟班组长产生了隔阂。

从这个案例中可以发现，下行沟通的形式很重要，如果班组长能够单独在会后跟小陈谈论这个问题，询问小陈犯错误的原因，注意关注小陈的感受和需求，并明确和指出自己的观察、感受和需要，有意识地使用非暴力的语言，少一些抱怨和批评，可能小陈会更加容易接受。

场景三：自由奔放的"00后"们，我该如何理解你？

电客车司机小谢最近满脸爆痘，很影响美观，而且小谢还是单身，他觉得这样的面容很难找对象，便去医院看了一段时间，稍微有所好转，但是最近又严重了,医生建议他不要经常佩戴口罩,否则不利于病情好转。因为工作性质上班必须佩戴口罩,小谢就向班组长反映,询问因为自己脸上有痘痘,反正驾驶室也就自己一个人,进入驾驶室能不能脱掉口罩上班,班组长对他说:"不行,大家都按照规定佩戴口罩,你一个人不带,我怎么管理?"小谢无奈,只好跟更高一级的司机长反映,司机长仔细跟小谢了解了情况,对小谢说:"我看到你脸上的痤疮确实挺严重的,也理解你想要赶紧康复的心情,满脸痘痘确实挺影响自己工作的心态,你又跟班组长反映,但是得不到理解一定很着急又委屈吧?"小谢感觉自己的需要和情绪得到了极大的理解和共情,脸上的神情稍有缓和。接着司机长又说道:"现在是疫情防控期间,你也知道,形势很严峻,我们地铁行业又是疫情防控的关键一环,尤其是电客车司机更应该以身作则,作为领导,我也承受很大压力。我能理解你的心情,也希望你理解我管理的不易。这样,你还是尽量戴着口罩,但是你可以带着药物,每次休息间隙涂抹一下,你看这样如何?"小谢听了这番话,觉得司机长和班组长作为管理者也确实不容易,就接受了他的提议。

在这个案例中,小谢两次进行上行沟通,司机长很好地运用了非暴力沟通技术,了解到小谢的需求,也很好地共情了小谢,最后成功与小谢达成一致。

(2)沟通视窗技巧

乔哈里视窗(Johari Window)是一种心理假想模型,最早在20世纪50年代由美国心理学家乔瑟夫·勒夫(Joseph Luft)和哈里·英格拉姆(Harry Ingram)共同联合提出。沟通视窗理论模型将人与人之间的沟通比作一个窗子,并按照沟通双方的认知程度将窗子划分成四个区域:开放区、隐藏区、盲区和未知区(见图2.25)。

开放区,是自己知道、别人也都了解的、比较公开的一些信息,诸如个人姓名、爱好、部分工作或生活经历。一般来说,面对的人员不同,一个人的开放区可能会存在差异。

盲区,是自己意识不到但别人了解的信息。一个人必然对自己有一定

	自己已知	自己未知
他人已知	开放区	盲区
他人未知	隐藏区	未知区

图 2.25　乔哈里视窗理论

认知，但个体对自身的认知往往会存在一定偏差，此处的盲区是指个人性格或能力方面存在的弱点、不良习惯，以及外界对自身的评判等。

隐藏区，是自己了解但别人不知道的信息，包括个人内心想法、未向他人透露的愿望、某些过往经历，乃至计划阴谋，等等。这一区域对不同的人来说是具有相对性的。每个人都有隐藏区，但在沟通当中哪些信息该隐藏、哪些信息该公开，是需要认真思考与衡量的。

未知区，是自己和对方都不了解的信息，可谓人际交往中尚未探测的"黑洞"。许多信息是沟通双方都还不清楚的，比如组织尚未公布的人事变动、工作安排、规章计划等，也包括某人自己尚未暴露的优点或缺点、隐藏的疾病等。这类信息可能会在某种特定时机获知，也可能会一直隐藏。对未知区的了解能够帮助自己提升对整体时局的把握程度，但对此区域的挖掘也有可能会存在一定风险。

运用沟通视窗，我们可以很好地了解信息所处的等级，也可以帮助我们与他人进行有效沟通。下面列出了四个区域的不同运用技巧。

①开放区运用技巧。

一个人的开放区比较开阔，这意味着这个人对待外界的态度较为开放，善于交往，非常外向，这样的人容易赢得别人的信任，容易与他人进行合作性的沟通。如果想要让你的开放区变大，就需要多询问，多与别人交流，询问别人对你的意见和反馈。多说、多问不仅是一种沟通技巧，同时也会赢得别人的信任，如果想要赢得别人的信任，就要与别人多交流并且多提问，录求互相的了解和信任。有信任作为基础，沟通就会顺畅很多。一个有亲和力的人，可以迅速融入集体。无论是向上、向下还是对外沟通，我们都可以视情况向对方分享一些个人经历，与对方探讨一些兴趣爱好、个人规划以及梦想等，扩大双方的开放区，让彼此之间的关系并不仅仅限于冰冷的工作内。只有维持良好的人际关系，才有利于后续工作的开展。

②盲区运用技巧。

如果一个人的盲区很大，意味着他是一个缺乏自知力的人，这种人往往会夸夸其谈，自身有很多缺点却不自知。盲区太大的原因就是说得太多但是从不向别人寻求反馈。所以在沟通过程中，听取别人的反馈也是很重要的一环。

③隐藏区的运用技巧。

如果一个人的隐藏区过大，关于他的信息，别人一概不知，只有他自己知道。对于别人来说，这个人很神秘或者内心很封闭，别人对他的信任度也很低，跟他进行沟通的时候，通常不会抱着合作的态度，多是试探和防御的心态。因此，我们要适当打开自己，做一些自我暴露，不能只问别人而不透露自己的任何信息。

④未知区的运用技巧。

未知区大，意味着一个人与别人都不了解关于自己的信息。这样的人，不问别人对自己的了解，也不主动向别人介绍自己。封闭会使一个人失去很多与别人接触的机会。所以我们要尽可能缩小自己的未知区，主动地通过别人了解自己，主动向别人袒露心怀。适度的自我暴露有利于别人迅速地认识你、了解你。只有敞开心扉与人沟通，才能够收获别人的信任。

如表 2.3 所示，在你的信息中，哪个区域的比例最大？并制定一个改进计划。

表 2.3　沟通视窗自检

沟通视窗	自我评估百分比	改进计划
公开区		
盲区		
隐藏区		
未知区		

2. 团体视角——短焦咨询技术，兼职 EAP 专员同辈心理咨询之道

（1）短焦咨询技术的理念——聚焦问题解决、避免纠结过往

焦点解决短期治疗（Solution-focused Brief Therapy，SFBT）是指聚焦于寻找解决问题的方法为核心理念的短程心理治疗技术，是20世纪80年代初期由 Steve de Shazer 和妻子 Inn Berg Kim 以及一群有多元训练背景（包括心理、社工、教育、哲学、医学等）的工作小组成员，在美国威斯康星州米华基（Milwaukee）的短期家庭治疗中心（Brief Family Therapy Center，BFTC）共同发展起来的。在这20多年的发展中，SFBT 已逐步发展成熟，广泛地应用于家庭服务、心理康复、公众社会服务、儿童福利、监狱、社区治疗中心、学校和医院等领域，并得到积极的肯定。

SFBT 在学术理念上很大程度上受到策略学派、结构学派的系统观影响。有所创新的地方在于：结构学派的做法是注重问题的内涵及结构，而 SFBT 把焦点放在探讨问题不发生时的状况，注重引导来访者看到此前未发生问题时的状态，并从此入手，强调其正向积极的改变。创始人之一的 Berg 是韩国裔，她借鉴中国"阴阳太极"中"变"的思想，将其植入心理咨询中。如果我们把"阴阳太极图"这一系统中"黑"的部分命名为"问题发生时的互动"，把"白"的地方命名为"问题不发生时的互动"，那么策略学派、结构学派的传统做法是从黑的部分去修改问题的结构，而 SFBT 的做法却是从白的部分入手进行扩展，因为整个系统是固定平衡的，一旦白的部分扩大一些，黑的部分自然就少一些，所以一旦白的部分扩大一点点，整个系统就会发生改变了。Osborn 认为 SFBT 避开缺乏解决素材的问题成因入手，而特别强调问题以外的例外经验及来访者已经拥有的力量、资源、希望的开发。综上所述，SFBT 的基本观念就是用正向的、朝向未来的、聚焦目标解决问题的积极观念来促使改变的发生，而不是仅仅拘泥于探讨问题产生的原因或者问题取向。

我们在运营一分公司工会小组长的危机干预系统培训中引用了这一"短期焦点解决办法"的概念，比如主题为《短焦在问题员工个案处理中的应用》，帮助工会基层工作人员在工作中通过沟通影响他人，帮助员工

在当下困境中着眼于未来的希望，了解自己可控的部分，发挥基层关怀。

短焦咨询技术的基本理念概括起来，一共有以下八个方面。

①事出并非定有因——不需纠结原因。

有一个重要的理念是：事出并非定有因。许多问题发生的因果关系常常很难确定，问题往往是互动下的产物，原来的因演变成后来的果，后来的果又变成因，不断循环下去。如果一味进行因果分析，容易陷入"鸡生蛋，蛋生鸡"的矛盾之中。在治疗中与其耗费时间去寻找原因，不如指向目标，尽快寻找解决之道。因而，SFBT 强调建构解决方法而不是寻找问题，治疗的核心任务是帮助员工想象他所期望的情形会发生什么变化、有什么不同、想得到解决的必要条件是什么。

②"问题症状"同样也有正向功能——正向看待问题。

一个问题的存在，不见得只呈现出病态或弱点，有时也存在正向功能，协助员工寻求更好的方法取代问题行为，而又能保有其正向的期待，是问题解决的关键。Shazer 认为给某种行为贴上某个症状的标签是武断的，同样的行为在其他情景中或被赋予不同的意义，它们可能变成适宜的和正常的。治疗师的一个主要任务是帮助个案感到他们的状况一天比一天好，越来越满意，这常常包括使行为正常化和为行为重新建构新的意义。

③合作与沟通是解决问题的关键——员工是了解问题的专家。

在言谈的过程中，员工和心理咨询师之间的关系是一种合作互动的关系。SFBT 强调以"建构解决之道的耳朵"倾听员工述说出的故事，通过配合员工的声调、感情和用语，一步步进入员工的世界做积极的行动引导，促进员工的进一步改变，协助他们搜寻并创造新的意义，产生新的想法与行为。

没有抗拒的员工，只有不知变通的心理咨询师；咨询不存在失败，只有回馈。心理咨询师与员工合作的方式应是正向与未来导向的，支持员工，通过正向的目标引导方式，并对模糊的陈述予以具体化。SFBT 还特别强调治疗师要让治疗适合个案，而不是让个案来适应治疗习惯。在他们看来，无论是心理咨询师还是员工都是专家，心理咨询师是解决问题"过程"的专家，员工则是最了解问题的专家，只有两者互动合作，才有机会使问题迎刃而解。

④不当的解决方法是造成问题的根本——全面看待问题、弹性解决问题。

SFBT 假设症状或问题通常是人们试图解决问题但却"形成不适当的习惯模式"。问题本身不是问题，而是由于解决问题的方法不当，导致问题的出现，甚至会带来更大的问题。因此，SFBT 的治疗策略不是问题解决导向的，是解决发展（solution development）导向的。它认为心理咨询师在面对每个问题时，应考虑问题的多面性及特殊性，发展弹性的问题解决方法，并且相信员工有能力、有责任发展出适宜的解决方法。

⑤来访员工是问题解决的专家——引导发现、自发改变。

员工有能力自己解决问题，咨询应从强调员工的优点而非缺点着手。这一理念突出表现在 SFBT 技术使用的实用性与灵活性，因人而异，没有统一的模式，主要关注个案的特性、力量与偏好。短焦技术与 EAP 中心理论咨询的本源一致，它不以精神病理的缺点看待人类行为，不特别去深究问题行为的根源，而是相信来访员工本身具备所有改变现状的资源，强调利用员工本身的资源达到改变的目的，提供机会让员工去积极发现改变的线索，心理咨询师的任务只是"引发"员工运用自己的能力及经验产生改变，而不是"制造"改变。

⑥从正向的意义出发——努力看到员工的"白"。

强调员工的正向力量，而不是去看他们的缺陷；强调他们成功的经验，而不是失败；强调员工的可能性，而不是他们的限制，从正向的角度来拟定咨询或治疗目标，强调做什么能够解决问题。DeShazer 夫妇主张发展取向，一改传统治疗从原因入手、努力减少"黑"的做法，从解决入手、努力增加"白"，"白"越来越多，"黑"自然越来越少。这种努力启发、引导员工看到自身已存在的"白"，并利用自身资源去扩大"白"的正向积极的咨询方法，使个案有勇气跳出自责、负性的谈话与想法，转向积极的面谈，谈论他们以往的成功经验、他们还能再做些什么的想法。

⑦骨牌效应——每天一小步，需要跬步千里之中的鼓励。

好的开始是成功的一半，小的目标可以带动员工解决问题的信心与动机，尤其当最先出现的小改变是曾经发生过的成功例外时，则行动起来就更容易。所以，短焦取向的心理咨询师在治疗过程中，会引导员工看到小改变的存在，看重小改变的价值，促进小改变的发生与持续。对此，SFBT通过提出赋予个案以积极想法与行为的目标，来强化个案已有的、改善处境的成功经验（无论这些经验是多么微小），帮助个案意识到他们对自己的问题拥有比想象中要大得多的控制力，他们所作所为肯定会有意义。

⑧凡事都有例外，有例外就能解决。

凡事都有例外，只要有例外发生，就能从例外中找到解决方法。例外是指来访员工的问题没有发生或严重程度较低、发生次数较少等较不被自己注意的特定情境。来访员工所抱怨的问题一定有例外存在，只是员工深陷困境，往往看不到又易全盘地否定自己，心理咨询师的责任是协助员工找出例外，引导员工去觉察所抱怨的问题没有发生或没那么严重时所发生的事件，让来访员工看到以自己的能力和资源，带来问题解决的可能。

（2）一些短焦咨询技术（兼职 EAP 专员需学习掌握）

针对整个咨询与治疗过程，De Shazer 等设计了包括一般化（normalizing）、咨商前改变的询问（presession change）、预设性的询问（presupositional questions）、评量询问（scaling questions）、振奋性的鼓舞（cheerleading）、赞美（compliment）、改变最先出现的迹象（first sign）、奇迹询问（miracle questions）、关系询问（relation‐ship questions）、例外询问（exception questions）、任务/家庭作业（tasks/homework）、EARS 询问（Eliciting、Amplifying、Reinforcing、Start again）、因应询问（coping questions）等 13 项技术。这些技术以语言为载体，通过例外的寻找和小的改变，帮助个案从自身找到解决问题的资源，并最终建立起一个新的真实（reality）。以解决问题为导向的咨询技术主要有以下五种类型。

①化抱怨为目标。

当来访员工带着问题或者困难进行同辈心理咨询，并且一再重复着自己的困难时，似乎问题真的是糟糕至极。但如果咨询师引导他去思考"希望情况有所改变时"来访员工就不再深陷于抱怨，而能比较明确地去澄清自己的期待，并且思考改变的可能以及寻找自己的着力点。也就是说，来访员工开始为解决问题的目标做准备。所以焦点解决短期心理疗法把焦点放在问题的解决上，而不是局限于问题情境中。在沟通中，我们也应该将对方的抱怨引导至正面解决问题及未来导向的谈话。

例如，有对夫妻来到咨询室，刚来时妻子向咨询师抱怨着丈夫特别懒惰，不做任何家务，也不帮忙带孩子，每天就知道打游戏，似乎丈夫在她眼中是无可救药的，而这个丈夫却坐在一边，一言不发，显得很无奈。当妻子抱怨一段时间，咨询师就问妻子："你希望自己的丈夫能够有哪些改变呢？"妻子这时候开始叙述自己的期待，此时问题突然变得没有看上去那么绝望，丈夫也开始看向妻子，听着她的叙述。等到夫妻两个离开咨询室时，他们已经找到了解决问题的方法，并愿意为之努力。

②转变问句。

这种是效用性很高的短焦技术，主要是以"可以做什么让问题不再继续下去"这样的问句，取代"问题发生的原因是什么"，即以探究此时此刻可以做些什么的问句，取代探讨过去原因的问句。由于专注于问题解决的过程，而非探索原因的历程，所以有可能在不探究问题原因的情况下，就成功地解决了问题。"了解原因"在焦点解决短期心理咨询过程中不一定是必要，重要的是"解决"的过程。

例如，小张是一个小公司的职员，性格内向，不太习惯跟别人打交道，已经38岁了仍然是原地踏步。他在咨询室不断地跟咨询师吐露自己目前的处境多么糟糕：自己从事建筑行业，想成为一个工程师，但是一直没有拿到建筑师资格证，每次考试都是差几分，学习上一塌糊涂，工作上也是浑浑噩噩。跟自己同期进入公司的人都已经是中层管理者，最次也是部门主管，而自己一直是普通员工。由于自己的性格以及收入，到现在都没有找到女朋友，也没有什么知心朋友。他把这个全部归咎于自己的父亲，认为父亲是一个孤僻又窝囊的人，一生都一事无成，所以自己遗传了父亲的全部缺点。这时候，咨询师感到谈论问题的原因只会让小张停留在无可奈何的境遇中而于事无补，应该提醒小张这时候必须做些什么能使问题朝着积极解决的方向迈进。咨询师和小张具体探讨了"使问题不再继续下去"的可能性，包括改进学习方法，积极准备考试，主动打开自己，多结交朋友等。这样在心理咨询的过程中，咨询师和小张一起建构了问题得以解决的情境，而且解决方式不止一种。

③例外问句。

这种技术相信任何问题都有例外，来访员工有能力解决自己的问题，咨询师要协助来访者找出例外，让来访者看到自己的能力和资源，获得解决问题的可能。当来访者叙述自己深陷于抑郁情绪无法自拔时，咨询师经由来访者的叙述发现，其内在精神是找到例外的可能，也就是"何时抑郁不会发生"或者"何时抑郁会少一些"。通过研究来访者采取何种行为会使得例外情境发生，并增加例外情境的发生，使这些小小的例外情境成为改变的开始，逐步发展成为更多的改变。

例如，小赵进入咨询室时，情绪非常糟糕，他完全笼罩在自己的问题中，他觉得自己最近的状态很差，心情一直很低落，做什么都没有兴趣。咨询师在了解到小赵的情绪低落后，试着问小赵："你曾经做过什么能让心情好一点？"小赵想了半天回答道："旅游的时候。"于是咨询师针对小赵的情况，找到了一个例外情境，深入探讨例外情境及其如何发生。例如："旅游的乐趣是什么？你什么时候愿意去旅游？怎么能够做到在心情不好的时候，还可以去旅游？"从这个方向探索，可能会发现改变的途径，从而发现更多使心情得以改变的方法。

④奇迹问句。

这种技术经常会使用一些奇迹式问句，鼓励来访员工发现解决问题的方向。例如，咨询师会使用假设问句："如果有一天，你醒来后有一个奇迹发生了，问题解决了（或者是'你看到问题正在解决中'），你如何得知？是否有什么事情变得不一样了？"或者使用水晶球式的问句："如果在你面前有一个水晶球，可以看到你的未来（或是'可以看到你美好的未来'），你猜可以看到什么？"这些面谈的言语技巧，可以帮助来访者找到属于自己的解决方法。

奇迹式问句是专注未来导向的，引导来访员工去看当他的问题不再是问题时的生活景象，将来访员工的焦点从现在和过去的问题转移到一个比较满意的生活，这样使心理咨询和治疗更富有正向引导和激励性，鼓励来访者深入澄清自己的价值、构建生活的意义。这种方式比直接鸡汤式地灌输一些正能量更为深刻，更易于接受。

⑤刻度问句。

刻度问句协助来访员工将抽象的概念以比较具体或以数值的方式加以描述。在焦点解决短期疗法中常用的刻度问句是 0 到 10 的刻度量表，10 代表所有的目标都实现，代表最好的情况，而 0 代表最坏的可能性。借助刻度问句可以帮助来访员工看到自己已经做了什么，下一步做什么，最终目标在哪里（见表 2.4）。

表 2.4 刻度量表分数及相关探讨内容

分数/刻度	状况描述	咨询师和来访者探讨的内容
10	最完美的解决	用奇迹问句鼓励来访者积极思考
7	最好的、现实的结果	某些现实改变，使问题不再困扰来访者的生活
3	来访者现在的状况	来访者现在已经做了什么
0	最坏的情境	最好不要深入探讨

例如，小李最近面临入职考核，担心自己考试不过，一直很着急，感觉很有压力，晚上睡不着，白天也没有精神。他找到咨询师，想要改善这种情况。咨询师在听完他的叙述后，用刻度问句向他询问："你说最近感到很有压力，如果让你从 0 到 10 对你目前的情况打个分，0 代表压力非常大，大到无法承受几乎要崩溃的糟糕状况，10 代表最完美的状况，没有任何可以担忧的状况，对现状很满意，你能打几分？"小李想了下说："那就3 分吧。我现在有一些压力，但还是可以承受的，没到崩溃那么夸张。"咨询师继续发问："那你的理想状态是几分？"小李说 9 分。咨询师继续说："听得出来，你对于解决自己问题的愿望很强烈。但是从 3 分直接到 9 分

可能有点操之过急,也不太现实,我们先定一个小目标,把9作为终极目标,从小目标开始然后一步步实现最终目标你觉得如何?"小李想了想,觉得有道理,于是补充道:"那就先到6吧。"咨询师说:"可以的,那如果想实现从3到6,我们接下来要做些什么呢?"小李便向咨询师说了他下一步还是要先制订一个学习计划,好好规划接下来的时间,然后尽量让自己安心备考,不想别的。

(3) 短焦咨询的基本流程(兼职EAP专员需学习掌握)

SFBT短焦技术在咨询中的运用,可分为以下几个基本的阶段。

①问题描述。

这一阶段是通过询问来访员工的求助动机,提供员工描述问题的机会。咨询师需要询问一些问题的性质与事件的细节,但不追究问题的成因。在倾听员工诉说的同时,咨询师计划如何使晤谈的对话往解决的方向前进。

因此,在员工叙述自己的问题时,咨询师可以先跟来访者探讨他对这个问题的整体感觉,并且整个过程都要完全尊重来访员工的语言特点与表达方式。接下来咨询师可以向来访员工发问:这些问题会对员工本人造成什么影响?来访员工对此做过哪些努力?来访员工最想要去处理的、对他而言最重要的主题是什么?

②设定良好的目标。

会谈是有方向性的,来访员工的目标就是方向。目标对来访者而言是重要的,是具有一些挑战的,是动态的,是具体可测量的,是考量情境的;需考量来访员工角色,目标要符合现实条件,是想要的言行而非不必要的批评,是初步的尝试而非最后的行动。

要与来访员工一起达成他想要的目标,咨询师需要辨识来访者的类型:是准备好解决问题的来访者,还是停留在抱怨阶段的采访者,或者是好事未进入状态的来访者。咨询师需要在尊重来访员工状态的前提下,以好奇、尊重、关怀的态度,提高来访者的合作动机。常用奇迹式问句进行探讨,来了解及扩展来访者的目标,例如:"如果问题解决了,你认为你的生活将会有何不同？"而这也正是该阶段的主要探究路线，目的是达成设定良好目标的任务。

③探索例外。

此阶段集中寻找与深入探究来访员工工作或生活的各种例外经验，并且追溯员工是怎样做到让这些例外发生的。由于员工往往不易看到例外的存在，咨询师需要去辨识与发现来访员工偶发的例外行为，使来访员工能有意识地使这些例外再次发生，或者咨询师深入探讨一些例外经验的内涵，提取出更多的成功要素，以供来访员工参考。所以咨询师可以在此时询问来访员工："什么时候这个问题没有发生，或是情形稍好一点？你怎么做到的？"

除了用赞美来肯定来访员工的成功与优点外，评量性问句也是用来寻求例外的方式。例如，请来访员工以1~10分进行自评，10分代表很有动机改变，1分表示不想改变，来访员工目前自评几分？如何能做到这几分？对于改变的信心、希望及进步等又是几分？在此阶段，咨询师的主要意图是如何让已发生的例外带动更多新的例外发生。

④会谈结束前的反馈。

在每次会谈结束前10分钟，让来访员工休息5~10分钟。其间咨询师可以整理对此次会谈的想法，或与协同治疗小组或同辈督导讨论。在休息结束后，咨询师根据来访员工所看重的部分，为员工提供一些组合"赞美与任务"的信息。

赞美，即肯定来访员工已经做到的，有利于问题解决的部分或其成功经验与优点所在；赞美会带来希望感，也为下一步建议铺路。任务，则是配合来访员工的多种来访类型（如消费者、抱怨者、未进入状态的来访员工等类型），提出有助其问题解决的行动，包括需要多做的行为、可尝试做的不同方法、新的思考推论方式，以及多去观察的任务等，以此来提高来访员工成功完成其目标的概率。虽然短焦技术会给予来访员工任务，但并不会特别逼迫来访者去完成，因为这些任务的建议虽是从会谈得来，但仍要尊重来访员工是其生命的专家，会判断这些任务能否帮助他们达成目标，尤其是来访员工会经过会谈再回到日常生活中后，可能又会有新的经验产生，来访员工已经不同于从前，或许已经发现可以达成目标的其他方法了。

⑤评量来访者的进步。

引导来访员工自己评量是否满意于寻求解决之道的过程与结果，EARS是此阶段常用的方法之一。"EARS"中的 E 代表"Eliciting"，即引发例外；A 为"Amplifying"，指的是拓宽例外发生的概率和频率；R 是"Reinforcing"，强化例外经验中所蕴含的成功、优势和闪光点；S 为"Start again"，指的是思考并探寻哪些地方改善了很多？

在此时，评量性问句也可以用来了解来访员工对会谈的整体评估及进步的程度。例如，请来访员工以 1~10 分进行自评，10 分表示对自己很满意，1 分表示不满意，来访者改变了几分？是如何做到的？到几分就觉得可以停止会谈了？如此，能鼓励来访员工多采用有用的方式，也能帮助咨询师更为具体地了解来访员工的主观看法，并从中探求例外或结案的可能。

3. 组织视角——EAP 增进组织内部有效沟通

就轨道运营行业内部而言，由于工作性质的特殊性，平时工作中规范性语言使用较多，沟通过程大部分采用的是正式沟通的形式，例如班组会议和员工大会。虽然正式沟通有利于工作效率和工作质量的提高，但由于非正式沟通形式的缺乏，员工很多内心潜在的态度和情绪没有很好的释放途径，长久下去，会造成部门之间或者成员之间的误会和隔阂，不利于员工的身心健康，也不利于团队的凝聚力和向心力的提升。

通过有效沟通实现团队成员之间的默契度和融洽度，极大地提升员工的工作热情和积极性，是实现企业高效管理的必经之路。综合非暴力沟通和短期焦点解决治疗的方法，整合两者的观点，提出以下几点有效沟通的技巧：

（1）改变以往沟通认知，强化高效沟通意识

管理者想要在企业内部建立畅通的沟通机制，提升管理效率，必须提

高员工对于沟通重要性的认识，树立平等尊重、互信接纳的沟通理念。过去的沟通模式常常是管理者发布重要信息，然后向下层层传递，员工只能被动接受。这种沟通方式往往是单向的，管理者处于信息沟通的主导地位，难以知晓员工对于公司政策的态度和观念，不能获得员工的支持。建立平等互信的沟通，是企业顺利开展管理活动的重要前提。因此，企业要建立针对管理者的培训系统，通过培训提升管理者的沟通意识、转变管理者固有的沟通认知，掌握有效的沟通技巧，鼓励他们与下属沟通时秉承真诚、接纳、包容的心态，从而实现从单向沟通到双向沟通的跨越，最终建立平等接纳、尊重互信的沟通关系。

合理化建议也是现代企业管理中应借鉴的沟通方式，企业应使之成为一种制度化、规范化的企业内部沟通渠道。公司在决策时最大限度地听取员工的不同意见，鼓励员工畅所欲言，对企业在管理及发展上存在的问题，甚至管理者的缺点都可以提出建议，让员工切实感受到企业主人翁应有的责任和权利。合理化建议制度可以使企业中的每位员工直接参与到管理中来，下情上达，与管理者保持真正意义上的沟通，使员工的各种看法和意见能够以公开、正面的形式表达或宣泄出来，提高企业内部信息沟通水平。

沟通之前的准备工作是必要的，企业管理者在与下属进行沟通之前要充分理解信息的含义，站在员工角度设身处地地制订一个沟通方案。管理者要擅长运用团队建设的方式，增进与员工之间的有效沟通，营造良好的沟通环境，平时注重沟通技巧的应用，充分调动员工的积极性。

高效沟通六步法：

步骤一：事先准备。

在沟通前，我们要提前准备以下内容：

A. 设置沟通的目标。明确自己希望通过沟通达到什么目的。

B. 制订计划。如果条件允许，要列一个表格，把要达到的目的，沟通的主题方式、时间、地点、对象都列举出来。

C. 预测可能出现的争端和异议。首先要有充分的心理准备，其次要根据具体情况对其可能性进行详细的预测。

步骤二：确认需求。

确认需求的三步分为：

A. 积极聆听。要用心去听，设身处地地去听，目的是全面了解对方的意思。

B. 有效提问。通过提问了解对方的需求和目的。

C. 及时确认。当你没有听清楚或者没有理解时，要及时沟通，一定要到完全理解对方的意思为止。

步骤三：阐述观点。

在表达观点的时候，有一个非常重要的原则——FAB原则。其中，F就是Feature，即属性；A就是Advantage，即优势；B就是Benefit，即利益。在阐述观点的时候按照这样的顺序来说，对方比较容易接受。

步骤四：处理异议。

在沟通中遇到异议时，可以采取一种借力打力的方法，不是说要强行说服对方，而是利用对方的观点说服对方。首先要了解对方的观点，找出其中对你有利的一点，然后顺着这个观点发挥下去，最终说服对方。

步骤五：达成共识。

沟通是否成功，很大程度上取决于双方是否达成一定共识。在达成共识的时候，要做到以下几个方面：感谢、赞美、庆祝。要发现别人的支持，并表达感谢；不吝啬自己对别人的赞美；愿意与别人分享成功的喜悦。

步骤六：共同实施。

在工作中，沟通的结果仅仅意味着一个工作的开始，而非结束。我们可以依据表2.5对自己的沟通成果做一个简单的记录。

表2.5 沟通记录表

参与沟通者	
地点	
开场白重点	

续表

沟通进行项目以及自己表达的重点	项目1	
	项目2	
	项目3	
结果	达成共识点	
	实施	
	差异点	
本次沟通重点		
下次沟通重点		

（2）倾听员工内心声音，做员工情绪的"树洞"

倾听是实现良好沟通的重要基础。管理者在与下属进行沟通的时候，要注意观察对方的表情，体察对方的真实情绪，鼓励下属说出真实感受，表达自己切实的需要。倾听不仅是耳朵听到相应的声音，而且也是一种情感活动，需要通过面部表情、肢体语言和话语的回应，向对方传递一种信息：我对你的话题很感兴趣，我尊重并关心你。

①倾听自检（见表2.6）。

表2.6 倾听自检表

测试一下你的非语言交际能力如何，按照下面的标准，给每个句子打分： 1分：从不；2分：有时；3分：通常如此；4分：总是如此	
问题	评分
（1）我在听别人说话的时候保持不动，不摇晃身体，不摆动自己的脚，或者表示出不安	
（2）我直视对方	
（3）我关心的是讲话者在说什么，而不是担心我如何看待这个问题或者自己的感受如何	
（4）欣赏别人时我很容易笑和显示出活泼的表情	
（5）当我倾听时，我能完全控制自己的身体	
（6）我会边听边点头鼓励讲话者	
总分	

结果：

得分大于 15 分：恭喜你，你的非语言技巧非常出色。

得分 10~13 分：你属于中间范围，应该做出一定的改进。

得分小于 10 分：请你认真学习倾听技巧吧。

②倾听的原则。

A. 适应讲话者的风格。

每个人发出信息的时候，其语速和音量是不同的，要尽可能去适应对方的风格，尽可能去接受其更多、更全面的信息。

B. 眼耳并用。

倾听不仅要用耳朵，更要用到眼睛。耳朵听到的是信息，而眼睛看到的是对方传达给你的丰富的情感和思想。

C. 首先要理解他人，然后再寻求被他人理解。

首先要理解对方，很多人容易犯一个错误，就是还没等对方把话说完就根据自己的理解打断对方。这容易引起对方反感，使对方感到被冒犯。

D. 鼓励他人表达自己。

保持目光交流，眼光要追随着对方，保持平视。但不能直视对方太久，这会令人感到不自在。自然的方式是目光停留在对方的额头水平线和眉心，并且适当地点头示意，表示认同和鼓励，也提示对方你对他说的内容感兴趣。

③有效倾听五步法。

A. 准备倾听。（给对方一个信号，表示你已经准备好了）

发出准备倾听的信息，通常在之前会和讲话者有一个眼神上的交流。

B. 在沟通过程中采取积极的行动。

积极的行动包括适当地点头以示鼓励，在听的过程中也可以身体略微前倾而非靠在椅背上，这种姿势表示：我愿意听你讲话，也努力在听。同时对方也会发送更多信息给你。

C. 确保理解对方的全部信息。

在沟通中，当你没有听清楚或者不理解时，一定要及时告知对方，请对方重复或者解释。

D. 归纳总结。

在倾听的过程中，要善于将对方的话进行归纳总结，更好地理解对方的意图。

E. 表达感受、给予反馈。

及时给予对方回应，表达自己的感受，比如说："非常好，我也是这么想的。"

管理者在完成倾听后再进行反馈，首先对于员工能够真实向自己表达想法表示感激，也要感谢员工的信任，然后再表达自己的想法和感受。

反馈有两种类型：一种是正面的反馈，另一种是建设性反馈。正面的反馈就是对于员工的优势和功劳要进行表扬，希望好的行为可以再次出现。建设性反馈就是在对方做得不足的地方，给他提出改进的意见。这里要注意，建设性反馈是一种建议而不是批评。在反馈的过程中，我们要注意以下三种情况都不是反馈：

第一种是指出对方做的正确或者错误的地方。这仅仅是一种主观认识，反馈是你的表扬或建议，为了使他做得更好。

第二种是对他言行的解释。这也不是反馈，而是对于聆听内容的复述。

第三种是对于将来的建议。反馈是着眼于目前或者近期的，而非将来。

管理者要学会洞察员工话语背后的隐藏含义，尊重员工的想法，鼓励员工抒发自己的真实感受，才会实现真诚的沟通，提升沟通效果。

（3）拓宽员工沟通渠道，重视非正式沟通方式

有效的沟通依赖于沟通方式的选择，想要实现真正意义上的有效沟通，应该多在沟通方式上进行考量。企业要充分考虑组织的行业特点和员工的心理结构，正确选择正式沟通和非正式沟通。用正式沟通的方式来传达指令、命令和组织决议等信息；用非正式沟通来启发、指导下级，宣传理念，交流思想，建立良好关系。现代企业的沟通形式是多种多样的，口

头沟通适用于企业内部信息的传递与日常交流，包括发布指示、面谈、会议、请示汇报等；书面沟通较为正式、清晰、准确，属于正式的沟通方式，对于一些重要的、需双方确认的信息可以采取这种正式的方式进行沟通；其他沟通方式包括电子邮件、报纸、杂志、电视、论坛、留言板、企业联欢等，此类沟通方式有利于提高员工对企业的认同感，增加企业的凝聚力。企业可以根据自身的特点，有针对性地选择沟通形式，建立一套健全的沟通系统。

（4）建立黑匣子话题箱，鼓励员工匿名反馈

在人际沟通中，人们受到表达能力、理解能力的限制，经常会出现沟通效果打折扣的现象。如果一个人心里想的内容是100%，那么能够表达出来80%，对方接收到的信息是60%，能够听懂40%，最终付诸行动的只有20%，这就是管理学中的著名理论——沟通漏斗。这种情况在人际交往中经常出现。

在沟通中，信息之所以被打折扣，有两个原因：一是说话人在交代信息时表述不清或者不敢表露真实态度，二是接收者缺乏执行力。

为此，我们在沟通中应及时了解对方的反馈，总结来自外界的评价，并有针对性地采取行动。

但是在企业中，由于身份地位的悬殊，管理者很难听到基层员工的真实想法，而信息反馈是完整的管理沟通不可缺少的环节之一。信息反馈是双向交流的过程，信息发出者将信息和意见传递给信息接收者，信息接收者对信息发出者发出的信息进行反馈，形成循环。管理者在与员工进行沟通后，要注重员工对信息的理解和反馈，通过调查、询问、考核等方式，了解员工对信息的接收程度和理解程度，或是设置一个专门用来接收员工匿名反馈的黑匣子话题箱，鼓励员工积极反馈信息，进而对相应的管理措施进行修改、调整。而信息接收者必须把握他们在信息反馈中的主体地位，排除一些心理干扰和可能的权力威慑，客观准确地做出信息反馈。总之，在企业中应该设法使信息的双向沟通达到平衡，建立完善的双向交流机制，使企业真正实现有效的沟通。

（5）改善组织管理结构，切实提高沟通效率

一个企业的组织机构重叠、组织层级过多会使沟通的效果大打折扣。一是组织机构重叠，层级过多会导致信息发散式传递，造成的结果就是信息从发出者到最终接收者可能会严重失真或被曲解，抑或因为传递时间太久而失去了时效性。因此，组织机构层级越多，需要拓宽的信息渠道也就越多，这对于企业管理无疑是一种无形的阻碍。二是层级越多，高层管理者和基层员工之间的空间距离就越大，信息传递链就越长，便会减慢流通速度并造成信息失真。所以合理改善组织管理结构，是保证有效沟通的重要条件。

组织机构在保证正常运营的情况下，适当采用扁平化的管理模式，这样可以极大优化信息传递的速度，减少沟通的成本，有效避免因为层级过多带来的沟通障碍。此外，通过改善组织管理机构，也可以使管理人员与基层员工的沟通效率得到极大提升，这对于实现企业高效管理也大有裨益。

（侯静怡）

三、刚柔并济的管理

19世纪末20世纪初，科学管理从西方国家产生。被誉为"科学管理之父"的弗雷德里克·泰勒认为："管理就是确切地知道你要别人干什么，并使他们用最好的方法去干。"强调管理要科学化、标准化。而被誉为现代管理学之父的彼得·德鲁克则认为："管理是一种工作，它有自己的技巧、工具和方法；管理是一种器官，是赋予组织以生命的、能动的、动态的器官；管理是一门科学，一种系统化的并到处适用的知识；同时管理也是一种文化。"

虽然对于管理的定义各有不同，但是大道至简、万变不离其宗，管理简单来说就是管理者通过各种职能，运用管理的方法，调动组织中的各种资源去实现组织目标的实践活动。那么作为运营一分公司组织员工健康管理六维模型的管理部分，我们就从管理中的人、管理中的事、管理中的方

法三个方向出发，探讨个体差异与管理风格对组织健康的影响，做到"知人善用"，再结合企业管理的方法做到刚柔并济的管理。

（一）管理中的人——尊重个体差异

通俗地讲，所谓的管理中的人，就是我们在管理中经常会听到领导、下属、经理、员工、上级、下级等各种名称。而用最简单有效的方式去分类管理中的人就是——管理者与被管理者。针对管理中的人，我们的目标是在清晰了解管理者与被管理者的个体差异的基础上，进行有效的管理，从而达到事半功倍的效果。

与个体差异有关的内容非常丰富，结合管理实践和普通心理学理论，我们着重从个性心理方面入手，考虑需求与动机、气质和性格两大因素。

1. 需求与动机

（1）需求层次论

依据马斯洛1943年提出的需要层次理论，人的需求分为5个层次（见图2.26）。

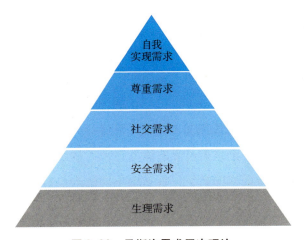

图2.26　马斯洛需求层次理论

生理需求：食物、水分、空气、睡眠、性的需要等。

安全需求：人们需要稳定、安全、受到保护、有秩序、能免除恐惧和焦虑等。

社交（归属和爱）需求：一个人要求与其他人建立感情的联系或关系。

尊重需求：自尊和希望受到别人的尊重。

自我实现需求：人们追求实现自己的能力或者潜能，并使之完善化。

马斯洛通过12年临床实践及20多年的研究得出了一系列颇具影响的观点。其中有一个观点是：个体对需要的追求有所不同。应用到管理中，就是了解员工的需要是对员工进行有效激励和管理的一个重要前提。另外一个观点是：满足需求不是"全有或全无"的现象。也就是说，即使一名员工的主要需求是基本的生理需求，也不代表他没有其他需求，比如被尊重和自我实现的需求。

因此，在不同组织中、不同时期的员工以及组织中不同岗位的员工的需要充满差异性，而且经常变化。管理者应该经常性地用各种方式进行调研，弄清员工未得到满足的主要需要及次要需求是什么，然后有针对性地进行激励和管理。

具体的管理策略如下：

生理需求占主导需求的员工，其实是在公司中最容易激励和管理的类型，因为只要管理者给予基本的工资保障，每月按时发工资就行。如果要进一步激励和管理，可以用绩效工资的方法来调动其积极性。

安全需求占主导需求的员工，特别重视公司福利，以及是否能得到公平公正公开的对待。作为管理者，就要尽量保持在有这类员工的团队中开诚布公地讨论问题，征询这类员工的意见，让其感到安全安心。

社交需求占主导需求的员工，喜欢跟不同的人员打成一片，是团队中的信息中心，特别热衷于团队活动、工会活动，类似于居委会的大妈角色。作为管理者，可以让这类员工组织集体活动、成为团队的积极分子，让其有融入集体、被需要的感觉，由此就可以很好地激励到这类员工。

尊重需求占主导需求的员工，因为希望受到别人的尊重，所以普遍希望被看见，需要鲜花和掌声。工作忙、工作苦都可以，但是不能没人关注到他的付出和努力。作为管理者，对于这类员工就要定期表扬和鼓励，在开大会等公开场合表扬效果更佳。

自我实现需求占主导需求的员工,用一般的物质方法比较难以激励,因为这类员工一直希望完成自己的目标。那么作为管理者就需要了解其目标,把他个人的小目标与团队的大目标,乃至公司远景、使命、价值观相结合,让员工感觉自己每天的工作虽小,但是却富有意义,从而充实饱满地面对每一天的工作。

（2）职业兴趣倾向

约翰·霍兰德是美国约翰·霍普金斯大学心理学教授、美国著名的职业指导专家。他于1959年提出了具有广泛社会影响的职业兴趣理论,认为人的人格类型、兴趣与职业密切相关,兴趣是人们活动的巨大动力,凡是具有职业兴趣的职业,都可以调动人们的积极性,促使人们积极地、愉快地从事该职业,且职业兴趣与人格之间存在很高的相关性。霍兰德认为人格可分为现实型、研究型、艺术型、社会型、企业型和常规型六种类型（如图2.27）。

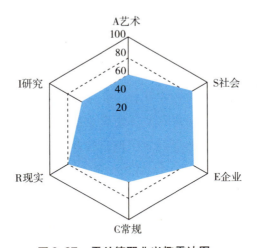

图2.27　霍兰德职业兴趣雷达图

通过霍兰德的职业兴趣测试,可以发现自己最符合的3种类型的人格,从而匹配相应的工作。也可通过自己排名前三的人格类型在六边形上的相对位置,分析自身的人格特点。需要指出的是,目前国内使用的版本因为翻译以及没有及时更新内容的关系，在测试时可能会带来一定的理解和认识偏差，然而大体上还是可以通过测试发现自己适合的典型职业。

具体的管理策略如下：

在测试之后发现自己的兴趣倾向与当前从事的职业有出入，或者说从事的并不是非常适宜和喜欢的工作，应该如何处理呢？实际上，在现实中这种情况是比较普遍的现象，毕竟有一种说法："一旦跟钱有关，原来的喜爱都会变得可憎，钱是万恶的根源。"然而，在管理上还是需要企业通过管理手段，从两个方向帮助员工：一是帮助员工更好地适应工作，二是帮助员工找到更加适合的工作或任务。

①帮助员工更好地适应工作。

在企业层面可以通过企业文化、价值观来引导，让员工觉得工作富有意义；在管理者的层面，可以通过各个不同级别、类型的沟通及干预，多方位地指引员工，让员工在工作之余感觉被看见、被关心、是集体的一分子、拥有归属感；另外，在专业 EAP 层面，可以通过专业的心理辅导发现问题，尽可能地帮助员工解决困惑、适应工作。具体的管理措施会在本书第 145 页"管理中的方法——结合刚柔策略"中展开。

②帮助员工找到更加适合的工作或任务。

在发现员工本身的兴趣和个性与工作完全背道而驰，无法适应以及调和的基础上，可以将测试结果和实际情况相结合，为其安排企业内部适应的工作。若能安排妥当固然是好事，但是管理者务必要确保：第一，原来的工作的确不适合员工，且无法调和，否则可能会成为员工无法胜任工作、希望换岗的借口；第二，通过充分沟通，包括与原来工作团队、新工作团队的沟通，通过安排培训和专业心理辅导，确认新的岗位该员工可以接受胜任，该员工也会得到大家的接受，否则换岗不仅不能帮助员工重新开始，反而会成为另一个恶性循环；第三，一定要注意，有些问题并不是企业努力、管理者尽力帮忙换岗可以解决的，如果无法及时解决，不要强求，让员工自己明白所在企业的工作不适合他本人，也是一种明智的选择。

2. 气质和性格

气质是表现在心理活动的强度、速度、灵活性与指向性等方面的一种稳定的心理特征，是一种与生俱来的倾向性，而性格会受到外界环境的影响，所以需要将两者结合，考虑个体差异。气质方面参考目前较为普及的、从古希腊希波克拉底的体液理论发展形成的四种气质类型理论，而性格方面可以使用 MBTI 进行性格测试。

气质类型理论主要分为 4 个不同类型，分别为：

多血质：外向，活泼好动，善于交际，思维敏捷，容易接受新鲜事物，情绪情感容易产生也容易变化和消失，容易外露，体验不深刻。

黏液质：平静，善于克制忍让，生活有规律，埋头苦干，有耐久力，态度持重，不卑不亢，不爱空谈，严肃认真，不够灵活，注意力不易转移，因循守旧，对事业缺乏热情。

胆汁质：热情，直爽，精力旺盛，脾气急躁，心境变化剧烈，易动感情，具有外倾性，反应迅速，情绪激烈、冲动，很外向。

抑郁质：情绪稳定，小心谨慎，思考透彻，优柔寡断，行为孤僻，不太合群，观察细致，非常敏感，表情腼腆，多愁善感，行动迟缓，具有明显的内倾性。

值得注意的是，气质类型是天生的，除非遇到非常重大的人生改变，在一定程度上比较难改变。因此，对于管理者而言，在了解了员工的气质类型后，不要试图去评判好坏，也无须要求团队中的每一名成员都趋同，事实是每一种气质类型都有优势和劣势，管理者要做到的不是让整个团队变成同一个人，而是让团队中适合的人做适合其自身气质类型的事，让整个团队变成一个拥有不同功能的统一整体。具体的运用会在第 137 页 "管理中的事——遵从情境管理" 中展开讨论。

大致介绍了气质之后，我们来看一下性格，这里推荐 MBTI 性格测试工具（见图 2.28）。该测量工具是美国心理学家伊莎贝尔·布里格斯·迈尔斯和她的母亲凯瑟琳·库克·布里格斯制定的。该指标以瑞士心理学家荣格划分的 8 种类型为基础，经过 20 多年的研究，编制成了《迈尔斯—布里格斯类型指标》，从而把荣格的类型理论付诸实践。这里要指出的是，很多人对于 MBTI 的权威性和理论依据是有质疑的，然而因为 MBTI 本身施测的简单性以及应用的广泛性，在如 IBM、迪士尼、百事可乐等很多大公司中经常被用来做培训、职业规划、选拔人才、入职测试等，所以其测试结果在经过长期的数据积累的情况下，最终是基于大数据而得出的，在一定程度上具有相当的客观可靠性。

职业性格测评量表MBTI 简介

MBTI是国际最为流行的职业人格评估测验，其人格理论始于著名心理学家卡尔·荣格先生的心理类型学说，后经Katharine Cook Briggs和Isabel Briggs Myers 深入研究而发展成型。这种理论可用于解释为什么不同的人对不同的事物感兴趣，擅长不同的工作，以及人们为什么有时不能互相理解。

MBTI共有4个维度，每个维度有2个方向，这些维度和方向一共组成了16种人格类型，具体的维度和方向如下：

维度	方向1	方向2
注意力集中的地方	外向E	内向I
收集信息的方式	感觉S	直觉N
做决定的方式	思维T	情感F
应对外界事物的方式	判断J	知觉P

测评结果分为以下16种性格类型中的一种：

ENFP	ENFJ	ENTP	ENTJ	INFP	INFJ	INTP	INTJ
ESFP	ESFJ	ESTP	ESTJ	ISFP	ISFJ	ISTP	ISTJ

图 2.28　MBTI 量表维度与性格类型介绍

在这里，简单介绍 MBTI 测试的四个维度：一是注意力方向（内向 I，外向 E）；二是认知方式（感觉 S，直觉 N）；三是判断方式（思维 T，情感 F）；四是生活方式（判断 J，知觉 P）。取每个维度上偏好类型的代表字母，即可以由四个字母构成性格类型，通过排列组合总共会出现 16 种类型，每一种类型都有其相对应的主要特征，具体如下：

（1）ISTJ

安静、严肃，通过全面性和可靠性获得成功。实际，有责任感。决定有逻辑性，并一步步地朝着目标前进，不易分心。喜欢将工作、家庭和生活都安排得井井有条。重视传统和忠诚。

（2）ISFJ

安静、友好、有责任感和良知。坚定地致力于完成他们的义务。全面、勤勉、精确、忠诚、体贴，留心和记得他们重视的人的小细节，关心他人的感受。努力把工作和家庭环境营造得有序而温馨。

（3）INFJ

寻求思想、关系、物质等之间的意义和联系。希望了解什么能够激励人，对人有很强的洞察力。有责任心，坚持自己的价值观。对于怎样更好地服务大众有清晰的远景。在对于目标的实现过程中有计划而且果断坚定。

（4）INTJ

在实现自己的想法和达成自己的目标时有创新的想法和非凡的动力。能很快洞察到外界事物间的规律并形成长期的远景计划。一旦决定做一件事就会开始规划直到完成为止。多疑、独立，对于自己和他人能力和表现的要求都非常高。

（5）ISTP

灵活、忍耐力强，是个安静的观察者，知道有问题发生就会马上行动，找到实用的解决方法。分析事物运作的原理，能从大量的信息中很快地找到关键的症结所在。对于原因和结果感兴趣，用逻辑的方式处理问题，重视效率。

（6）ISFP

安静、友好、敏感、和善。享受当前。喜欢有自己的空间，喜欢能按照自己的时间表工作。对于自己的价值观和自己觉得重要的人非常忠诚，有责任心。不喜欢争论和冲突。不会将自己的观念和价值观强加到别人身上。

（7）INFP

理想主义，对于自己的价值观和自己觉得重要的人非常忠诚。希望外部的生活和自己内心的价值观是统一的。好奇心重，能很快看到事情的可能性，能成为实现想法的催化剂。寻求理解别人和帮助他们实现潜能。适应力强，灵活，善于接受，除非是有悖于自己的价值观的。

（8）INTP

对于自己感兴趣的任何事物都寻求找到合理的解释。喜欢理论性的和抽象的事物，热衷于思考而非社交活动。安静、内向、灵活、适应力强。对于自己感兴趣的领域有超凡的集中精力和深度解决问题的能力。多疑，有时会有点挑剔，喜欢分析。

（9）ESTP

灵活、忍耐力强，实际，注重结果。觉得理论和抽象的解释非常无趣。喜欢积极地采取行动解决问题。注重当前，自然不做作，享受和他人在一起的时刻。喜欢物质享受和时尚。学习新事物最有效的方式是通过亲身感受和练习。

（10）ESFP

外向、友好、接受力强。热爱生活、人类和物质上的享受。喜欢和别人一起将事情做成功。在工作中讲究常识和实用性，并使工作显得有趣。灵活、自然不做作，对于新的任何事物能很快地适应。学习新事物最有效的方式是和他人一起尝试。

（11）ENFP

热情洋溢、富有想象力。认为人生有很多的可能性。能很快地将事情和信息联系起来，然后很自信地根据自己的判断解决问题。总是需要得到别人的认可，也总是准备着给予他人赏识和帮助。灵活、自然不做作，有很强的即兴发挥的能力，言语流畅。

（12）ENTP

反应快、睿智，有激励别人的能力，警觉性强、直言不讳。在解决新的、具有挑战性的问题时机智而有策略。善于找出理论上的可能性，然后再用战略的眼光分析。善于理解别人。不喜欢例行公事，很少会用相同的方法做相同的事情，倾向于一个接一个地发展新的爱好。

（13）ESTJ

实际、现实主义。果断，一旦下决心就会马上行动。善于将项目和人组织起来将事情完成，并尽可能用最有效率的方法得到结果。注重日常的细节。有一套非常清晰的逻辑标准,有系统性地遵循,并希望他人也同样遵循。在实施计划时强而有力。

(14) ESFJ

热心肠、有责任心、合作。希望周边的环境温馨而和谐,并为此果断地执行。喜欢和他人一起精确并及时地完成任务。事无巨细,都会保持忠诚。能体察到他人在日常生活中的所需并竭尽全力帮助。希望自己和自己的所为能受到他人的认可和赏识。

(15) ENFJ

热情、为他人着想、易感应、有责任心。非常注重他人的感情、需求和动机。善于发现他人的潜能,并希望能帮助他们实现。能成为个人或群体成长和进步的催化剂。忠诚,对于赞扬和批评都会积极地回应。友善、好社交。在团体中能很好地帮助他人,并有鼓舞他人的领导能力。

(16) ENTJ

坦诚、果断,有天生的领导能力。能很快看到公司/组织程序和政策中的不合理性和低效能性,发展并实施有效和全面的系统来解决问题。善于做长期的计划和目标的设定。通常见多识广,博览群书,喜欢拓宽自己的知识面并将此分享给他人。在陈述自己的想法时非常强而有力。

具体的管理策略如下:

前文提到,管理中的人包括管理者和被管理者,所以当通过MBTI知道上下级的性格类型之后,就更加容易进行管理。比如,一位管理者与其下属一直沟通不畅,完成任务都成为一种困难,当无法调和的时候,工会同事就可以通过MBTI性格测试去发现并干预。

当测试的结果是管理者ENTP(外向直觉思维知觉),而下属是ISTP(内向感觉思维知觉),那么对于这位管理者而言,其管理风格更倾向于一种互动的领导行为,更具创造性和应对变化的能力,不可避免地就会与下属——一位安静的观察者发生分歧。那么在了解双方的性格类型后,作为协调方的工会同事,可以帮助上下级更加了解对方,并提出可行性的解决方案,让彼此适应团队的环境,如果实在无法调和,也可根据其性格的不同,匹配其他岗位和部门的需求,让双方在企业中都能获得适合的土壤,继续为企业效力。

对于"管理中的人"而言,根据心理学家大卫·凯尔西的发现,进一步将 MBTI 性格类型系统中的四种性格倾向组合与古老智慧所归纳的四种性情整合,组合成四大性情:

概念主义者 = NT 型理性者;

经验主义者 = SP 型技艺者;

理想主义者 = NF 型理想主义者;

传统主义者 = SJ 型护卫者。

可以参考他的著作《请理解我》,其中会对 16 种性格类型做具体分析,并归纳总结四种大类,方便学习和掌握。

3. 行为特征分析

在管理中,除了大家耳熟能详的马斯洛需求层次理论(需求与动机)以及拥有全球认证体系的 MBTI(气质与性格)之外,再介绍两个非常简单实用的工具。

(1) DISC 个性测验

DISC 理论是一种"人类行为语言",其基础为美国心理学家威廉·莫尔顿·马斯顿博士(Dr. William Moulton Marston)在 1928 年出版的著作《常人的情绪》(*Emotions of Normal People*)。马斯顿博士是研究人类行为的著名学者,他的研究方向有别于弗洛伊德和荣格所专注的人类异常行为,DISC 研究的是由内而外的人类正常的情绪反应。其之后的学者进一步将该理论发展为测评,也就是大家所熟知的 DISC 测评。

人有四种基本的性向因子,这些性向因子以复杂的方式组合在一起,构成了每个人独特的性格。马斯顿博士发现行事风格类似的人会展现出类似的行为,这些复杂的行事风格都是可辨认、可观察的正常的人类行为,而这些行为也会表现为一个人处理事情的方式。

DISC 个性测验由 24 组描述个性特质的形容词构成,每组包含四个形容词,这些形容词是根据支配型(D)、影响型(I)、服从型(C)、稳定型（S）和四个测量维度以及一些干扰维度来选择的，要求被试从中选择一个最适合自己和最不适合自己的形容词（见图2.29、图2.30）。测验大约需要10分钟。目前DISC是企业广泛应用的、基于行为特征分析的一种人格测验，用于测查、评估和帮助人们改善其行为方式、人际关系、工作绩效、团队合作、领导风格等。

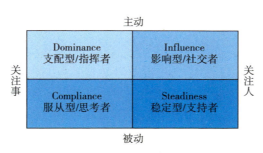

图 2.29　DISC 性格类型

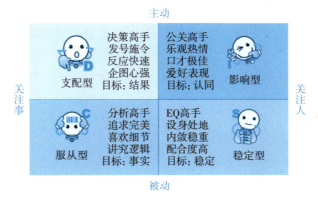

图 2.30　DISC 性格类型及优势

相对于 MBTI 的体系，DISC 更加简单易操作，40 道题目可以快速地得出结果，实用性很强。特别适用于要大规模施测的情况下或者用于团队中。DISC 虽然没有 MBTI 的国际认证，但是的确实用且便于理解和拓展。具体题目如下：

以下每一题的四个选项中只选择一个最符合你自己的，并在英文字母后面做记号。一共40题。不能遗漏。注意：请按第一印象最快地选择，如果不能确定，可回忆童年时的情况，或者根据你最熟悉的人对你的评价来选择。

第 1 题：

①富于冒险：愿意面对新事物并敢于下决心掌握的人（D）。

②适应力强：轻松自如适应任何环境（S）。

③生动：充满活力，表情生动，多手势（I）。

④善于分析：喜欢研究各部分之间的逻辑和正确的关系（C）。

第 2 题：

①坚持不懈：要完成现有的事才能做新的事情（C）。

②喜好娱乐：开心，充满乐趣与幽默感（I）。

③善于说服：用逻辑和事实而不用威严和权力服人（D）。

④平和：在冲突中不受干扰，保持平静（S）。

第 3 题：

①顺服：易接受他人的观点和喜好，不坚持己见（S）。

②自我牺牲：为他人利益愿意放弃个人意见（C）。

③善于社交：认为与人相处是好玩，而不是挑战或者商业机会（I）。

④意志坚定：决心以自己的方式做事（D）。

第 4 题：

①使人认同：因人格魅力或性格使人认同（I）。

②体贴：关心别人的感受与需要（C）。

③竞争性：把一切当作竞赛，总是有强烈的赢的欲望（D）。

④自控性：控制自己的情感，极少流露（S）。

第 5 题：

①使人振作：给他人清新振奋的刺激（I）。

②尊重他人：对人诚实尊重（C）。

③善于应变：对任何情况都能做出有效的反应（D）。

④含蓄：自我约束情绪与热忱（S）。

第 6 题：

①生机勃勃：充满生命力与兴奋（I）。

②满足：容易接受任何情况与环境（S）。

③敏感：对周围的人事过分关心（C）。

④自立：独立性强，只依靠自己的能力、判断与才智（D）。

第 7 题：

①计划者：先做详尽的计划，并严格按计划进行，不想改动（C）。

②耐性：不因延误而懊恼，冷静且能容忍（S）。

③积极：相信自己有转危为安的能力（D）。

④推动者：动用性格魅力或鼓励别人参与（I）。

第 8 题：

①肯定：自信，极少犹豫或者动摇（D）。

②无拘无束：不喜欢预先计划，或者被计划牵制（I）。

③羞涩：安静，不善于交谈（S）。

④有时间性：生活处事依靠时间表，不喜欢计划被人干扰（C）。

第 9 题：

①迁就：改变自己以与他人协调，短时间内按他人要求行事（S）。

②井井有条：有系统有条理安排事情的人（C）。

③坦率：毫无保留，坦率发言（I）。

④乐观：令他人和自己相信任何事情都会好转（D）。

第 10 题：

①强迫性：发号施令，强迫他人听从（D）。

②忠诚：一贯可靠，忠心不移，有时毫无根据地奉献（C）。

③有趣：风趣，幽默，把任何事物都能变成精彩的故事（I）。

④友善：不主动交谈，不爱争论（S）。

第 11 题：

①勇敢：敢于冒险，无所畏惧（D）。

②体贴：待人得体，有耐心（S）。

③注意细节：观察入微，做事情有条不紊（C）。

④可爱：开心，与他人相处充满乐趣（I）。

第 12 题：

①令人开心：充满活力，并将快乐传于他人（I）。

②文化修养：对艺术学术特别爱好，如戏剧、交响乐（C）。

③自信：确信自己个人能力与成功（D）。

④贯彻始终：情绪平稳，做事情坚持不懈（S）。

第 13 题：

①理想主义：以自己完美的标准来设想衡量新事物（C）。

②独立：自给自足，独立自信，不需要他人帮忙（D）。

③无攻击性：不说或者做可能引起别人不满和反对的事情（S）。

④富有激励：鼓励别人参与、加入，并把每件事情变得有趣（I）。

第 14 题：

①感情外露：从不掩饰情感、喜好，交谈时常身不由己接触他人（I）。

②深沉：深刻并常常内省，对肤浅的交谈、消遣会厌恶（C）。

③果断：有很快做出判断与结论的能力（D）。

④幽默：语气平和而有冷静的幽默（S）。

第 15 题：

①调解者：经常居中调解不同的意见，以避免双方的冲突（S）。

②音乐性：爱好参与并有较深的鉴赏能力，因音乐的艺术性，而不是因为表演的乐趣（C）。

③发起人：高效率的推动者，是他人的领导者，闲不住（D）。

④喜交朋友：喜欢周旋聚于会中，擅交新朋友，不把任何人当陌生人（I）。

第 16 题：

①考虑周到：善解人意，帮助别人，记住特别的日子（C）。

②执着：不达目的誓不罢休（D）。

③多言：不断地说话、讲笑话以娱乐他人，觉得应该避免沉默带来的尴尬（I）。

④容忍：易接受别人的想法和看法，不需要反对或改变他人（S）。

第17题：

①聆听者：愿意听别人倾诉（S）。

②忠心：对自己的理想、朋友、工作都绝对忠实，有时甚至不需要理由（C）。

③领导者：天生的领导，不相信别人的能力能比上自己（D）。

④活力充沛：充满活力，精力充沛（I）。

第18题：

①知足：满足自己拥有的，很少羡慕别人（S）。

②首领：要求领导地位及别人跟随（D）。

③制图者：用图表数字来组织生活，解决问题（C）。

④惹人喜爱：人们注意的中心，令人喜欢（I）。

第19题：

①完美主义：对自己、对别人都高标准，一切事物都有秩序（C）。

②和气：易相处，易说话，易让人接近（S）。

③勤劳：不停地工作，完成任务，不愿意休息（D）。

④受欢迎：聚会时的灵魂人物，受欢迎的宾客（I）。

第20题：

①跳跃性：充满活力和生气勃勃（I）。

②无畏：大胆前进，不怕冒险（D）。

③规范性：时时坚持自己的举止合乎认同的道德规范（C）。

④平衡：稳定，走中间路线（S）。

第21题：

①乏味：死气沉沉，缺乏生气（S）。

②忸怩：躲避别人的注意力，在众人注意下不自然（C）。

③露骨：好表现，华而不实，声音大（I）。

④专横：喜命令支配，有时略显傲慢（D）。

第22题：

①散漫：生活任性无秩序（I）。

②无同情心：不易理解别人的问题和麻烦（D）。

③缺乏热情：不易兴奋，经常感到好事难做（S）。

④不宽恕：不易宽恕和忘记别人对自己的伤害，易嫉妒（C）。

第 23 题：

①保留：不愿意参与，尤其是当事情复杂时（S）。

②怨恨：把实际或者自己想象的别人的冒犯经常放在心中（C）。

③逆反：抗拒或者拒不接受别人的方法，固执己见（D）。

④唠叨：重复讲同一件事情或故事，忘记已经重复多次，总是不断找话题说话（I）。

第 24 题：

①挑剔：坚持琐事细节，总喜欢挑不足（C）。

②胆小：经常感到强烈的担心焦虑、悲戚（S）。

③健忘：缺乏自我约束，导致健忘，不愿意回忆无趣的事情（I）。

④率直：直言不讳，直接表达自己的看法（D）。

第 25 题：

①没耐性：难以忍受等待别人（D）。

②无安全感：感到担心且无自信心（S）。

③优柔寡断：很难下决定（C）。

④好插嘴：一个滔滔不绝的发言人，不是好听众，不注意别人的说话（I）。

第 26 题：

①不受欢迎：由于强烈要求完美而拒人千里（C）。

②不参与：不愿意加入，不参与，对别人生活不感兴趣（S）。

③难预测：时而兴奋，时而低落，或总是不兑现诺言（I）。

④缺同情心：很难当众表达对弱者或者受难者的情感（D）。

第 27 题：

①固执：坚持照自己的意见行事，不听不同意见（D）。

②随兴：做事情没有一贯性，随意做事情（I）。

③难以取悦：因为要求太高而使别人很难取悦（C）。

④行动迟缓：迟迟才行动，不易参与或者行动，总是慢半拍（S）。

第28题：

①平淡：平实淡漠，中间路线，无高低之分，很少表露情感（S）。

②悲观：尽管期待最好，但往往首先看到事物不利之处（C）。

③自负：自我评价高，认为自己是最好的人选（D）。

④放任：许别人做他喜欢做的事情，为的是讨好别人，令别人鼓吹自己（I）。

第29题：

①易怒：善变，孩子性格，易激动，过后马上就忘了（I）。

②无目标：不喜欢目标，也无意定目标（S）。

③好争论：易与人争吵，不管对何事都觉得自己是对的（D）。

④孤芳自赏：容易感到被疏离，经常没有安全感或担心别人不喜欢和自己相处（C）。

第30题：

①天真：孩子般的单纯，不理解生命的真谛（I）。

②消极：往往看到事物的消极面阴暗面，而少有积极的态度（C）。

③鲁莽：充满自信，有胆识，但总是不恰当（D）。

④冷漠：漠不关心，得过且过（S）。

第31题：

①担忧：时时感到不确定、焦虑、心烦（S）。

②不善交际：总喜欢挑人毛病，不被人喜欢（C）。

③工作狂：为了回报或者说成就感，而不是为了完美，因而设立雄伟目标不断工作，耻于休息（D）。

④喜欢认同：需要旁人认同赞赏，像演员（I）。

第32题：

①过分敏感：对事物过分反应，被人误解时感到被冒犯（C）。

②不圆滑老练：经常用冒犯或考虑不周的方式表达自己（D）。

③胆怯：遇到困难退缩（S）。

④喋喋不休：难以自控，滔滔不绝，不能倾听别人（I）。

第 33 题：

①腼腆：事事不确定，对所做的事情缺乏信心（S）。

②生活紊乱：缺乏安排生活的能力（I）。

③跋扈：冲动地控制事物和别人，指挥他人（D）。

④抑郁：常常情绪低落（C）。

第 34 题：

①缺乏毅力：反复无常，互相矛盾，情绪与行动不合逻辑（I）。

②内向：活在自己的世界里，思想和兴趣放在心里（C）。

③不容忍：不能忍受他人的观点、态度和做事的方式（D）。

④无异议：对很多事情漠不关心（S）。

第 35 题：

①杂乱无章：生活环境无秩序，经常找不到东西（I）。

②情绪化：情绪不易高涨，感到不被欣赏时很容易低落（C）。

③喃喃自语：低声说话，不在乎说不清楚（S）。

④喜操纵：精明处事，操纵事情，使对自己有利（D）。

第 36 题：

①缓慢：行动、思想均比较慢，过分麻烦（S）。

②顽固：坚持依自己的意愿行事，不易被说服（D）。

③好表现：要吸引人，希望自己成为被人注意的中心（I）。

④有戒心：不易相信，对语言背后的真正的动机存在疑问（C）。

第 37 题：

①孤僻：需要大量的时间独处，避开人群（C）。

②统治欲：毫不犹豫地表示自己的正确或控制能力（D）。

③懒惰：总是先估量事情要耗费多少精力，能不做最好（S）。

④大嗓门：说话声和笑声总盖过他人（I）。

第 38 题：

①拖延：凡事起步慢，需要推动力（S）。

②多疑：凡事怀疑，不相信别人（C）。

③易怒：对行动不快或不能完成指定工作时易烦躁和发怒（D）。

④不专注：无法专心致志或者集中精力（I）。

第39题：

①报复性：记恨并惩罚冒犯自己的人（C）。

②烦躁：喜新厌旧，不喜欢长时间做相同的事情（I）。

③勉强：不愿意参与或者说投入（S）。

④轻率：因没有耐心，不经思考，草率行动（D）。

第40题：

①妥协：为避免矛盾，即使自己是对的也不惜放弃自己的立场（S）。

②好批评：不断地衡量和下判断，经常考虑提出反对意见（C）。

③狡猾：精明，总是有办法达到目的（D）。

④善变：像孩子般注意力短暂，需要各种变化，怕无聊（I）。

将以上的选择做一个统计，并记在括号内。

D-（　）　　I-（　）　　S-（　）　　C-（　）

(2) 知人善用，人尽其才

总而言之，谈到管理，其主要任务之一就是知人善用，从而使得人尽其才。而"知人"就是要对人的需求和动机、气质和性格有一定的了解。以上介绍的所有"知人"的工具都可以帮助管理者和被管理者更好地了解自己，从而推己及人、换位思考，让整个团队处于更加融合和高效的状态中。在企业中，每个人都是特殊的存在，没有好坏之分，只有适合与否。那么接下来，就进入"善用"的部分，探讨管理中的事与情境领导。

(二) 管理中的事——遵从情境管理

谈到管理中的事，范围极其广泛，内容极度复杂，涉及的学科和领域也数不胜数，因此脱离了实际的地域、行业、岗位、工种去谈论管理只是纸上谈兵，纯理论和概念的管理对于真实的日常工作和运营收效甚微。所以，本部分内容将结合当下各个企业面临的共同挑战，举例从不同岗位的特性出发，探讨管理中的事，运用情境领导方式，试图让管理的结果呈现企业与个人双赢的局面。

1. 大势所趋

随着 2021 年的到来，1998 年出生的大学生也开始步入社会，曾经在人们心目中标志年青一代的"90 后"都已经开始迈入 30 岁大关。猎聘网 2020 年提供的研究数据表明："90 后"群体已占企业白领人数的 42%。2021 年，"00 后"也开始进入企业实习，体验职场，为几年后开启"00 后"群体现象做准备。这几年的各类网络热词、"80 后"与"90 后"的偶像之战，都从各个方面体现了"90 后"要从他们的视角发声，代际间的鸿沟不重要，重要的是呈现独特的自己。无论企业忐忑还是欢喜，新生代就是这样浩浩荡荡地到来了。

2021 年全国第七次人口普查结果显示，15—59 岁的人口比重下降了 6.79 个百分点。也就是说，之后几年在市场上的劳动力数量会下降，市场上会出现"僧多粥少"的局面，企业要招到好的人才，不得不上演"抢人大战"。近年来，大型企业每年校招的时间不停地往前调整，也是因为抢人而自然产生的结果。那么到底未来如何吸引、留住年轻人，如何让企业的战略发展跟得上社会变化的大潮流，如何在保持企业初心不变的情况下，走出一条充满活力的新道路，都是企业管理者面临的挑战。

2. "90 后"的特点

在"管理中的人"部分内容中已经提及可以通过测试了解管理者和被管理者，然而不得不承认，现在社会的变化速度远超我们心理学发展的速度。再精妙的测试和施测也无法跟上日新月异的职场风云，所以在深入探讨岗位之前，先着重理解一下"90 后"的特点。

"90 后"是指在 1990 年到 1999 年出生的人，相对应的是出生在 1980 年到 1989 年的"80 后"。从出生年代就可以发现，"80 后"出生的时代，中国经济在慢慢复苏，中国是在 1986 年重新返回关贸总协定。虽然并不缺物质，但是"80 后"还是处于一个可以为了一条果丹皮和一块大大泡泡糖而大打出手的年代；经过 10 年时间，中国的经济开始腾飞，2001 年正式加入世界贸易组织，物质已经整体上富足，且市场经济的快速发展带来大量的社会机会和红利，再加上独生子女政策的推行，让"90后"更能得到父母的良好陪伴，可谓精神文明建设和物质文明建设两手抓。

特点一：无欲则刚。

"90后"生长在一个充满精神和物质的世界里，大体上拥有一个无忧无虑的童年，那么等他们进入职场，就会出现一个比较普遍的特点——"无欲则刚"，在一线和二线城市尤为明显。有这样一件真实的案例，在上海某外资企业，一位"90后"上海女员工作为这家公司的前台已经工作了1年的时间。人力资源经理为了留住员工，要考虑激励和关爱她，所以与"90后"进行了一次面谈。面谈的目的是进一步了解她，理解她的工作内容和性质，发现她的需求，激励她更好地工作，也可以考虑为她提供转岗的机会。谈话进行了不到10分钟，"90后"就表示知道经理是为了激励鼓励她更好地工作，给她更多在公司发展的机会，提供更广阔的学习平台，但是这些并不是她想要的，她觉得前台工作很好，不用加班，工作也没有压力，她只是把企业当作一个可以稳定社交、顺便缴纳社保的地方，看中的并不是工资和发展。毕竟她家里是上海本地人，动迁拿了房，每个月靠租金就能过日子。她更加关注自己在有一份工作的同时，可以有时间兼顾自己的兴趣爱好，做自己想做的事情。谈话结束后，人力资源经理带着一股心中挥之不去的惆怅和郁闷，想找到管理激励"90后"的办法，因为如果这类员工越来越多，势必会影响企业的整体士气，没有了斗志和发展愿望的企业，能持续多久呢？

针对企业中碰到的"无欲则刚"，就可以回到前文中提到的"需求和动机"部分试着做出应对。"无欲"并不是真的一点"欲"、一点"需求"都没有，比如上述案例中的"90后"就有一个明显的需求——稳定社交。企业是一个可以让她交到朋友的平台，那么她在企业的主要需求很明显就是马斯洛需求层次理论中的"社交需求"。要留住和激励这样的员工就不要跟她谈工资、谈绩效、谈发展，而是要跟她谈团队、谈氛围、谈合作。

特点二：求关注。

腾讯从 1999 年开始开发 QQ，到 2009 年内测微博，再到 2011 年推出微信，2013 年微信开始普及，这十几年是中国社交媒体大力发展的时间，也正好是"90 后"从孩童走向成熟的人生过程。所以，如果说社交媒体的发展是竭尽全力争取所有用户的关注，那在这个社会大背景下成长起来的"90 后"，也同样如社交媒体一般，需要身边人的关注。根据澎湃新闻的报道，2020 年"90 后"用户规模超越了"80 后"，成为移动互联网新的主流人群。这个人群在结交新朋友的时候，不是交换电话号码，而是交换微信；需要知道朋友最近怎么样，不是通过电话或者见面，而是通过微信朋友圈或者各类社交账号；要表示对一个人的好感和关注，不是通过语言告诉对方，而是用点赞和评论。

另外，"90 后"大多是独生子女，在一家人 6 对 1 的关注中茁壮成长，培养出了各类创造力、艺术感知力、情感的能力，同时也自然而然地需要被关注。曾经有一档脱口秀节目的一个问题是："老板不喜欢我，我应该离职吗？"这个问题带有非常强烈的"90 后"色彩，因为后面紧接着的一个回答是："我作为老板，很想问一个问题：你是谁？"

"求关注"这一特点是在时代背景下的群体现象，那么对于企业内部的管理就需要多关注这个特点，避免事倍功半。

特点三：个性。

大众给"90 后"贴上了许多标签，有时很难一言以蔽之。因为的确有截然不同的"90 后"一代的存在，比如有些人认为工作诚可贵，梦想价更高，但是有趣的是每年冲向互联网企业的，愿意"996"的还是他们；比如有些人认为团队活跃融洽最重要，但是有些人则喜欢唯我独尊。所以，如果一定要给"90 后"一个标签，"个性"比较合适。对"90 后"而言，没有定势，永远不变的是变化，你可以爱你的动漫、游戏，我可以欣赏我的歌剧、脱口秀；你可以天天互联网"996"，我可以来一场说走就走的旅行；你可以彻夜排队买潮货，我可以整夜无眠看直播。反正就是各有各的生活，各有各的精彩，最不喜欢的是我跟你们一样！

以上是"90后"比较普遍的三个特点，那么在企业内部的不同岗位中，需要尽可能地考虑到特点与岗位的匹配，如果不能匹配，就需要用其他管理方法加以缓和与协调，在保障员工的身心健康的同时，确保工作的顺利完成。

3. 轨道交通行业重点岗位及岗位特征

对于运营一分公司而言，经过专业的EAP服务，明确了九大重点岗位，包括客运营销中心的电客车司机、行车值班员、值班站长，工务通号中心的通信维护员、信号维护员，车辆中心的电客车维修员（日检工班），调度中心的调度员，供电机电中心的低压供电维修员（电源工班）、BAS维修员（监控综合中央工班）。这里总结其中4个岗位的3个明显岗位特点，再结合前文的MBTI和"90后"特点展开说明。

（1）电客车司机

电客车司机岗位主要特点是该岗位员工一直处于封闭的工作环境中；工作内容具有高强度、高警觉性；工作的重复性很高，据统计重复动作次数超过每天1000次。

针对这个岗位特点，需要匹配的性格是注意力方向偏内向I的，因为长期处于封闭的工作环境，内向会更容易适应；而判断方式需要偏向思维T的，且生活方式偏向判断J的，因为需要相对理性的判断来对抗重复性和高强度带来的疲劳。因此，可以考虑选择ISTJ或者INTJ的性格类型，这两个类型都属于安静、不易分心的性格，致力于完成任务。

如果这一岗位由"90后"担任，那就需要特别注意"求关注"之一特点。长期的付出没有被看到，就会使其觉得工作失去意义，即使是性格特别勤勤恳恳的、内向的、严谨的人也不例外。所以，作为管理者需要考虑开展各项内外部宣传工作，让这些天天坚守在岗位的工作者出现在大众的视野中。（具体内容会在"管理中的措施"部分展开。）

（2）行车值班员和值班站长

行车值班员和值班站长岗位主要特点是该岗位员工是情绪劳动体，代表企业形象，需要微笑服务。

情绪劳动本质上是个人根据组织制定的情绪行为管理目标所进行的情绪调节行为，也可以认为是工作绩效的一个重要部分。人生来就是有情绪的，工作中要求员工一直以某一水平的情绪表达为标准展现自己的情绪，隐藏自己的真实情绪，带来情绪劳动。而长期的情绪劳动，则可能带有消极的影响，严重的会出现躯体化表现。因此如何有效地管理情绪劳动是当代人力资源管理所需要思考的一个重要问题。

针对这个岗位特点，需要匹配的性格是注意力方向偏外向 E 的，有利于人际互动；而判断方式最好偏向于思维 T 的，也就是情感相对比较豪放的人，那么当情绪来袭的时候，不会被情绪淹没，也不用花太多的情绪劳动来调整自己以面对乘客。

如果这一岗位由"90 后"担任，挑战就在于"个性"。中国式的微笑服务具有明确的标准，比如笑露八颗牙，眼神"三个度"。这些对于彰显个性的"90 后"来说是一种陈词滥调。那么如何在兼顾服务质量的前提下，又彰显新生代的特色就是管理者需要考虑的问题。比如：是否可以让他们成为自己微笑服务的主人，提出可行性方案，一旦得到上级批准就可以在部分站点进行试行；还可以考虑举办各个站点之间的创意比赛，评选"最佳微笑"等。

（3）调度员

对于调度员，一方面其所处的工作环境单调，工作警觉性要求高；另一方面又需要在工作时指挥其他部门，协同工作。所以其岗位特点有电客车司机的高警觉性，也有行车值班员和值班站长的情绪劳动，是一个综合能力比较强的岗位。

那么针对这个岗位特点，需要匹配的性格应该是在 MBTI 中的各项得分相对平衡的类型，有比较强的可塑性和延展性，可以根据岗位需要调整自己。

如果这一岗位由"90 后"担任，挑战可能就在于职业的发展和激励上。调度员本身的职业上升通道设置不足，很容易停滞不前。那么对于想在企业继续发展的员工，可以在其通过一定的考核后，安排轮岗，抑或是对于"无欲则刚"的员工根据其需求进行相应的激励和管理。

4. 情境领导，差异管理

在了解了员工个性差异、岗位特点以及员工与岗位匹配之后，介绍一个实用性很强的情境领导模型（见图2.31）。情境领导理论由行为学家保罗·赫塞博士和肯尼思·布兰查德提出，赫塞和布兰查德认为，领导者的领导方式应同下属员工的成熟程度相适应，在下属员工渐趋成熟时，领导者依据下属的成熟水平选择正确的领导风格取得成功。此模型的关键就在于如何使领导者的领导方式或风格与下属员工的成熟程度相适应。

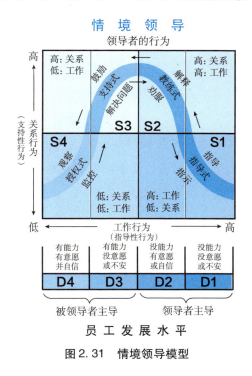

图2.31 情境领导模型

如图2.31所示，模式使用两个领导维度：任务行为、关系行为。每一维度有高有低，从而组合成以下四种具体的领导风格：

①指导式（高工作、低关系），领导者定义角色，告诉下属应该干什么、怎么干以及何时何地去干。

②教练式（高工作、高关系），领导者同时提供指导性的行为与支持

性的行为。

③支持式（低工作、高关系），领导者与下属共同决策。领导者的主要角色是提供便利条件与沟通。

④授权式（低工作、低关系），领导者提供极少的指导或支持。

下属的成熟度由低到高设定为四个阶段：

D1：当一名员工刚投入工作时，一般来说，工作热情高，但经验不足，工作能力偏低，对这样的人，我们称之为"热情"的初始者。

D2：当一名员工投入工作之后，经过一段时间，对环境开始有所认识，逐步适应，工作能力也有所提高，但初始"三把火"的工作热情亦已降温，对这样的人，我们称之为"梦醒"的工作者。

D3：当一名员工投入工作已积累相当的经验时，工作能力比一般水准要高，但对环境习以为常，工作意愿时好时差。这种人，我们称之为"勉强"的贡献者。

D4：当一名员工步入稳定发展时期，认识到工作与自身的价值，工作态度积极、热情，工作能力增强，经验丰富，能够竭尽全力工作，对于这类人，我们称之为"成熟"的表现者。

（1）具体管理策略

在实际的管理工作中，应该如何运用这一模型呢？简单来说，就是可以根据员工的成熟度来选择可以使用的管理行为。

以新入职的应届毕业生为例，成熟度一般属于D1，热情高涨，能力不高、经验不足，这时管理者可以指导工作，一个命令触发一个行为的引导工作。

员工到达D2阶段，能力技能有所提高，但是工作积极性有所下降。那么，管理者可以用教练式的管理行为，一方面发布命令，严格控制，但另一方面，支持程度也很高，倾听员工的意见，鼓励他们自觉行动，就像一位好"教练"一样，在严格要求的同时会给予帮助，也要对好的行为给予赞扬。

员工到达D3阶段，能力技能都达到了比较高的水平，也已经融入团队,并拥有经验,然而可能会出现职业倦怠、工作积极性不稳定的情况,那么管理者可以运用支持式的管理行为,问题由管理者提出,决策由员工负责,如果决策没有问题,直接执行;如果有问题,采取另一种可以让员工再作进一步思考的方式,让员工自己制订出较佳的解决方案。

员工到达 D4 阶段,就是最佳状态时,管理者就要懂得授权,采取"无为而治"的态度。

情境领导模型有别于传统领导的特质理论,不只重视管理者自身行为能力的修炼,还强调管理者需要因人而异、因材施教。与前文提到的个体差异(需求与动机、气质和性格)以及岗位特点的分析的着眼点不谋而合。

(2) 尊重差异,管理有别

对于管理而言,"知人善用"的"善用"就是在了解了人的基础上,把某一特质的人合理适当地安排在相应的岗位,并给予相应的指导与支持。再结合"知人",就可以让管理变得更加游刃有余、刚柔有度。

然而,管理并不只是管理者与被管理者双方的事情,不是一个小团队、小单位自己做好就万事大吉的,而是需要从企业战略层面、更加宏观的角度对管理的各项措施进行刚性的规定和柔性的指导。

(三) 管理中的术——结合刚柔策略

在管理的概念"管理者通过各种职能,运用管理的方法,调动组织中的各种资源去实现组织目标的实践活动"中,除了管理者调动组织中的各种资源(比如"人")去实现组织目标这一重点之外,还有一个重点就是管理的方法——指用来实现管理目标而运用的手段、方式、途径和程序等的总称。

我们从企业管理的战略层面出发,将管理的方法分为"刚性"和"柔性"两部分,探讨在企业内部实用有效的管理方法,真正做到刚柔并济。

1. 刚性管理

所谓"刚性的管理方式",就是企业的强制性规定,例如规章制度、行为规范之类,是对该企业员工的强制性规范,必须做到,是不能踩踏的红线。在企业中刚性的规定无处不在，大到不能贪污受贿（必须符合国家法律法规），小到上班不能迟到，都是每一位员工必须严格遵守的。运营一分公司的"半军事化管理"理念就是这种刚性管理理念的输出之物。

（1）企业规章制度

在企业内部，刚性的规章制度从上至下会分两个层级，最上层的或者说是最底线的是企业总体的规章制度行为规范，一般情况下都会在员工手册中体现，在新员工入职时就人手一本，以确保员工知晓并按要求遵守。员工手册中的内容包括符合国家法律法规的，员工和企业相关的权利、责任和义务，例如工资福利、工作时间、休假、工作纪律、合同相关事宜等，还有员工违纪处罚管理规定，以及随着社交媒体的影响力日益壮大，有些企业会提出关于使用公司信息进行社交媒体传播的规定。

第二个层级也可以说是部门层级或者是业务线层级，就是对企业总体的规章制度行为规范进行细化后的详细规定。比如，企业规定上班需要打卡，不能迟到早退，但是不同部门员工的上班时间是不同的，有些甚至需要排班，那么就需要将总的规范下放到部门进行细化；再比如薪资福利方面，企业规定了员工的总工资包括基本工资、综合补贴、绩效奖金等，但是办公室后勤人员与销售部员工的薪资结构肯定是不同的，需要根据实际情况进行调整和说明。

（2）绩效考核体系

在刚性的管理方式中，与员工的成长、发展、晋升最休戚相关的就是绩效考核体系，因此这一体系是企业人力资源管理的重要内容，是企业管理强有力的手段之一，也成为企业管理中不可或缺的一部分。

绩效考核在企业内部通常也称为业绩考评，是针对企业中每个职工所承担的工作，应用各种科学的定性和定量的方法，对职工行为的实际效果及其对企业的贡献或价值进行考核和评价。整个绩效考核体系的内容纷繁复杂，接下来我们就选择几个重要内容进行分析探讨：考核目标、考核时间、考核方式。

①考核目标。

考核目标是在绩效考核中最终员工需要达成的目标,但是经常在企业中发生的情况就是:目标太低,员工2个月就完成目标,开启度假工作模式;目标太高,完全超出了员工的能力范围,员工进入"躺平"模式。那么如何设定目标会相对更有效、更理性、更能激发员工的潜力呢?

A. 在个人目标中设置一定比例的企业目标,让员工成为企业的主人。

很多管理者会抱怨,员工只关心自己的工资,根本不管企业的盈利情况。但是问题就在于员工也没有途径知道企业的总体情况,即使是在上市企业,同时员工也有能力看懂财务数据的情况下,一天上班忙碌之后,要自驱力多强大的员工才会考虑去看一下公司的财报?所以,作为管理者,需要通过制度,让员工知道一个大概,比如通过绩效考核的目标。

在设定员工个人考核目标时,放置一定比例的企业总体目标,比如:年销售额上升50%、年净利润增长30%等。假设,在员工100%的考核目标中,设置了40%为企业总体目标(具体比例建议控制在10%~40%,视岗位性质、企业战略而定),如果企业总体达到目标,那员工就能拿到其个人考核目标中的40%。如果这样做,你觉得员工会不会主动关心企业的盈利情况呢?

B. 考核目标需要符合SMART原则。

在很多企业中,员工觉得考核目标形同虚设,最终还是根据管理者的喜好给个评分。这种观点的由来跟考核目标的设立非常有关。我们经常会看到类似于工作认真负责、服务积极热情这样的目标。这种目标,不凭借主观来判断好坏都是不可能完成的任务。因此,推荐运用SMART原则设定目标,即:

目标必须是具体的(Specific),不是假大空的。

目标必须是可以衡量的(Measurable),能量化或者细化。

目标必须是可以实现的(Attainable),不能定太高,要努力一下可以完成的。

目标是要与其他目标具有一定的相关性(Relevant)。

目标必须具有明确的截止期限（Time – bound）。

C. 在个人目标中设定行为指标。

目前，很多企业已经在个人的绩效目标中，根据员工的职位级别以及公司的岗位胜任力模型设立行为指标和衡量依据，因为纯粹以目标为导向的绩效有时的确有些不近人情，且如果遇到经济萧条、贸易战、行业不景气等宏观因素，员工的士气会受到影响，可能会导致长期的企业氛围低迷。

但是，这一举措需要在企业各项制度都非常完善的基础上完成，适用于已经步入成熟期、需要进行转型的企业。

②考核时间。

考核时间更确切地说是考核周期。除了有些岗位有日常考核之外，一般企业常用的考核周期都是以年度为单位。有些以自然年，即从本年度的1月到本年度的12月，有些则以财务年，根据企业不同情况而定。关于考核时间，有两点需要强调：

A. 考核时间以年度、季度、月度为单位，并不代表管理者只需要以年度、季度、月度为单位评价员工。

心理学上有一个近因效应，简单来说就是指最近一次的记忆会促进对事物的印象。那么用在管理者身上，如果只是年度做考核的时候对员工做评价，聪明的员工完全可以利用近因效应，在考核前的一个月积极表现，加班加点，做出成绩，那年度的考核成绩肯定不会太差。

因此，对于管理者的要求是，虽然考核是以年度为单位，但是对团队员工的日常管理和定期的回顾总结也是非常有必要的，这也是保持年度考核公平公正的前提。

B. 有必要设定阶段性考核标准。

阶段性考核是在年度考核的中间设置多个时间进行考核，实质上不会做出评分。经过365天的变化之后，有多少还能按照原计划执行？所以，年中的考核就发挥了一个缓冲的作用，可以让大家回顾自己的目标，进行一波修正，也让目标更加符合实际发展。

③考核方式。

考核方式多种多样,有为人所熟知的平衡计分卡、360°考核法、行为锚定等级考核法、强制分布法等,这里想强调的并不是哪种方式好,哪种方式不好,而是要阐明:

A. 适合企业的方式最好。

前些年提到考核指标,最流行说"KPI(关键绩效指标)",这几年提到指标,流行说"OKR(目标与关键结果)",而实际上这两个指标都是考核指标的代称,最大的不同是原来很火的一家跨国企业用"KPI",而近几年一家超牛的互联网企业用"OKR"。很多企业会将其他成功企业的考核方式复制到自己的企业中,认为有了这些就能跟锚定的成功企业一样成功。但事实是,成功企业之所以成功不是因为有了这套方法,而是根据自己企业的情况量身定制了这套方法,看似是方法让其成功,本质是成功打造了方法。世界上没有两家一模一样的企业,即使要借鉴成功经验,也需要找到适合自己企业的,他家的精华也可能成为自家的糟粕。

B. 面谈——最基本、最有效的方法。

现在企业能够运用的科学管理的方法日趋增多,仅用于考核的就不下10种。然而我们还是要回归事物的本质来看待考核。考核的确是为了绩效,为了员工的发展,为了企业的将来,而考核的本质是什么呢?——是沟通(在"柔性的管理方式"中会展开),刚性地设置一个机制,让管理者与被管理者进行沟通,从下至上汇报工作,从上至下传导精神和指示。因此,无论企业用哪种考核机制,都要求上下级在考核期间完成基本的工作面谈,用形式化的沟通完成管理中最本质的工作。

另外,面谈的另一项软性作用就是,体现管理者对被管理者的关怀。企业的确是一个追求利益、效益至上的地方,但员工并不只是企业达到目的的手段,而是与企业一同走向目标的合作人或者可称之为主人翁。所以面谈就是在企业刚性管理的同时,加入关怀员工的部分,可以让员工更有归属感,能够与企业一起走向未来。

绩效考核体系的建立,有利于评价员工工作状况,是进行员工考核工作的基础，也是保证考核结果准确、合理的重要因素，更重要的是，这是刚性管理方式中不可或缺的部分，为企业的长期发展和长治久安打下基础。

总体来说，刚性的管理方式是一个企业所必需的准则，如同法律之于社会。然而，"水至清则无鱼，人至察则无徒"，中国人讲究太极思维，阴中有阳，阳中有阴，那么在企业中，又怎么能缺少与刚性的管理方式相对的柔性的管理方式呢？

2. 柔性管理

所谓柔性的管理方式，就是在企业中没有明文规定的，也并不是强制的，但是却能深入企业方方面面的管理方式，例如沟通、企业文化、团队氛围等，是企业管理中润物细无声的管理方式。

沟通是管理的基石。Communication（沟通）作为一个大学的专业，在欧美国家已经有一定的积累，运用到企业中也就顺理成章。目前国内有些500强外资企业是专门设立Communication部门的，翻译为沟通部或者传讯部。

把"沟通"放在柔性管理方式之首是有原因的，有两个70%反映了沟通在管理中的重要性。第一个70%是管理者实际上70%的时间是用在沟通上的，比如开会、谈判、谈话、做报告等；第二个70%是企业中70%的问题是由于沟通障碍引起的。接下来介绍组织沟通四项基本原则：

①信息透明。

企业在内部可以做到信息透明，除了让员工感觉被尊重，公平、公开、公正之外，最大的好处就是降低沟通成本，管理者无须通过刚性的管理方式就可以让员工了解公司。

②需要有反馈。

有些企业的确在内部做到了一直与员工保持沟通，传达企业的声音，但是经常会发生的情况是"上层自嗨、员工忽略"，为什么会这样呢？因为沟通只是第一步，不是沟通了就一定有效的，有效的沟通建立在有反馈的基础上。所以，企业是否建立了员工可以反馈的机制是沟通的关键。

③倾听。

在沟通有反馈的基础上，就要注意倾听。有时，员工是发声了，给了反馈了，但是管理者听了吗？听了之后给出答复了吗？如果反馈长期没有被"听"到，那慢慢地，之前所有的沟通就可能付之东流。

④对事不对人。

良好的沟通关系一旦建立，就要特别注意情绪管理。企业中需要沟通的内容，往往是存在一定的问题，沟通双方是带着解决问题的目的去沟通的。当预期的结果与设想不一致时，就容易产生矛盾，而矛盾的焦点就会容易变成人，而不是事情本身。

除了沟通原则之外，柔性管理中需要根据企业自身情况，仔细研究打磨，形成自身一套行之有效的沟通方式。具体可以从沟通的三个要素入手：

①沟通的对象。

沟通对象是指沟通内容所指向的对象，通俗地说就是谁是你说话的对象。为什么要搞清楚沟通对象呢？前文分析过"90后"的特点，试想对着"90后""80后""70后""60后"说同样的内容，效果会一样吗？因为不同的对象有不同的特点、背景、阅历，所以沟通前必须明确谁是你的对象。

②沟通的渠道。

沟通渠道是指沟通内容的载体，在企业内部可以是邮件、企业内刊、内网、员工大会等。如果一家企业的一线员工（没有企业邮箱）人数众多，企业却总是通过邮件等办公室沟通渠道发布信息，那对于企业整体的沟通而言无疑是存在很大漏洞的，需要做结构性的调整。

③沟通的内容。

沟通内容，很容易理解，就是想要传达什么信息。这一点看似简单，但是很多企业往往会在内容上差之毫厘、谬以千里。比如，很多上市企业会发布自己的财报，然后将同样的内容转发一份给员工看。这样的确没有什么大问题，唯一的问题就是员工看不懂，这样的沟通就是无效的，毕竟不是所有的员工都是大学金融或者财会专业毕业的。企业可以做的是在不改变财报的基础上，内部发布时加上几句重点的解释即可，不用全部内容，只要重点，用能看懂的大白话。

以上介绍了沟通的基本原则和三要素，接下来介绍企业内部的沟通方式。一般情况下，企业可以从沟通频率、渠道、对象、内容四个维度考虑自己的沟通方式。方式很多，这里选择几个极具代表性的方式进行阐述：

①员工大会。

频率：年度或者半年度。渠道：线下会议。对象：全体员工。内容：企业大事、业绩情况、表彰员工等。

员工大会一直是一种相对比较传统的沟通方式，但却是其他沟通方式无法替代的，即使目前面临疫情，也只是将线下会议改为线上会议，沟通的方式基本没有变化。员工大会的优点是可以让全员都有机会近距离接触到企业高层，从最高管理层那里直接获取企业当下的业务情况、盈利情况、未来发展方向等信息，在很大程度上是最为直接的沟通方式。如果再加上员工表彰，类似5年、10年服务奖的颁发，还能兼具激励员工的功能，的确是性价比很高的沟通方式。然而其缺点也非常明显，就是因为面向全员，无法考虑到不同员工之间的个体差异，所以一般员工大会的会议内容都是相对简单、直接、易懂的，就是要让大部分人都能接受，也因此员工大会的信息量并不会太大。

②企业内刊。

频率：季度或者月度。渠道：纸质杂志或者电子版。对象：全体员工。内容：企业近期新闻、员工之声、各地各项目情况等。

企业内刊相对员工大会的频率可以有所提高，主要是用于让员工获悉整个企业在过去的季度或者月度中发生的各类事件，信息的颗粒度会比员工大会精细很多，而且因为经过编辑筛选校稿等工作，内容准确性高，完全可以代表企业和高层发声。其优点很多：第一，可以增加员工间的曝光，增强团队凝聚力。前文提到的拥有"求关注"特点的"90后"，就可以成为企业内刊的常客，通过内刊的发布一方面让员工看到企业的新鲜血液、新生力量，另一方面也让"90后"员工感受到被关注、被重视，可以更好地投入到工作中；第二，可以让员工间相互理解对方的工作，为潜在的将来可能的协同工作做好准备；第三，是一个认可员工的平台，平时管理者的口头表扬，员工可能不以为然，但是一旦这样的表扬被内刊报道，就拥有了不一样的力量。总之，内刊的优点数不胜数，但是有一点需要注意：内容采集、投稿的公平公开，以及内刊本身的发布渠道和方式。这些因企业而异，这里不展开。

③日常内部新闻。

频率：每日或者按需。渠道：微信、钉钉或者微软 Yammer 等。对象：指定员工。内容：实时企业新闻、节日祝福、内部活动等。

随着技术的进步和互联网的普及，很多企业已经能够做到日常内部新闻的实时播报。借助如微信企业端、钉钉或者是微软 D365 的 Yammer 等工具，就可以面向指定员工发布实时新闻。目前，实时新闻的优点是可以及时沟通企业最新信息，可以快速反应，而且可以根据员工在系统内的属性，分地域、分部门甚至分入职年限发布相应信息，针对性和实时性同时具备。然而缺点就是企业在沟通部人员上的配备需要增加，也就是说人员成本会提升，工作强度比较大，对内部沟通流程审批的要求也会比较严格。总之，这一沟通方式，即使是在渠道成本搁置一旁的情况下，也是需要付出才会有产出的。

对于管理者而言，沟通的重要性不言而喻，先从最基本的原则和要素入手，根据企业的实际情况，慢慢丰富企业内部的沟通方式是管理中一个永恒的话题。

（四）管理中的道——EAP 助力管理刚柔并济、张弛有度

世界上的每个人都是独特的个体。我们每个人在成长过程中都受遗传和环境的交互影响，使我们在身心特征上显示出彼此各不相同的现象，这个理论叫作个体差异理论。简单来说，个体差异有发展水平差异（量上的差异）、能力结构差异（质上的差异）两种。我们在职场上表现出的价值

观、个性特征、综合能力、知识与技能方面均有所不同，如图2.32麦克利兰的冰山模型，冰山水面之上、人之可见的部分有知识与技能，这种可见指的是可测量、可观测的部分；被水面淹没的冰山之角影响之大不容忽视，那是不太容易受外在因素影响而改变的部分，对人们的行为倾向起决定性作用。

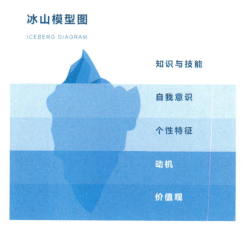

图2.32　麦克利兰冰山模型

这里所说的差异化管理，指的是柔性管理方法上的差异，是在刚性规则的基础上，管理者需要针对不同人群运用柔性的、个性化的管理策略、心理策略，来调动员工内驱力、提升个体及协作绩效，增强管理行为的有效性，进而实现组织目标的管理方式。总的来说包含以下两项：

1. 管理者人际技能的开发

作为管理者，需要在组织中发挥计划、组织、领导、控制四种职能，其中领导职能包含了指导、协调等工作。当管理者激励下属，指导别人的活动，选择最有效的沟通渠道并解决成员之间的冲突时，他们就是在履行领导的职能。

在履行管理者职能时，管理者为了成功实现企业目标，需要具备三种技能：技术技能、人际技能、概念技能。现今组织，越来越多的技术与专业能力优异者被提拔为基层、中层管理者时，仍缺乏人际技能（无论独自一人还是在群体中理解他人、与他人沟通、激励他人、支持他人的能力)、概念技能(足够的心智能力去分析和判断复杂情况的能力)。管理者也呈现日益年轻化的趋势,他们并未意识到人际技能对自身的重要性。在管理过程中,频频出现不善于倾听、难以理解别人的需要、不懂得如何处理冲突等问题。加之自我意识强烈的"90后""00后"新生代员工成为劳动者的主力军,这种人际技能的作用就显得更重要了。

2. 管理者管理策略的调整

管理者也是一个完整的、特殊的个体,有时候也会出错,也会有情绪,管理尺度的把握不易。如何处理好情绪、引领好员工,是一门很深的学问。目前来看,运营一分公司的员工越来越趋向年轻化,有关新生代员工的争议也逐渐增多,然而迄今为止员工管理常存在一个误区:以掌握话语权的"70后""80后"为坐标,考察年轻一代的问题与特色,企图"改变他们""引导他们"。然而事实上,新生代员工管理的核心在于,把年轻员工管理看作一个代际合作,理解管理者与新生代员工的冲突之源,理解他们在日常工作中的心态、处境与行为方式,这是改善企业新生代员工管理的核心所在。运营一分公司开展的《新生代员工的心理管理行为》等课程,有助于管理者更深入地了解与理解新生代员工,以更人性化与针对性的策略方法,对他们的工作进行积极合理的引导与管理,激发他们的潜能与动力,从而实现真正意义上的和谐共赢。

除了培训课程、普通心理咨询外,EAP项目组还为员工及其管理者提供绩效管理咨询的服务,绩效管理咨询也为管理者提供倾诉、探讨、行动、改变的途径和指引,使管理者能够在管理中张弛有度、刚柔并济。

基于个体的绩效咨询,是员工与管理者双向沟通的桥梁。它以心理咨询的技术(倾听性技术、影响性技术)为基础,由咨询师分别依次、交替、周期性地与员工、管理者进行有关绩效改善的沟通与促进,在交替循环的过程中(一般每人五次以上)寻找绩效改善的切入点,验证员工或管理者所陈述的事实与期待,找到员工与管理者各自认同的行动改善计划,进而促进他们各自绩效的提升,为团队绩效的提升提供相关支持。它分为寻找问题、验证问题、讨论对策、改善执行四个阶段。相对于普通心理咨询而言，绩效咨询的个案的跟踪、干预更复杂、更具系统化，而且有现实的绩效目标需要达成（见图2.33）。

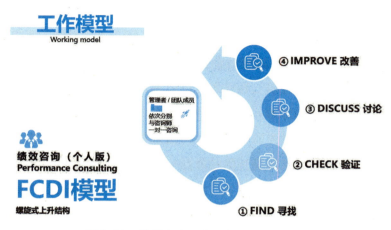

图2.33　绩效咨询（个人版）FCDI 模型

孙子兵法所言："顺，不妄喜；逆，不惶馁；安，不奢逸；危，不惊惧；胸有惊雷而面如平湖者，可拜上将军。"作为管理者，自我修为将是终其一生所需要修炼的功课。

（沈磊　何萍）

四、和谐互助的团队

"离群所居者，非神即兽。"亚里士多德的这句话很好地揭示了虽然每一个人都是独立的个体，但常人都无法做到脱离社会。又如"人是社会的人，不是个体的人"这个社会学观点，体现出整体价值的重要性，要想使个人意义充分体现出来，那么最好的方式就是把视角从个体转到整体之中，这也就反映了个体对于集体的依附性。当我们把整体的范围从社会缩小到一个公司，也就是在运营一分公司之下，也可以发现只提升个体的成长是片面的，如果在个体之上没有一个和谐互助的团队，那么分散的个体就很可能沦落成"一个和尚挑水喝，两个和尚抬水喝，而三个和尚却没水喝"的尴尬境地。因此这也就体现出了团队的重要性，那又是什么影响了一个和谐互助的团队的形成？一个好的团队所带来的就都是正向的影响吗？我们怎么才能构建成一个和谐互助的团队？这三个问题，在下文中会给出答案。

我们首先需要明确的是：什么是团队？团队（Team）是由基层和管理人员组成的一个共同体，它合理利用每一个成员的知识与技能进行协同的工作，一起解决问题，以达成共同的目标。这里就需要把团队与另一个概念——群体（Group）相区分。群体指的是为实现特定目标而组合到一起，并形成互动和相互依赖关系的两个或多个个体。两者的概念看似相近，实则存在质的区别。例如可以把苏州轨道交通运营一分公司看作一个正式的工作群体，它是由组织结构界定的，根据工作岗位判定工作任务的群体。在这样的一个群体中，个体成员的行为由组织目标规定，同时每一个人致力于实现组织目标。而工作团队就像是工作群体的一个子集，在一个群体中，分为许多个小的团队。在苏州轨道交通运营一分公司这样一个大的工作群体之中，其主要的重点岗位，如电客车司机、列车驾驶员、行车值班员、调度员、维修员就是一个个小的工作团队，同时，因为工作需要而聚合在一起的跨部门的组合，也形成了一个个工作团队。

在工作群体中，不一定需要也不一定有条件使成员共同努力完成集体任务，因此，工作群体的绩效水平主要是每个群体成员的个人贡献之和；而工作团队则不同，它是通过成员的共同努力，从中能够产生积极的协同作用，通过团队成员的努力使团队绩效远远大于个体的绩效之和。所以，作为一个团队成员，相互协同，共同为团队做出自己的贡献是十分重要的。而在个体之上，从整体的组织角度来看，个人的努力也会使团队形成一个良好的组织氛围，反过来再促进个人的积极态度与行为，为形成一个和谐互助的团队起到正向的影响。下文将对组织氛围进行详细的介绍。

（一）组织氛围塑造，和谐健康共进

影响一个团队更好发展的因素有很多，在这里首先介绍的是组织氛

围。组织氛围（organizational climate），又称组织气氛、组织气候，是指员工对组织环境的主观认知，而其感受到的组织特征又会长期影响到他们自身的态度与行为。组织氛围一词源自Tomas在1926年提出的认知地图（cognitive map）的概念，解释为个体在理解周围环境时所形成的内部图式。而Kurt Lewin则最早提出组织氛围这个概念，他把其定义为组织成员通过直接或者间接的方式感知组织环境后所产生的类似的感受。组织氛围作为组织行为学的专业研究发展至今，其内涵已经扩展至认知心理学、社会心理学和组织战略管理等领域。

1. 了解组织氛围

到目前为止，学界对于组织氛围的定义主要可分为三种：一是组织整体定义，二是个体知觉定义，三是综合定义。从组织整体的角度来看，组织氛围被认为是组织成员感知到的组织整体属性，或者环境的持久特征。这种成员的共同感知，最终营造出的组织氛围有独特性（可将组织与组织之间相区分）、稳定性（不因为时间的改变而发生巨大变化）、影响性（可以影响组织内成员的态度与行为）三个特点。

从个体知觉的角度来看，组织氛围是组织内成员对于关乎自身福利的工作环境以及组织本身对待员工的态度的共同心理感知。其强调了个体感知对于行为的影响作用，当每一个人的心理氛围趋同时，那么这种个体的心理感受就将聚合至团队或者组织水平，最终形成组织氛围。

综合定义就是将前两者的定义相融合，不再偏重一方，把客观的环境因素与主观的个体因素两者相结合。组织氛围是组织成员与组织环境经过动态的作用机制形成的，是员工对于工作场所本身所固有的设备、支持、奖励等内在的程序以及外在的行为的共同感知。

近年来，随着组织氛围理论不断地发展与扩充，在组织氛围的基础上，基于组织和管理者对于特定行为和特定现象的关注，组织氛围又被不同的学者划分出了全新的子概念，例如组织建言氛围、组织情绪氛围、组织创新氛围、组织公平氛围、顾客服务氛围和心理社会安全氛围，等等。这里所想要论述的组织氛围是指一般氛围，也就是不同影响因素共同导致的整体的复合型组织氛围。

组织氛围与组织文化的区别。在提到组织氛围时，组织文化（organizational culture）或称企业文化的概念有时会与之混淆。虽然两者似乎都影响着组织内成员的态度与行为，但是本质上两者的着重点是完全不同的。组织文化源自人类学，是一种组织在长期的生产经营中形成的特定的文化观念、价值体系、道德规范、传统风俗习惯和与此相联系的生产观念。在运营一分公司中就有对于企业文化的明确界定："为苏州加速，让城市精彩"的使命，"成为中国经典轨道交通集团"的愿景，"敬业、遵道、务实、融合"的价值观，以及对于发展、经营、管理、人才、团队、安全、服务、质量、创新、学习、廉洁等理念的集合体。组织文化主要是客观的组织的成员共有的价值观的体现，而组织氛围则是员工们对于组织环境的主观感知。组织文化可以说是组织氛围形成的必要条件，但其对于个体动机及行为的连接作用远不及组织氛围。

（1）组织氛围的研究基础

理论可以作为我们理解世界的方式，让我们清晰地了解事物如何运转。组织氛围背后也有支撑其的理论依据，不同的学者往往基于四种理论对组织氛围展开研究：社会信息加工理论、社会交互作用理论、意义建构理论和吸引—选择—磨合理论。这四种理论分别从不同的视角对组织氛围的形成与发展做出了解释，以下将展开论述。

①社会信息加工理论。

Salancik 于 1978 年提出的社会信息加工理论认为：个体可以依据周边环境所提供的线索做出判断，并以此解释与理解自身与他人的表现，基于这些信息，从而选择是否改变自己的认知与行为，即个体拥有强大的适应性。在工作环境中，组织氛围作为重要的信息线索影响着员工的态度与行为，个体在与组织成员的交流与互动中，受到其所感知氛围的影响调整自己，并在之后的情景中选择相似的行为。社会信息加工理论常用于解释类似于组织氛围对员工建言行为、员工助人行为等个体行为的影响，以及领导风格对组织氛围形成的影响。

②社会交互作用理论。

社会交互作用理论强调社会交互对于组织氛围的影响,其在相互作用主义视角的基础上,又糅合了主客观主义的观点,着重指出团队中一名员工逐渐社会化的重要性。因为个体社会化程度越高,意味着成员间的社会交互也就越多,从而他们理解事物的方式就会趋同,对于组织事件形成相似的解释。因此社会交互作用理论多用于探索团体成员特征与组织构成特征等影响组织氛围的前因变量。

③意义建构理论。

20世纪80年代提出的意义建构理论指出:个体持续地与组织中的其他成员交流互动,对环境做出解释,并赋予过去已经发生的事情一定的意义,而我们对于环境的感知与相应做出的互动,让我们不断建构起认知中的世界。意义建构就是从社会建构中变化而成的。其与社会交互作用理论有共通性,只是意义建构理论更加强调个体自身对于发生事件做出的解释,并使之慢慢变得客观化与合理化,从而影响认知态度与行为的变化的过程,后者更强调人与人之间的互动交流。

④吸引—选择—磨合理论。

吸引—选择—磨合理论是把组织产生的吸引力、员工在组织中的实践以及与组织的磨合三者结合起来,基于主观主义的视角,认为当个体拥有趋同的性格以及相似的特征,那么他们就更容易被同一个组织吸引,选择进入并留在这样一个组织中。长此以往同质化现象就会发生,一个组织中的成员对于一件事物的行事做法与认知态度就会趋同。同时在这样的一个组织中,个体反过来也被期望以相同的方式进行感知,两者形成一个相互促进的循环圈,由此得到进一步的强化,最终导致一种固定的组织氛围的产生。

(2) 组织氛围的基础构成

不同的学者对组织氛围进行了各有针对性的划分,但因为是对一个事物的研究,所以最终所想要表达的内容以及呈现方式会有所类似。许多研究的具体维度中较多地出现了组织结构、组织支持、人际关系与领导风格。下面将对这四个维度进行简短的介绍。

①组织结构——工作职责与目标的体现。

组织结构（organizational structure）是为了实现组织的目标，在组织价值观的基础上，经过组织设计，形成的组织内各个部门、各个层次之间固定的排列方式。其主要表现在组织的职权、职责、工作内容与工作目标等方面。在运营一分公司中，例如《客运营销中心岗位说明手册》《车站运作手册》以及各个岗位的岗位说明书都是组织结构在实际中的体现。

②组织支持——维持员工劳动输出的原动力。

1986年，美国学者Eisenberger等提出了员工感知的组织支持感（Perceived Organization Support，POS）。他强调组织对于员工的支持才是导致员工愿意为组织做出贡献的重要因素。就如同家是最温暖的港湾一样，当组织的支持让员工们感知到遇到问题或者困难时，组织是一个强大的后盾，可以使他们从困境中走出来，并且变得更加坚强，那么员工在工作中会表现得更自信、更乐观，充满希望，产生积极的归因，也因此会表现出更多的自愿希望，提高绩效水平，对于员工自身与企业都有积极的影响。这其中的因果关系也在许多研究中得到证实，例如在有关组织支持感与员工工作变量关系的研究成果，Schemerhorn等还认为员工绩效也是组织支持感、员工能力与努力的共同结果。

③人际关系——拉近员工之间距离的心理链条。

人际关系（interpersonal relationships）是指人与人之间，在一段过程中，彼此借由思想、情感、行为所表现的吸引、排拒、合作、竞争、领导、服从等互动关系。其主要的表现为人们心理上的距离远近、个人对他人的心理倾向以及会做出的相应的行为等。在同一个组织中，因为工作的客观原因会使得员工在距离上被拉近，同时工作中的沟通也使成员相互交往、接触的次数增多，这都有利于形成密切的人际关系。而且相处时间越长，越会产生相互影响，使其更可能拥有共同的理想与信念，对待问题的看法与解决问题的行为趋同。而主观层面的兴趣爱好的一致，也会促进人际关系的良性发展，这对于形成良好的组织氛围起到不可磨灭的重要作用。

④领导风格——引领团队氛围走向的强大力量。

领导是指挥、带领、引导和鼓励下属为实现目标而努力的过程。不同的领导者会影响组织形成不同的组织氛围，同时组织氛围也体现在领导风格之中，因此在组织氛围的研究领域，领导风格既是导致某一个组织形成相应氛围的前因变量，又是在研究组织氛围时的其中一个维度。领导者要在其中具体发挥的就是指挥、协调和激励的作用。领导者需要有影响力，才能使领导很好地进行下去。有研究指出，想要有更好的影响力、更有效的领导，领导需要做到多赞扬、少批判、多引导、常请求。前文中已经对领导与管理做出了详细的阐述，在这里介绍四种在组织氛围中研究较多的领导风格：变革型领导、交易型领导、服务型领导和精神型领导。

A. 变革型领导。

旨在通过让员工意识到所承担任务的重要意义，激发下属的高层次需求，建立相互信任的氛围。这种积极的领导风格可以促进员工集体效能感的提高，同时有利于知识在组织中的共享，给予员工充分的自主权，因此可以对组织创新起到良好的促进作用。在众多领导风格中，变革型领导对新颖想法的提出、尝试与探索的促进作用中位居前列。同时变革型领导对下属的心理资本有感染作用。

B. 交易型领导。

交易型领导被普遍认为强调交换员工的付出，以等量的付出获得相应的报酬，颇有种"种瓜得瓜，种豆得豆"的价值标准。领导强调员工要严格按照要求行事，只为能够很好地完成最终的目标。这种领导风格似乎对于提升员工的积极性没有帮助，也不利于组织的发展，更是会对创造力产生极大的抑制作用，但有研究指出，交易型的领导风格能够促进实用的创新行为的产生，这些创新的想法更加务实且符合市场的需求，能够为企业提供实质性的进展。

C. 服务型领导。

服务型领导是指领导主动为下属服务。与其他领导方式最终目标是企业的成长不同，服务型领导关注的是服务下属，所以这类领导会在组织内部积极创造机会营造成长氛围,鼓励下属成为更好的自己。这样的做法可以大大提升下属的能力,并且使员工感受到良好的支持,提高自主性。服务型领导对于员工的内部动机以及自我效能感均有正向影响,组织创新氛围也会在这个过程中增强。

D. 精神型领导。

精神型领导是一个以员工发展为导向的领导风格,其肯定了员工的内在价值观念和本身特性,注重员工自我探索、自我认知与自我成长。让员工可以在工作中勇于呈现出真实的自我,以此提升内在信念,获得更多的心理安全感,对于团队与组织更多的是抱有信任,从而更愿意为组织建言献策,以改善组织的现状。

当然在现实的领导中,一位领导者可能具备多种领导风格表现。领导者对组织氛围的影响很大,并且作为组织氛围的体现,我们也可以从领导风格中窥探到一些组织氛围所带来的积极影响,以及如何才能形成一个更好的组织氛围。

(3) 组织氛围的重要作用

在早期的组织氛围研究中,英国军工保健委员会在1915年对大量工作场所的干预因素进行了检查,得出了"要让工人在光线明亮、空气清新和温度适宜的房间里安静而舒适地进餐。这种干预可以使员工的健康和身体状况得到明显改善,减少疾病、降低缺勤率并可减少零散时间,减少酗酒的可能性和提高效率与产量"的结论。

霍桑实验是美国哈佛大学教授、管理学家梅奥在1924—1932年参与在芝加哥西方电气公司所属霍桑工厂为测定各种有关因素对生产效率的影响程度而进行的一系列试验。梅奥也在此基础上提出了人际关系学说,之后发展为行为科学,即组织行为理论。霍桑实验一共分为四个阶段:

A. 照明试验。

B. 继电器装配工人小组——福利实验。

C. 大规模访谈。

D. 接线板接线工人小组试验——群体实验。

科学研究需要首先制定实验假定并进行实验的设计，在照明试验中假定：随着照明强度增加，产量应增加。分为对照组和实验组，但最后实验结果无法解释，所以梅奥就继续进行实验。在接下来的"福利实验"中挑选了六名女工和一名观察员，改变各种工作条件、休息条件和奖励办法，产量不断地增加，同时一年半后，取消了相关条件，产量仍然较高。

最后这个实验得出结论：产量的增加是由于管理方式的改变带来士气的提高和人际关系的改善所引起的。但是这样的结论还是不能明确地体现出如何使工作效率提升，并且一个研究不具有普遍意义，所以研究继续进行。

通过调查研究，对西方电器公司的2万多名工人进行问卷调查和访谈。发现影响生产力的最重要因素是工作中发展起来的人际关系，而不是待遇和环境；任何一个人的工作效率都要受同事的影响。从而得出结论：不是工作环境，而是人际关系影响生产效率。

最后在群体实验中，得出非正式组织的存在及其对生产率的重大影响的结论。

霍桑实验的结论使得与他人友好交往，得到他人的关注与认可，即人际关系这一群体社会心理因素的重要意义变得越发突出。组织氛围比类似于组织环境、工作奖励等物质利益对工作效率、员工满意度有着更好的促进与影响作用。

以上理论研究肯定了组织氛围的积极作用与营造良好组织氛围的重要意义。在实际的发展与探索过程中，积累下来的实践经验也十分重要。基于心融EAP项目的员工自助式互联网平台——"苏心客栈"在运营一分公司的覆盖人数已逾7000人，此类互联网平台的服务周期已经到了第五个年头。就如鲁迅先生所说："这正如地上的路，其实地上本没有路，走的人多了，也便成了路。"在对于EAP的宣传与实践中，人们慢慢发现了帮助员工内心世界更强大的方法，"快乐心融H5"这样一个平台也正是因为可以切实、有效地帮助构建良好的组织氛围，为员工提供个人自助式学习、自测、一键咨询等服务，才吸引越来越多的人选择加入这个"大家庭"。

众人的选择不一定是真理，但是众人长期选择的事物一定有其优势所在。在这样一个平台中，员工可以建立起更高的组织认同、更好的组织承诺以及心理契约。接下来就从这三个方面谈谈良好的组织氛围所带来的积极作用。

①组织认同。

组织认同是指个人对于自己属于一个组织，或者与其有紧密联系的知觉与感受，是个体用组织成员的身份来定义自己的心理过程，是一种对组织产生的归属感或者共同感。例如在介绍自己时会用这样的语句："我是苏州轨道交通运营一分公司××中心的×××。"这也就是把自己划分成组织的一员，把组织的行为规范、价值观与目标进行了内化。组织认同的形成受到个体因素与组织因素的共同影响，一方面源于自我归类的需要，个体在建立有意义的联结后可以消除孤独感；另一方面源于自我提升的需要，个体在成为组织成员后可以满足情感与价值的需求，获得真实感。而当拥有一个良好的组织氛围时，员工对于组织的看法也就会更加正向积极，在强化个人的身份感后，组织认同便会增强。

②组织承诺。

组织承诺是个人对所属组织的心理认同（接受组织的价值观和目标）或依恋程度（是否愿意留在组织之中），也体现在员工对于义务与责任自觉承担的程度。研究表明，员工组织承诺与工作绩效的关系会因为被雇佣时间的长短而变化，时间越长，两者间的关系越强烈。工业与组织心理学家界定了三种组织承诺的类型：情感或态度承诺、行为或持续承诺和规范承诺。良好的组织氛围对三者都有促进作用。

③心理契约。

心理契约是在雇主和员工之间存在的一种不成文的协议。其中蕴含了管理层与员工之间对于双方的期望。例如，员工会期望管理层是公平公正的，并且可以提供给自身良好的工作条件，明确传达合理的日工作量，有渠道提供绩效反馈以使他们了解自己的工作表现。另外，管理层会期望员工具备良好的工作态度、听从指挥并对组织忠诚。在偏向集体主义的中国企业中，良好的组织氛围所带来的心理契约相较于硬性的规定，更多地被渗透到工作环境甚至是个人生活之中，产生积极的行为影响，最直观的就是提高工作效率。

2. 塑造组织氛围

（1）提升员工幸福感与组织绩效——EAP双效目标

组织认同、组织承诺、心理契约这些内在的心理态度，最终会影响员工的具体工作行为，而产生的良好行为就是营造好组织氛围的现实意义。接下来就从员工幸福感以及组织绩效这两个组织及EAP的终极目标来谈谈一个好的组织氛围能够带来的巨大影响。

①员工幸福感。

幸福感是衡量人们生活质量的综合性指标，心理指标关于幸福感的界定，有快乐论和实现论两种视角，前者主张幸福是由兴奋和快乐组成的，后者主张幸福并不仅仅停留在快乐层面，更重要的是个体的潜能发挥和自我实现。员工幸福感的提升体现在两个方面：一是降低消极的压力水平，二是提升积极的满意水平，从而可以全方位地达到目标。

基于工作特性和组织压力，运营一分公司的员工可能需要面对的压力源分为六种：一是工作本身的内在特征；二是个人在组织中的角色；三是工作中的人际关系；四是职业的期待与发展；五是组织因素，包括组织的结构、文化和气氛；六是家庭和工作之间的相互影响。这六个压力源之间也是相互作用、相互影响的。当组织因素——组织气氛起到一个积极作用时，它起到的作用就是提高整体的满意水平，员工感受到的人际关系、职业的期待与发展所带来的压力也会大大降低，甚至可以做到消除这方面的困扰，同时对于因为工作本身的内在特征导致的压力水平起到平衡、削弱的作用。

例如，对于电客车司机来说，他们面对的是重复的工作，每天的重复动作达到了1000次以上，同时封闭的工作环境容易产生枯燥与单调的感受，况且还要保持高度的警觉，更是加大了内心承受的负担。但如果拥有良好的组织氛围，在这些客观的工作性质因素不可能改变的情况下，一位电客车司机拥有与其他组织成员良好的人际关系，能够感受到管理者对于自己的重视与关心、为自己的成长发展出谋划策，在提出建议时能够倾听采纳，得到硬件软件上的支持，组织对自己工作表现的评价是公平公正的，等等，这些正向的因素与工作产生的负面情绪相抵，会使他们的工作满意度得到提高。如此一来，员工幸福感将提高，对员工增加情感劳动、端正工作态度有积极的影响。

②组织绩效。

因关系到公司的生存与发展，组织绩效可以说是一家公司最为重视的部分，可以分为财务绩效与非财务绩效。但是如果企业一味地以财务绩效论英雄，在重重的考核机制下，员工的业绩得到提升的同时，也将加剧其焦虑感和不安全感，从而导致员工的内驱力下降，工作的责任感与使命感逐渐缺失，工作缺乏活力与激情。而一个良好的组织氛围会打破这种情况，不仅可以提高组织绩效中的财务绩效，同时也可以促进非财务绩效得到提高，增加更多的组织公民行为（Organizational Citizenship Behavior，OCB），即员工自愿付出的额外的努力，超出原本对于工作的最低要求，在工作中主动帮助他人，自觉遵守公司的相关规定并包容工作中产生的不便。例如对于行车值班员以及值班班长来说，微笑服务就可以算在非财务绩效中，虽然工作要求中确实有相关的要求，但是如果是真正对微笑服务表示认同，同时在工作中感受到轻松愉快的氛围，那么在面对顾客提出的一些问题或者不满情绪时，可以更好地面对并且妥善地解决问题，提升服务质量以及顾客满意度。

因此一个良好的组织氛围对员工幸福感与组织绩效的"两手抓"，对减少企业的人才流失、吸引外部更多优秀的人才加盟企业，对建设和谐高效的企业会起到很大的帮助作用。

（2）评估组织氛围——工作环境质量评估问卷 Q12

在对组织氛围有了基本的了解之后，大家对于如何营造良好的组织氛围心中还是充满了疑问。对于员工自身来说，工作环境质量的评估，即我们在现实的工作中时到底身处在一个什么样的组织氛围，是能够迅速了解自己组织的最好方式。

在进行工作环境质量评估时，较为常用的方法是盖洛普公司的测评方法 Q12。该测评方法主要是调查员工敬业程度与基层工作环境。该问卷将组织分为我的获取、我的奉献、我的归属、我的成长四个维度，一共 12 道题，以开放式的问法，让员工做出主观的判断与评价。在员工主观的表达中也可以间接窥探到较为客观的组织氛围的现实情况，而且因为题量较精简，操作方便，因而该测评运用广泛。下文将对盖洛普 Q12 的由来以及工作原理进行介绍，并且提供 Q12 的 12 个问题，供大家对自己的工作组织氛围做出判断，最后对这 12 个问题进行简单的解析。

①什么是盖洛普 Q12？它的由来与工作原理。

盖洛普 Q12 是针对员工敬业度和工作环境的测量，最终构建以测评为基础的管理体系。测评的研发者盖洛普选取了 105000 名来自 12 个不同行业、24 家公司中 2500 多个经营部门，也就是来自不同公司、拥有迥异文化背景的员工，对其态度进行分析，最终发现了 12 个关键的问题。这 12 个问题能够有效地反映出员工的保留、公司的利润、团队的效率和客户满意度这四个硬性指标。

盖洛普认为，对内没有测量就没有管理。在制作 Q12 的测评之前，盖洛普通过民意调查发现，对软件与人才的管理以及服务对一个企业最终是否可以脱颖而出起到关键作用，而不是原先所预期的硬件投资。服务中包含了企业内部对于员工的管理，影响着员工的忠诚度的高低。

盖洛普认为在一个企业中，仅仅把人才管好是远远不够的，在做出适当的管理的同时还需要把人才用对，给予员工适当的岗位，并且在组织中提供良好的环境，使员工能够真正发挥出自己的优势。如果每天面对能够满足自己的、快乐的并且实现自我价值的工作，员工自身对于工作的满意程度会变高也就不值得奇怪了。同时员工在工作中自主性就会变得越强，随之而来的是敬业程度的逐步攀升，在企业中产生主人翁意识，认为自己是所在单位的一员，产生归属感。如此一来，就形成了一个良好的内在激励的循环。因此在这个基础上，盖洛普提出了"S 路径"的人才与经营管理的基本模型，注重发现员工的优势才干。就如马克思在《经济学手稿》中所说的"……主要生产力，即人本身……"员工本身所带来的力量，将最终使得企业的效率提高，实现企业利润的增长，增强企业竞争力。Q12 最大的特点就是从测量和行动两个方面为基层管理工作指出方向，作为测评指标，Q12 可以用来了解部门中每一个成员的工作状态和感受，进而测评基层部门的工作环境。它不是员工满意度的调查，也不是群众评议领导的有力场所，更不是举报箱。Q12 对于员工来说是一个客观审视自己与组织的方式，目的是对自身与团队有更好的了解。

②工作环境质量评估问卷。

盖洛普 Q12 经改良后将主观回答转变为迫选式的选择题，从而更易于量化评估（见表 2.7）。

请您在 12 个题目后方的□内打钩，选择符合您状态的一项。

表 2.7　盖洛普 Q12 问卷

题目	非常不同意	不同意	不清楚	同意	非常同意
（1）我知道对我的工作要求	□	□	□	□	□
（2）我有做好我的工作所需要的材料和设备	□	□	□	□	□
（3）在工作中，我每天都有机会做我最擅长做的事	□	□	□	□	□
（4）在过去的七天里，我因工作出色而受到表扬	□	□	□	□	□
（5）在工作中，我觉得我的意见受到重视	□	□	□	□	□
（6）我在工作单位有一个要好的朋友	□	□	□	□	□
（7）我的同事致力于高质量的工作	□	□	□	□	□
（8）公司的使命目标使我觉得我的工作重要	□	□	□	□	□
（9）我觉得我的主管或同事关心我的个人情况	□	□	□	□	□
（10）过去一年里，我在工作中有机会学习和成长	□	□	□	□	□
（11）在过去的六个月内，工作单位有人和我谈及我的进步	□	□	□	□	□
（12）工作单位有人鼓励我的发展	□	□	□	□	□

可以对这 12 个问题进行细化，从而使问题更有针对性。例如，可以从"基本要求，目标设定，考核标准"等维度对于第一个问题"我知道对我

的工作要求"进行细分。大家可以跟随这 12 道题的思路，对自己工作场所的组织氛围先做出一个客观判断，思考问题答案的过程中也是对于过去这段时间内自己对工作氛围所产生心理感受的梳理。

如图 2.34 所示，这 12 道题分为四个层次，由浅入深依次为我的工作、我的成就、我的归属、我的成长。

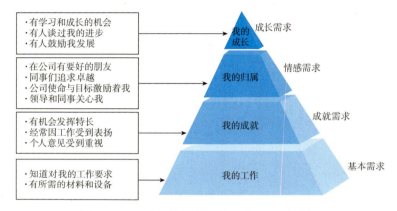

图 2.34　工作环境质量评估问卷 Q12 内容解析

前两题属于"我的工作"，在第一个层面上，员工得以衡量自身的工作与能力，并且根据工作所需材料与设备的是否齐全推测出是否可以发挥出内在的潜力。当对于这两个问题有明确的答案，那么就是满足了基本的需求。（第 1、第 2 题）

在"我的成就"这第二个层面上来看，第三个问题所体现出的是员工有没有被精准地定位到自己所擅长的工作中，这一方面是员工自身的选择，另一方面则可以体现出领导是否有很好地排兵布阵，是否知人善任。而工作受到表扬与意见受到重视，这两者都可以帮助员工获得成就感，因为这不仅仅代表着他人对于自身个人能力的肯定，而且反映出的是个人的努力是否有被看见和认可，提供的是心理上的支持，能够增强员工对公司的信心。（第 3、第 4、第 5 题）

在"我的归属"层面能够满足的则是员工的情感需求。"在公司中拥有好友"隐含的深层观点就是员工可能拥有更强的对于公司的忠诚度，这是好友间的内在情感联系所导致的。另外，"同事都追求高质量的工作"，也就代表团队能够更好地进行合作，因为当员工感知到这种由同事所带动起来的良好的组织氛围时，那么也就更加有可能跟随组织中的行为而进行活动，形成一种向上的力量，从而在整体上提高效率、改进质量。而主管和同事都对于个人情况相互关心，也能够认同公司的使命和目标，也会产生很强的归属感和目标感。（第6、第7、第8、第9题）

最终最重要的是实现个人的"成长需求"，这也符合马斯洛的需求层次论中处于最高位的个人自我实现的需求。一名员工是否进步最为客观的表现就是别人主动的评价，而在评价中就可以隐含进步与否的评判，如此一来员工对于自身就会形成良好的认知，实际的进步以及有继续进步与成长的机会，在这样的客观条件下，周围的人又鼓励其发展，就更加增加了员工的心理动力，使员工为不断自我实现而努力。这也体现出公司是否拥有良好的人才培养机制，是公司持续发展的软实力之一。（第10、第11、第12题）

③工作环境质量评估问卷的启示与局限。

Q12测评虽然主要关注的是软数据，但这12个软性问题与公司的硬性业绩指标紧密相连。其在管理干预区，能够最终反馈出真实的、员工感受到的基层组织氛围，为管理者提供更加良好积极的组织氛围提供实际的数据依据，在改进的过程中做到对症下药。同时更重要的是其可以促进员工的自我认知以及自我成长。

对于管理者来说，在根据Q12界定出正确的组织氛围后，就可以根据实际的情况，在帮助或者推动员工找到与其才干相匹配的工作的基础上，为员工提供更多的信息以及资源，并做到对员工的工作及时激励，使之产生正向的强化。同时通过定期的反馈，让员工看到自己的成长与进步。管理者要做到善于倾听，努力营造出一个可信任的、友好的氛围，对更好地促进员工发展起到积极的作用。

而对于员工来说，Q12的测评则是对自身工作的审视。无论这12个问题的答案是否为明确又肯定的，员工都可以依循这12道问题的思路，对自己的工作目标以及方向做一次深入的思考，在工作中发现自身内在的价值，并且渐渐明晰自身的职业发展之路，找到成长的目标。

当然，Q12 测评也存在局限性，因为它强调的是一线管理者的作用以及重要性，将一般员工和一线领导对企业发展的影响作为重点，而忽视了决定着企业的发展方向和战略方针的高层领导的重要性，可能会存在矫枉过正的弊端。

（3）如何有效营造良好的组织氛围

既然良好的组织氛围对员工的心理健康以及工作中的行为表现都有正向的激励作用，那么我们该如何有效地营造良好的组织氛围，让员工感受到在工作环境中的有益组织特征呢？下面将从增强员工的公平感和给予员工更多的控制力以形成自我管理工作团队方面展开讨论。

①增强员工的公平感。

员工所能感受到的公平感来源于组织公正，即员工对工作场所公正环境的整体心理感知。虽然每一位员工的主观公平感会有所差异，但是当客观状况的公正确实存在，那么对组织氛围来说就是有促进作用。有研究发现：地位的不平等会带来挫败感，并且对于生产率和员工留在组织中的意愿造成负面的影响。而组织越公正，员工越容易感受到组织认同，从而使他们的工作满意度变高。在日常的工作环境中，应该基于透明原则使员工适当地竞争，而对于激励机制，例如职位连接、员工薪酬、晋升机会等，都应该让员工感受到个人可以通过自己的努力得到相应的奖励，当较好地完成工作任务时可以得到提高薪酬、升高职位的回报。并且通过及时地与员工进行沟通，了解其真实的诉求与希望，获得基层真实感受的数据，由此做出改进，因为这关乎员工对组织的认同感以及归属感，影响其集体意识，而这些心理感受又会反过来促进良好的组织氛围的发展。

②给予员工更多的控制力。

工作中的控制力也就是决策的自主度，指员工可以对自己的工作做出决定的程度以及可能性。在工作要求—控制模型对工作环境的描述中，低要求与高决策自主度即轻松的环境是维护员工身心健康的最为理想的状态。大部分研究都证实了控制水平与降低压力或提高幸福感有直接的关系，因此适当给予员工更多的控制力，可以使员工感知到处在良好的组织氛围之中。但与此同时，还需要关注每一个人的特质差异，只有在工作控制与个人的特征，例如个人自我效能水平和他们的控制点非常匹配时，工作控制才能起到一个缓冲器的作用。所以在提高并给予员工更多的控制力的同时，需要关注到员工自身的能力以及控制点①水平的高低，从而使得两者相匹配，真正起到积极的作用，而不是一味盲目地给予过多的控制力，从而导致员工承担更多的责任、产生更多的焦虑。

同时，不同的控制类型也十分重要。控制力对于焦虑、抑郁以及工作满意程度的调节作用受到工作需求的影响。例如，压力源是要求工作成果处于高水平时，那么控制开始或结束工作的时间对于缓解压力的效果不大，反而控制工作的速度才能够取得很好的效果。所以如何给予员工更好的控制力，是需要在不断地实践与摸索中慢慢确立的，并且需要根据适当的工作情景、不同的员工采取不同的措施。最终构建一个自我管理工作团队（self-managing work teams），允许成员自行管理、控制和监督工作的所有方面，包括招聘、雇佣和培训新员工到决定何时休息等。这种自治工作小组在如今的商业以及工业中已经变得十分流行。让员工自身监控与管理绩效，为自己的工作成果承担个人责任和义务，而管理者需要做得就是在员工没有资源完成工作时给予相应的指导、帮助或提供资源。当然想要形成这样的工作小组也需要因人而异、因地制宜。

总体来说，要想营造良好的组织氛围，上述两方面都需要领导人员为之做出努力，拒绝任人唯亲，主观随意地对员工进行判断，培养更好的成熟度与责任感，乐意将权力下放至员工。更为重要的是发现组织成员之间的个体差异，做到真正为员工着想，这样才可能真正营造出适合员工的组织氛围。

---

① 注：控制点指个人在日常生活中对自己与环境之间相对关系的看法，内控型的人会形成向内的归因方式，相信行为的结果是与自身的能力属性或特征有关，而外控型的个体则相反，他们习惯于把行为的结果归因于运气、机会或其他外在因素，因此更容易产生习得性无助，认为自己无法改变环境。

(二) 团队合作的利与弊

在一个和谐互助的团队中，必然少不了团队合作，在前文中我们看到，一个良好的组织氛围会带来积极有效的团队合作，并且使团队成员有较高的主动性与满意度，最终达到运营一分公司的团队理念：合力成就不凡你我。但是就如英语俗语"A coin has two sides"（一枚硬币都有两面）所说的那样，即使在一个拥有良好氛围的，积极向上的团队中，团队合作时也会产生阻碍团队发展的问题，有时甚至会因为团队中的高相似等本来促进团队发展的因素而导致团队停滞不前。但是不必对此有过多的担心，因为众多研究人员观察到了这个现象，并对相应的问题做出了有效的解决对策与方案。况且团队合作的力量是瑕不掩瑜的，其带来的群体凝聚力有着巨大的能量，无论是对个体成长还是达成目标，都带来无限的好处。接下来就对团队合作时产生的弊端与团队合作带来的优势进行简单的讲解，并在最后讨论如何通过对团队每位个体的测试而确定团队风格，对有助于了解个体自身与构建长效团队的 MBTI 进行介绍。

1. 团队合作易有的弊端

为什么有时即使团队中每一个成员都朝着共同的目标，为个人与集体的成长而努力，最终的结果却不尽如人意呢？类比物理中合力与分力的概念，原因可能在于，每一个成员的努力就好比是作用在一个质点（团队目标）上的几个共同的作用力，但因为作用力无法做到完全共线，些许角度的偏差使看似往一个方向的力量相互抵消，甚至由于一些团队内在因素导致力的方向完全相反，从而使合力的大小并不等于每一个力之和，更不要说是做到团队绩效远远大于个体的绩效之和了。因此揪出这些角度的偏差及其内在因素，积极采取应对措施，也就可以使团队进行更好的合作。而团队本身内含的隐性弊端是什么呢？那就是社会惰化以及群体思维。

（1）社会惰化现象

社会惰化，指个体参与集体活动时付出的努力要少于单独行动，积极性与效率也会大大降低，呈现出懈怠、疲沓甚至投机取巧或浑水摸鱼的情况。如此一来，就严重影响到集体的办事效率与质量，使得工作停滞不前。社会惰化现象实则体现出由于责任的分散所导致的外在动力的下降。经典的"拔河实验"证实了该现象的准确性。根据法国农学工程师林格曼与德国心理学家森格尔曼重复实验得到的数据，1人拉拽绳子产生的力为618牛顿，而3人平均用力则下降到425牛顿，8人"齐心"时，平均每个人施加的力量下降到304牛顿。"人多力量大"的俗语在这里被打破，当总体人数增加到8人时，团队的力量居然只接近于原本一半人力量之和。

（2）群体思维影响

群体思维与群体规范有关，指的是群体中的从众压力使群体难以批判性地评估那些由少数派提出的或者不受欢迎的观点。这种群体思维一开始是有意识的，团队成员往往迫于组织中的压力而抑制了对不同想法的支持。但一旦这种思维在组织中传染开，那么个体就更多是在无意识层面的顺从，仿佛群体的多数观点不仅代表了力量，还代表了真理，人们也由此落入群体思维的陷阱，严重影响团队的绩效以及做出正确的选择。

例如，在开例会时你是否难以表达出自己内心的想法？你是否在思考出了新的对策后，却最终选择把方案埋藏于心，屈从于群体的决策？最后原本持有怀疑态度或者不同看法的人都保持沉默，并且弱化了自己意见的重要性，以此来避免与群体观念的不一致。这就会产生一种无意义错觉：无论是领导还是其他个体，都认为大家默认了同一种看法，个体也就更难在这样的氛围中表达出自己的观点。

另外，在往常看来带来的都是积极影响的群体认同感，反而会使群体思维发生的可能性大幅提升。在一个群体中，群体认同感越强，也就意味着成员更愿意维护团体的形象，坚定团体的信念，从而使群体思维更常发生，他们对于团体有过多的自信，从而压制了更好的建言行为的发生，长此以往，这样一个团队进步的可能会大大降低。

2. 团队合作带来的优势

虽然团队合作会带来一些冲突与弊端，但是团队所带来的优势是不可忽视的。就如同运营一分公司的团队理念："心往一处想，劲往一处使，在成就集团的事业中,成就不凡的你我。"团队合作最大的优势就在于可以增强群体的凝聚力。

(1) 提供合作场景,增强群体凝聚力

什么是群体凝聚力?它包括人际吸引力任务、任务忠诚度以及群体自豪感。不同的群体具有不同程度的凝聚力。凝聚力指的是成员之间相互吸引,以及愿意留在该群体中的程度。有研究表明,群体凝聚力越强,越可能导致高工作绩效。凝聚力强与高满意度和低压力也存在相关关系。

例如在电客车司机的团队合作中,当他与调度员、行车值班员三者之间配合默契,调度员及时给出精准的指令,行车值班员仔细观察关门情况,久而久之在进行了多次的重复后,这样高度的互动会使群体成员紧密地团结在一起,群体的凝聚力也就会增强,从而提高工作效率以及满意度。原本只是因为外在因素(工作需要)走到一起的人们,渐渐开始因为自身的内在因素(工作成就感)而凝聚在一起,并且渐渐愿意留在这样一个群体之中。

(2) 增强群体凝聚力的方法

第一,缩小群体规模。这样可以减少因责任分散而导致的前文提到的社会惰化的可能。

第二,增加群体成员在一起的时间。这里就可以用到"曝光效应",指的是在我们对一个人没有恶劣印象的前提下,与他接触得越多,我们就会越喜欢这个人,所以让成员之间多接触是很好的选择。

第三,提高群体的地位。让人们认为成为该群体的成员并不容易,同时群体中每一个人的价值感都可以得到提升。

第四,鼓励与其他群体的竞争。群体间的竞争机制会促进双方相互学习,寻找更好的方式提升自己所在的群体,使整体能够更好地发展。

3. 如何避免团队合作带来的负面影响

从个体层面与管理层面双管齐下,达到有效解决负面影响的效果。

(1) 个体视角

作为各级员工,我们可以:

①提高自我认知水平。

从个体层面来说，员工首先应该提高自我认知水平。在依据他人对自己的态度评价自己的同时，通过比较来认识、分析自己的心理活动和行为认识，从而评价自己，而且进行必不可少的自我控制强化。要意识到社会的要求，并力求使自己的行动符合社会要求的准则及自我的控制动机。

②积极接纳负面的无意识行为。

在处于事件中心时，可能感受不到无意识行为例如社会惰化以及群体思维对自身的影响，所以在事后应当适时进行自我反思，并正视它们的存在。我们在始终坚信积极思想的同时也要承认自身消极思想的存在，但是消极思想的存在也是正常与合理的，我们应该关注与接纳它们，只有这样才可以使我们的意识与无意识更好地结合，进行良好的互动。我们可以利用积极想象和沙盘游戏，让意识直接深入集体无意识并与之展开对话，对其进行悦纳。

③不断自我完善。

员工需要不断地自我完善。就如柏拉图所说："最先和最后的胜利是征服自我，只有科学地认识自我，正确地设计自我，严格地管理自我，才能站在历史潮头开创崭新的人生。"在发现可能存在的问题之后，应不断地对自己改进，从而建立更好的个体意识。只有自身强大，才能不惧负面影响对自身的侵害，从而使团队变得越发强大。

（2）管理视角

作为各级管理者，我们可以采取以下措施尽量弱化社会惰化以及群体思维。

①监控群体规模。

应监控群体规模，因为随着群体规模的增加，个体的责任感便会越发分散。尽管没有一个准确的数字可以作为带来社会惰化与群体思维的成员分水岭，但是当群体超过10人时，这两者的可能性会大大增加。

②明确目标与任务。

对待社会惰化的情况，管理者可以给予团队成员明确的目标与任务，并且开展同事间的评估,从而削减其带来的负面影响。

③积极听取意见。

对于群体思维现象来说,群体的领导者应该积极听从所有成员的意见,避免在讨论的初期只表达自己的想法。

④委任质疑者,提出不同观点。

可以任命一名群体成员扮演提问者,对多数成员达成一致的观点提出公开的质疑,并积极主动提出不同的观点。管理者可以让成员积极讨论各种大相径庭的备选方案。例如可以让群体成员延迟讨论一项决策可能会带来的效果,关注每一项决策所可能包含的危险或风险,从而做出更加客观的评估。或者运用名义小组技术决策时的讨论方法,让群体成员正式参加会议,同时不限制个人的独立思考,用较小的成本获得大量的想法。

(三) EAP 与协作增强

物尽其用、名利双收是所有企业高效运作的理想状态。每位员工作为个体组合成团队,多个团队组合成组织,多个组织形成多个行业,多个行业的运作支撑整个社会的常规运行,因而,社会中的每一个体都是不可或缺的力量,个人目标、团队目标转化为组织目标、社会目标甚至国家目标,都依赖于人的输出。

作为目前尚未盈利的轨道交通运营服务公司,服务旅客、安全行车是其终极目标,这一终极目标也依赖于每位员工的尽职心力。知人善用、人尽其才更能提升组织绩效,保障行车安全,并利于社会的稳定和发展。那么怎么才能知人善用,人尽其才呢?

1. MBTI 职业性格测试——自我了解与构建团队的好帮手

你还在为招聘某个岗位合适的人选而焦虑吗?你还在为无法为团队选择合适的人才而忧心吗?你还在为不知道自己适合什么职业、岗位或擅长什么工作任务而烦恼吗?如果你恰好有这三类困惑,MBTI 职业性格测试是你不二的选择。

(1) 什么是 MBTI 职业性格测试？

MBTI 全称为"Myers–Briggs Type Indicator"，其中的题目采用了迫选以及自我报告的方式，最终对测试者的性格进行评估。美国心理学家凯恩琳·布里格斯与其女儿伊利贝尔·布里格斯·迈尔斯，在以瑞士心理学家卡尔·荣格所划分的八种人格类型作为理论的基础上，设计出多组应对的测试指标，最后制定出 MBTI 职业性格测试。该测试最终分为 16 种由拥有两种相对表现的性格特征的四个维度组合而成的人格类型。

MBTI 的四个维度：个体与外界相互作用的方式、个体获取外界信息的方式、个体的决策方式、个体的做事方式。各维度又划分成两种："外向（Extroversion，E）与内向（Introversion，I）""感觉（Sensing，S）与直觉（Intuition，N）""思维（Thinking，T）与感情（Feeling，F）""判断（Judging，J）与知觉（Perceiving，P）"。

外向（E）型的人健谈，情感外露，容易被了解，注重与外部世界进行积极的联系，乐于与他人交往；内向（I）型的人安静，情感内敛，注重自己的内心体验，喜欢独处，更容易获得心流体验。

感觉（S）型的人关注特定的部分和细节，对现有事物有更好的觉知与享受，对于实际的问题更好处理，这也就让他们更喜欢确定的、可度量的事物；直觉（N）型的人则对于整体模式与相互关系更加重视，更期待未来可能会出现的事物，相信变化与可能性，喜欢可以发挥出自身创造性的机会。

思维（T）型的人按照逻辑行事，注重事实和公平，喜欢以客观的、旁观者的角度看待问题，擅长分析与计划；感情（F）型的人按照个人信念行事，注重关系与和谐，喜欢作为局内的参与者以个人角度体会问题，擅长理解他人。

判断（J）型的人喜欢井然有序的生活方式，对于秩序与结构有天然的好感，按部就班地生活是它们的首选，对于做出决定而感到快乐；知觉（P）型的人喜欢可变通的生活方式，更加随遇而安，期待生活中的新情况，对保有好奇心和发现新鲜事物感到快乐。

以上四个维度的组合形成了 16 种性格特质，每种特质都有对应的不同特点和价值取向，各自存在优缺点，在这 16 种性格中没有最好的性格和最差的性格，因为每种性格在不同环境中的优势是不同的。例如，ISTJ 型的人通常喜欢组织事实和概念，他们会在律师行业大展拳脚，而 ESTJ 型的人通常乐于组织环境（人、物体、任务），因此更适合经商或者就职于工业管理部门。

（2）MBTI 职业性格测试的企业应用

性格（人格）是个体在成长发展中形成的相对稳定的心理特征和行为倾向的总和。弗洛伊德的冰山理论指出，人格就像是在大海中漂浮着的冰山，只有很小的一部分露出水面，而其大部分则隐藏在了海平面之下，而 MBTI 就是帮助自己与他人发掘出这被隐藏的部分。它基本可以预测出一位员工未来在该岗位上的工作表现。因此 MBTI 职业性格测试在工作中可以被运用到三个方面：个人成长、成员选拔、团队建设。

①个人成长。

MBTI 可以帮助个人对自身性格进行更加深入与清晰的了解，从而对自己的职业规划有进一步的参考价值。同时，进行测试的人们应该明白：性格并无好坏之分，主要是看是否能在合适的工作环境中发挥出自己真正的优势特点，而不是去刻板地定义自己，要客观地看待自身可能存在优势与不足，找到适合自己发光发亮的岗位。

②成员选拔。

另外，MBTI 可以帮助团队更好地了解一个人的性格，以及其是否能够胜任该岗位。所以在面试环节，要想快速有效地筛选出适合特定岗位的人选，运用流程简单、费用投入较低的 MBTI 职业性格测试的方式，可以大大提高人员筛选的效率。因为测试的结果很大程度上体现了个体的惯性思考及日常行为的模式，对于应聘者是否能在其应聘的岗位上拥有良好的表现与长期的坚守有很大的预测作用。所以在团队成员的选拔中，MBTI 将发挥出强大的作用。

同时应该注意的是，即使是作为一个信效度均处于高水平的性格测试，由于采用自陈的方式，依然会存在粗心与伪装，或者因为社会赞许的原因，作答者倾向于展示出自己与岗位相匹配的能力，从而获得更高的入职可能。所以在成员选拔中，并不能仅仅依靠该测试所得出的结论，而是要与其他的评判标准相结合，对于应聘者要实施更加全面的评价，这样才能做到真正的有效与公平，最终实现结果的参考价值，为团队选出合适的人选。

③团队建设。

从管理的层面来说，在经过 MBTI 职业性格测试后就可以引入互补型的团队成员，使成员与成员间产生互补的作用，做到更好的团队建设。与同一类型的人组成的团队效率最高的预期不同，不同性格类型的成员相互组合，往往会创造出更加优势互补的高效团队。例如，如果工作团队的性格属于外向型，那么可以做到高办事热情与高工作效率，但是也需要团队中有内向思维型的成员，为团队未雨绸缪，小心谨慎地对待团队做出的决定，这样整个团队的工作效率才能够进一步提升。

2. 积极心理学在企业中的运用

(1) 增进团队正向行为——EAP 积极视角看待人

积极心理学是研究人的幸福与优势的心理学科，其发展打破了延续百年的以"精神分析、行为主义和认知心理学为统治的"心理学形势。不再重点关注人心理与行为中消极的一面，而是重点探究如何帮助普通人生活得更充实、幸福，以及研究个人潜能的发挥。在企业中利用好积极心理学的相关理论，对于营造和谐互助的团队有正向的促进作用。

①积极暗示。

暗示效应指在无对抗的条件下，用含蓄、抽象诱导的间接方法对人们的心理和行为产生影响，从而促使人们按照暗示者所指引的方向行动或者思考。暗示效应可以是自己对自己施加，而更多的情况是他人给予的暗示，使人们受到不同假设的影响形成不同的看法与信念，最终导致个体做出不同的选择与行为。消极的心理暗示会打压本身对于完成事件的信念以及自信心，不自觉的自我贬低以及冲突矛盾感都容易造成情绪的失调，从而使人无法集中注意力专心克服面前的困难。而积极暗示则不同，它就像我们精神能源的补给站，使人们精神愉悦、充满自信，从而获得更加良好的归因方式。它解放人、激活人体潜能，给人改变困境的力量，从而创造成功。因此我们要善于为自己创造出积极的暗示，同时乐于接受来自他人的积极的心理暗示。在企业中，管理人员对员工的积极暗示就显得十分重要，它对于在无形中营造出一个有利于团队发展的氛围起到至关重要的作用。一个肯定的眼神、一个竖起的大拇指、在员工顺利完成任务时拍拍他的肩膀等，这些细微的举动会表达出管理人员对于员工的欣赏与肯定。

②正向激励。

激励是激发人们的动机和内在动力，提高人们的精神状态，使其向着预期目标而努力的过程。为了使团队变得更加和谐互助，管理者通过语言行为上的激励，同时对资源进行合理调配，从而调动员工的工作积极性，发挥出员工自身的潜能，实现企业的发展目标。语言上的激励如"我们可以在规定时间内完成这个目标""我有能力去独自解决这个问题"是必不可少的。

③期待效应。

期待效应也称皮格马利翁效应，指的是由于他人的期待或预言，使人们的行为趋同于这一期待或预言的心理现象。美国心理学教授罗森塔尔在一所公立大学随机抽取了几位同学，让老师告诉他们"非常有前途"，一年之后，这几名学生居然表现得都非常出色。是什么让普通的学生有如此大的改变？正是老师的鼓励与期待。因此积极的期待会给人以正能量，促使人努力改变自我、完善自我。在企业中也应该多合理运用期待效应，在赞美、信任与期待中，员工可以获得社会支持感，从而获得一种向上的动力，努力达到管理者与组织的期待。

（2）提升员工心理资本——EAP云端地面双助力

起源于积极心理学的心理资本理论，是一种可测量的、可开发的和对工作绩效有促进作用的个体积极心理能力，包括自信、乐观、希望和韧性等维度。研究表明心理资本与工作满意度、组织承诺、工作业绩、创新绩效、盈利水平以及推动组织变革都存在正向的联系。很多学者将心理资本归为特制性变量。而柯江林和孙健敏研究显示，内控型人格与心理资本总体的相关性在 0.3 左右。由于相关性不是很高，进一步说明了心理资本所包含的自信、勇敢乐观、希望奋发进取的心态并不属于稳定的人格特质，而是介于积极特征与积极情绪之间的属于类状态变量。

那么具体来说，提升员工的心理资本，从而打造一个和谐互助的团队的方法是什么呢？总体可以分为云端和地面两个部分。在"云端"，员工自助式互联网平台"苏心客栈"就是很好的选择。而在"地面"，具体措施可以分为三个板块：一是实体宣传品制作，包括 EAP 的宣传展板以及 EAP 的宣传片；二是通过依靠兼职的 EAP 专员来完成班组内的沟通，慢慢地增强班组长的重要性，打造内部 EAP 强心团队；三是组织多种形式的员工心理咨询，例如 EAP 知识讲座、心理沙龙、团体辅导等。

①云端帮助——员工自助式互联网平台"苏心客栈"。

员工自助式互联网平台"苏心客栈"作为一个集知识宣教、评估、咨询功能为一体的员工自助式服务平台，可嵌入企业微信公众号、企业 OA/eHR/APP、钉钉等。平台内容定期更新，并且每周会针对平台进行宣传，很好地结合当下社会热点提供专业化心理保障，如针对新冠肺炎疫情推出病毒防护与心理调适指导。主要有四大功能特点：知识学习、一键咨询、心理自查、丰富运营。

知识学习：心理文章、视频、FM、微课程应有尽有，员工可随时随地学习自我关爱知识。

一键咨询：7×24 小时一键拨打，实现与心理咨询师的即时交流，无须记号码、无须预约等候，及时缓解情绪困扰。

心理自查：具有心理健康、个人成长、职业发展等专业与趣味测评，本章介绍的 Q12 以及 MBTI 测评都可以快速获取，帮助员工正确认识自我，引发求助欲望。

运营丰富：结合节日、热点事件及员工发展各维度需要，每周推送多媒体宣传材料，每月组织线上主题关爱微课。

②地面帮助——员工帮助计划的各种措施。

EAP所代表的是职业健康心理学中的三级干预，它相较于二级干预与初级干预更为广泛，可给予员工力所能及的支持，提供个体咨询资源、技能培训和促进健康的建议，并且员工有机会获得预防性的医疗保障，其通常被作为初级或二级干预转介的路径。

无形宣传：制作EAP的宣传展板，可以摆放到一些员工可以无意中关注到的地方，例如餐厅、休息区域，加深员工对于EAP的印象，从而提升员工对于EAP项目的接纳与认可程度，平时也可以不定期播放一些EAP的宣传片，使得员工能够对EAP有更加深入的兴趣与了解。

打造外置团队：EAP模式主要有内置和外置两种，虽然通过选用内部成员形成的内置团队对组织文化和相关的问题有更深的了解，但容易因为个人主观的偏差导致评价不够客观，并且保密性较差。所以相较而言，外置的EAP团队更成熟、专业度更高，而且作为第三方机构，更加能够获得员工的信任。所以通过依靠兼职EAP专员来完成班组沟通，更能够切实解决员工提出的问题。

员工心理咨询：采用多种形式的心理咨询方法，由专业人员负责评估员工的心理健康状况和问题产生的原因，通过提供多种形式的服务，例如网上和电话咨询、群体辅导、个人面询等，为面临心理健康问题的员工提供服务，帮助员工保持积极乐观，改善员工的消极心态。

EAP知识讲座主要是对职场关系沟通技巧、情绪管理或者应对子女教育、夫妻感情自我成长等知识和关注点进行讲解，有助于员工改善思维模式、掌握沟通技巧、提高应对问题的能力并且可以保持良好的心态。

心理沙龙是一种形式自由活泼、参与性强的主题或者无主题讨论会，员工以群体的形式聚集在一起，讨论有关的兴趣话题或者表达困惑，通过多角度的深入交流与探讨，改变、优化认识并解决问题。

团体心理辅导指的是由心理咨询师或者EAP咨询师主持，领导团体成员呈现各自问题，借助团体动力拓展解决问题的思路，由此获得自我成长。

综合看来，要想打造一个和谐互助的团队，需要首先从影响的根源出发，例如改善组织本身的氛围，这在职业健康心理学中被认为是初级预防。许多管理者可能会认为，实施初级干预，比如改变组织氛围，使组织氛围变得更加安全积极，需要付出很大的努力，时间持续较长，且具有破坏性，并且花费也高。但是在初级干预的研究中显示，管理者所担忧的这些情况较少发生。虽然初级干预需要经过较长的一段时间才能看到效果，评估的周期较长，但一旦员工接受新的、健康的工作情境，那么所起到的作用是立竿见影的。

而三级干预（EAP）的中心就在于通过EAP提供的治疗性的支持所产生的效果，包含地面以及云端的支持。员工的信任以及完善的体系也需要长期的实践慢慢推进，因此要建设一个和谐互助的团队是一个长期的过程，并不是在短期内能够实现的，长期的目标必须按节奏一步一步地实现。

（王徐雯）

五、朋辈家庭的支持

在城市化、工业化、市场化的背景下，竞争日趋激烈，工作压力与日俱增。双职工家庭、单亲家庭、人口老龄化等社会现象日益突出。工作不仅是为了生存的需要，也是为了体现个人价值和提升整体生活幸福感。无论是工作方式还是家庭结构的改变，都促使人们工作和生活价值观的变化，使工作家庭平衡成为现实中的一个重要的问题。在信息时代，手机、计算机网络等技术模糊了工作和家庭的界限，使这两个领域越来越容易相互渗透，个人在日常生活中往往在工作和家庭的边界线徘徊不定。因此，如何正确处理和定义工作和家庭之间的关系成为企业人力资源管理的新挑战。

（一）运营一分公司员工现状

1. 员工年轻化，适婚员工占比大

运营一分公司青年员工比较多，大多处于适婚年龄，所以刚刚组建家

庭和还未组建家庭的员工人数较多。从青年员工的视角来看，夫妻家庭和核心家庭比较多。

2. 倒班工作制，给婚恋与养育问题带来影响

近几年来，随着国家育儿政策的变化，很多夫妻家庭也有向核心家庭过渡的趋势。运营一分公司本地或者江苏省内的员工居多，所以大部分员工的父母都会在员工生育后帮忙照顾孩子。尤其是双职工的家庭，若夫妻两人都在轨道交通行业内工作，工作上面的一些变动就会对家庭造成一些影响，比如工作班制、工作地点远近问题对家庭关系及养育问题的影响等。还有一部分员工的另一半是不属于轨道交通行业的，这种家庭一般要看另一半的职业是什么，如果另一半是常白班制，而轨道交通员工是倒班制的，可能会有些影响，比如夫妻二人的休息时间错开了，夫妻两人相聚、交流的时间少了，但也有好的一面，就是他们在照顾下一代的问题上就可以有所分工。

如果是已婚的非苏州当地员工，大多已经买房，他们的孩子大部分年龄在 0~6 岁左右，基本上都是祖父辈养育的比较多，隔代教育的问题也常有出现；也有夫妻两人独立教养孩子的，他们没有寻求父母帮助，亲子关系与教养方式等问题是这些员工所要面对的。

3. 非苏州员工，解决住宿问题有助于凝心聚力

未婚非苏州当地的员工，一般是在苏州市内租房，也有家庭条件好的买了房。运营一分公司与外部单位达成协议，为员工提供了公租房，并且会针对这些公租房员工进行团建，比如2021年因新冠肺炎疫情员工不能回家过年，工会组织大家一起包饺子，给大家一些慰问与温暖。

（二）更新职业认知，工作融入生活

"家和万事兴""先成家，后立业"等关于家庭和工作的关系名言警句历来为人津津乐道。从古到今，家庭与工作关系探讨的研究持续不断，有关工作和家庭之间关系的理论经历了长足的发展。直到21世纪的今天，有许多工作与家庭有关的理论，它们揭示着工作与家庭的关系从冲突到融合的过程。

1. 边界理论

工作家庭冲突的概念在学术界已基本形成共识，通常被定义为工作和家庭两个领域的角色压力不相容造成的角色内冲突。工作与家庭的冲突是指劳动者因无法同时满足正式工作的需要和家庭事务的需要而产生的一种角色冲突。

在飞速发展的现代社会中，人们往往囿于种种原因，无法很好地兼顾家庭和工作，在工作和家庭天平中失衡。工作和家庭的冲突已经成为一种非常普遍的社会现象，并对劳动者个人、家庭和工作组织造成了重要影响。一些研究者直接将时间冲突视为工作家庭冲突的根本原因之一，因为个人可支配的时间有限，更长的工作时间会占用或挤压家庭生活所需的时间，从而产生角色冲突感。

自 1985 年 Greenhaus 和 Beutell 提出工作家庭冲突开始，边界理论指出工作和生活角色间存在着边界。在工作家庭边界理论中，工作与家庭被看作是两个各自存在边界的相对独立领域，而工作和家庭各自角色范围的边界具有渗透性和灵活性两种属性。

渗透性是指某种角色领域的元素可以进入其他角色领域的程度。例如，工作期间处理个人或家庭私事可以看作家庭角色对工作领域的渗透，而下班回家依然思考工作上的事情则可以看作工作角色对家庭领域的渗透。灵活性也称作延展性，是指为了适应工作或家庭特定领域的要求，对工作家庭边界进行调整的程度。在现实中，允许员工在家远程办公以便照顾家庭就是为了适应家庭领域角色的要求而对工作边界进行的调整。

渗透性和灵活性共同决定了工作家庭两个领域之间的边界强度，换言之，工作或家庭领域的边界强度取决于其中一个领域边界阻碍另一领域的角色向其渗透或挤压的能力。强边界是指具有较低渗透性和灵活性的边界，强边界内部不容易受到其他领域角色的渗透，并且强边界本身很难为了适应其他领域角色的要求而进行调整；弱边界是指具有较高渗透性和灵活性的边界，弱边界内部容易受到其他领域角色的渗透，并且弱边界本身容易为了适应其他领域角色的要求而进行调整。当工作与家庭中的某一领域具有强边界，并且人们非常认同该领域的角色时，他们通常能够灵活地调整另一领域的角色，因而不会产生较强的被侵占感，反之当人们对该领域的角色认同程度较低时，他们通常会抵制该领域的角色向另一领域渗透，并且会产生较强的冲突感。

人们通常需要在每天的工作时间从父母、子女、配偶等家庭角色转换为工作中的员工角色，下班后再转回相应的家庭角色，称为边界跨越者。而始终待在同一领域的人则被称为边界维护者，如家中的配偶、父母、子女等不会涉及工作场所的人。当工作或家庭某一领域的边界维护者对跨越者角色要求增强，而导致边界跨越者认知、心理资源的大量消耗，即当他们所拥有的资源不能完全满足另一领域的角色要求时，就可能会引发边界跨越者的工作家庭冲突。不少研究指出，由工作超负荷、职位提升、收入增加等带来的工作领域角色要求是导致工作干涉家庭的重要因素；而由结婚、照顾家人、养育子女等带来的家庭领域角色要求是导致家庭干涉工作的重要因素。

2. 资源保存理论

资源保存理论则讨论了个体倾向于获取和保存资源，且个体会通过资源的替代和转移来实现保存资源的目标。资源保存理论模型假定个人总是试图努力获得并保存资源。员工工作和家庭间的冲突会消耗多种资源，从而导致负面的产出效果，例如降低工作满意度、降低员工的组织忠诚度以及工作绩效、增加员工的离职意向等。任何关于这些资源的补充都能减缓工作家庭冲突，提高工作绩效。根据资源保存理论的观点，情绪作为员工宝贵的个人资源，是会被消耗和损失的，工作家庭冲突会促进情绪资源的损耗，员工的工作行为与情绪状态紧密相关。已有研究表明，工作家庭冲突会对员工的情绪造成一定的影响，使员工的情绪低落，并且对同事和家人更易产生攻击性行为。因此，员工情绪资源的损耗会对其组织公民行为和反生产行为产生影响。同时，个体之间的差异会使员工在经历同样的工作家庭冲突时，对情绪资源产生不同程度的损耗。根据身份认同理论，关系认同的员工定义自己是某种关系中的一员，更加关注他人利益；而集体认同的员工定义自己是团队中的一员，更加关注所在团队的整体利益。研究表明具有组织公民行为的员工更加乐于帮助同事、关注组织，自愿承担一些责任，这样的员工往往更加注重他人利益和集体利益。关系认同和集体认同的员工会弥补工作家庭冲突产生的情绪耗竭，产生更多的组织公民行为和更少的反生产行为，这能够使同事或者组织获得资源或利益，使得关注他人利益（集体利益）的关系认同（集体认同）导向的员工能够从中得到心理满足，如得到他人（组织）的认可，从而获得良好的情绪资源。所以，工作家庭冲突对组织公民行为和反生产行为的影响不仅与个人内部资源特征有关，与员工的身份认同导向也有相关性。

也有学者基于上述理论提出，角色压力是导致工作和家庭领域间发生冲突的重要因素，当员工在某一个角色上承担的任务负荷过多时，就会感受到任务型压力，其倾向于在不同的角色之间转移已有资源。在工作或者家庭领域承担过多的职责，消耗了大量资源，却无法从另一领域获得支持的话，员工就容易产生情绪衰竭、工作倦怠、工作满意度降低、成就感降低等不良情绪。

3. 工作家庭促进理论

以往研究多集中在工作与家庭的冲突上，伴随着积极心理学的流入，国内关于工作家庭促进理论研究也相应增多。随着积极心理学的传播，心理从业者开始从积极的角度关注员工的情绪状态，并思考如何充分发挥员工的积极潜力。将工作家庭促进作为工作家庭关系的一个积极方面，探讨其对员工职业成功的影响机制具有重要意义。

工作家庭促进是指员工在工作（或家庭）领域获得的资源和积累的经验有助于提高家庭（或工作）领域的质量感知程度。员工通过出色的工作绩效给自己带来了更高的自我效能感，同时，丰厚的薪酬也让自己受益匪浅，并有利于提高生活质量。工作家庭相互促进可以提高员工工作满意度、降低员工离职倾向等。此外，员工对工作家庭促进这一良好循环的感知可以影响他们的家庭满意度，并通过工作和家庭相互促进来使更多的员工受益，使其表现出更好的绩效。心理资本指个体在成长和发展过程中表现出来包括自我效能、乐观、希望、坚韧这四个关键要素的积极心理状态，而和谐的家庭关系也能促进员工在组织中构建积极心态，积累心理资本。心理资本水平越高的个体，获得来自组织中其他成员的支持和帮助的机会概率越大，表现出的组织内、外部竞争力优势越强。根据资源保存理论，工作家庭促进有助于员工在工作或家庭角色的积极情绪情感和心理资源的相互传递和影响，获得积极心理资源的积累，促使组织成员有足够的资源投入到工作中，表现出更积极的行为意向。

然而，事实上"工作与生活之间不是一种敌对和冲突的关系"这一认知在大多数基层群众当中未有深刻的理解，人们甚至会认为"工作者"角色的成功必然会牺牲"持家者"角色的成功。普罗大众会觉得名利双收、家庭美满的人生赢家是少数，是不容易达到的。然而，在心理学家眼中的"人生赢家"却是有所不同的。

在职场中的社会人，不可避免会处理各种关系引发的一系列事件，处理欠妥将会引发不同程度的生理或心理反应。我们通过学习心理学相关原理，掌握科学的方法，能够帮助员工及时更新对"职业"的认知，使得融入工作的生活不再成为个体负担；让员工能够逐渐理解人的内在本性（可能会是一生需要做的），不倚重外来片面的价值观念，不依附于外在过多的现实激励；使员工可以自由表达自己的思想和感情，消除疾患、发挥潜能，在促进个性健康发展的同时，获取圆满的人生与更高的组织绩效，而两者并无冲突。

（三）EAP 与社会支持

1. 个体视角——社会支持多维度，心理困扰多方解

在工作家庭相关研究中，社会支持理论作为降低消极压力影响的重要应对机制而受到诸多关注。社会支持是个体之间情感关注、工具性协助、信息或评价的转移。社会支持网络是指个体群体之间的联系，通过这些联系，个体可以保持自己的社会身份，并获得情感支持、物质援助和服务、信息和新的社会联系。根据社会支持理论的观点，一个人的社会支持网络

越强,他就越能更好地应对各种环境挑战。个人拥有的资源可以分为个人资源和社会资源。个人资源包括个人的自我功能和应对能力。社会资源是指个人社会网络的广度和网络中的人所能提供的社会支持功能的程度。以社会支持理论为基础的社会工作强调个体社会网络的介入,以改变其在个体生活中的角色。特别是对于社会网络资源不足或社会网络使用能力不足的个体,社会工作者致力于为他们提供必要的帮助,帮助他们扩展社会网络资源,提高社会网络使用能力。

(1) 社会支持影响个体控制感,降低工作家庭冲突

社会支持可以通过影响个体控制感,减少员工因工作家庭冲突引发能量耗竭从而导致的工作紧张;而工作资源不仅可以作为因变量引发员工潜在的动机,也可以作为调节变量缓解工作需求导致的能量耗竭过程。工作资源的调节作用也会因资源类型的不同而有所区别,例如,社会支持能够在工作需求和工作紧张间起调节作用,原因在于它能够直接帮助员工完成任务,从而降低工作需求对工作紧张的影响。已有研究证明,来自同事的社会支持是通过帮助员工按时完成工作任务,而有效地降低了工作负荷对工作紧张的影响。

诸多研究已经证实,缺乏社会支持与高水平的工作家庭冲突呈正相关。社会支持水平能影响工作家庭冲突引发的压力程度。如果个体感知到工作冲突,则来自组织和同事的社会支持可以减弱这种来自角色冲突的压力;同样,虽然个体可能会有较高的家庭时间需求,但来自配偶的社会支持也可以减弱这种压力影响。因此,工作家庭冲突领域的社会支持主要来源于组织支持和家庭支持。组织支持体现在企业对员工幸福的关心,并愿意使用自身资源支持员工的信念。组织通过支持可以达到同时增加员工工作资源和工作控制的目的,从工作需求—控制—支持(Job Demand – Control – Support,JDCS)和工作要求—资源(Job Demand – Resource,JDR)压力模型角度降低员工工作家庭冲突,可以归为工作要求和工作资源两类。工作要求指工作的物理环境、心理、社会、组织方面要求个体持续不断的身体和心理(认知和情感)努力,是与特定的生理和心理付出有关的

因素；工作资源也涉及物质的、心理的、社会的、组织的方面，能够促进工作目标的实现，降低工作要求，减少生理和心理付出，激励个人成长和发展。简单来说，工作要求是工作中消耗个体精力的"负向因素"，例如工作过载角色冲突、时间压力、工作不安全感等，与之相反，工作资源是工作中的"正向因素"。

①工作需求—控制—支持模型（JDCS 模型）。

Karasek 认为，工作压力来源于工作需求和工作控制的共同影响。20 世纪 80 年代后，该模型中又加入了一个社会维度：社会支持，使这一模型成为工作需求—控制—支持模型（JDCS 模型）。JDCS 模型提供了以下主要结论：高需求—低控制—低支持的工作往往导致工作压力和生理疾病。高需求—高控制—高支持的工作将增加学习、动机和技能的发展。在高工作需求下，为了使员工满意，组织须给予员工足够的工作支持，为员工完成工作创造客观条件。同时，员工自身也要具备完成工作的能力。只要主、客观条件具备，员工就能够对工作高控制，提高自我效能与满足感。从另一角度来看，高工作控制满足了员工自我发展的需求。

②工作要求—资源模型（JDR 模型）。

工作要求—资源模型（JDR 模型）为分析员工行为、组织产出等方面提供了良好的思路。它强调将工作要素分为工作需求和工作资源两个方面，同时探究损耗路径和增益路径的作用。

如图 2.35 所示，健康损耗过程是由过高的工作要求和缺乏工作资源所引发的工作倦怠，进而导致消极的组织结果，如病假、低工作绩效、低组织承诺等。本质上，当工作要求（负向因素）持续较高而没有被工作资源（正向因素）弥补时，员工的精力就会在工作过程中不断损耗，最终可能导致精力衰竭（倦怠），进而对员工个人（例如健康问题）和组织（例如工作效率）产生消极影响。而动机过程由充裕的工作资源引发，通过提高员工的工作投入，进而产生积极影响，如高组织承诺、高留职意向、高工作绩效等。需要强调的是，高工作要求与低工作资源都会产生倦怠，只有高工作资源（而不是低工作要求）会提高工作投入。事实上，工作资源拥有天然的动机特性，它可以激发员工的动机、提高工作投入，进而产生积极影响。另外，工作资源能够缓冲高工作要求对员工的损耗，即工作资源能够减轻工作要求对员工的消极影响。因此，增加工作资源（例如社会支持、工作自主性与反馈）有"一举两得"的效果：抑制倦怠的同时提高工作投入。相反，减少工作要求（例如工作过载、角色冲突和工作不安全感）只能对倦怠产生影响而不能提高工作投入。

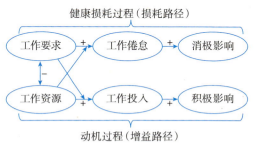

图2.35 工作要求—资源模型（JDR模型）

（2）组织家庭共支持，生活工作齐促进

①组织支持。

组织支持主要包括正式制度、工作氛围和主管支持三个方面。组织对工作家庭的正式制度支持主要包括政策和福利服务两个方面。政策是指提供灵活工作安排，包括自由时间、家庭办公或工作分享。福利服务包括较广范围的低成本替代选择支持，例如，无薪休假和带薪休假等。工作氛围是员工对组织运行方式的感知。如果工作氛围中表现出组织对员工家庭关心的态度，则来自组织的这种社会支持会促进员工个体对工作和家庭两种角色的耦合。员工对组织支持的感知实际上是通过对来自领导、同事支持的感知实现的，领导、同事对家庭的支持可以使员工感受到更高的社会支持，这可以提高员工对工作和家庭责任感的控制，降低工作—家庭消极压力的产生。比如，工会慰问群众的工作，是给予特殊时期员工的重要支持，包括经济与精神援助，它能给被慰问员工以欣慰的感受。同样，当EAP遇到保密例外的情况（当事人有清晰的蓄意威胁或立刻伤害他人或自身，并在我们确认有严重风险的情况下；涉及违法的家庭暴力；当事人涉及司法程序而在法庭要求的情况下），也需要借助慰问的形式促使企业领导与员工直系亲属进行交流，从亲属好友的角度切入，帮助员工理解 EAP 的作用，从而接受 EAP 的帮助。

②家庭支持。

在家庭支持方面，家人的鼓励和理解等支持行为能够缓解员工来自家庭的压力，从而降低工作家庭冲突。家庭支持包括工具性协助、情感关心、信息和评价功能等。在来自家庭的社会支持不足的情况下，个体感受的压力会引起在同一组织系统中另一个体的压力的共鸣，从而具有扩散效应，但家庭支持则可以缓解这种交互作用。例如，来自丈夫的社会支持能够减轻妻子的工作压力和工作家庭冲突；来自妻子的社会支持也能够缓解丈夫的家庭压力和工作家庭冲突。

（3）组建正式与非正式的社会支持网络

社会支持理论强调人类社会中人们之间的相互支持是生存需要，能帮助个体应对遇到的生活困难。社会支持来自各种社会组织和人群，包括国家职能部门、企业、社会团体和个人。有专家认为社会支持有正式与非正式之分，主要来自个人的社会关系，包括家庭内部成员、邻里之间、亲朋好友、宗教社团等，为非正式的社会支持；而来自专业社会机构如政府机关单位、医院、社会服务行业、法制系统等的社会支持，则为正式社会支持，由此构成社会支持网络。

2021 年，政府出台多项政策缓解"内卷"压力，例如对校内教学内容全面减负，对校外辅导机构全面整顿，禁止校外培训机构上市融资等，还出台了一系列严控学区房的措施。社会保障、社会福利、社会救助等都是国家层面提供的社会支持。

2. 组织视角——文体活动系真情、危机支持显关怀

（1）文娱体育，情感联谊，尽显组织支持

每年，运营一分公司会组织不同主题的员工活动。比如工会交替举办"文艺年"与"体育年"，在丰富员工业余生活的同时，也增强了员工的身体素质。如 2018 年举办的职工运动会、2019 年举办的企业文化节等。精彩的文娱体育活动吸引了众多员工的参与，平日里单一重复（有些工作操作单一而缺乏任务的丰富性）、高工作要求（安全责任大）、低控制感（由于处于服务的姿态而显得对外控制力弱）的工作性质，因一些组织举办的团体活动而变得更有趣味性。竞技活动（如体育比赛、知识竞赛）的举办也满足了部分员工在能力追求上的满足感，如"一战到底"青年知识竞赛、职工职业技能竞赛。

此外，由于运营一分公司青年员工比较多，大多处于适婚年龄，未组建家庭或者刚刚组建家庭的员工人数较多。公司创造条件为员工提供一个正式的、能够增进男女交往的机会，在一系列的丰富活动中，帮助员工建立与维持亲密关系的能力，为今后组建家庭，获得更多的家庭支持打下基础。

研究表明，通过参与团体活动可以改善人际关系，促进氛围和谐，有些不好掌握的交往技巧与分寸，可以在团体活动比如联谊会、心理团辅中达成；参与团体活动还可以提高情商（情绪管理能力），帮助一些感觉生活节奏快，工作强度和压力大，或者长时间感觉身心疲惫的人们释放积压已久的压力，提高环境适应力。

（2）危机的前预防与后干预

随着中国经济的发展、工作生活节奏加快、"996"文化的流行，员工面临的压力日渐增大，员工心理问题也日益突出，2020年暴发的新冠肺炎疫情持续影响着我们的生活，2021年遭遇"千年不遇"的高温、洪水和降雨、台风，更是对员工的心理产生了重要影响。在这个特殊压力时期，如何积极帮助和引导员工，做好员工的心理支持工作，是公司需要着重关注的问题。

心理危机的前预防与后干预工作，可以从员工的社会支持系统入手。比如当员工遇到难以解决的问题时，他是否有足够的社会支持比如朋辈亲属的陪伴与沟通等。这可以作为员工是否有资源去缓解问题的维度之一。

①心理危机的发生。

心理危机至少要符合三个标准：一是存在一些重大的影响心理的事件；二是有急剧的情绪、认知，包括身体行为上的一些改变；三是个人原有的一些方法无法去应对或者应对无效。

言语表现：直接表露自己处于痛苦抑郁、无望或者无价值感中。

情绪反应：情绪不稳定，容易流泪，注意力不集中，也容易被激怒或者过分依赖。

行为表现：出现行为异常，或伴有失眠、食欲缺乏、体重明显减轻或明显增加，时常感觉疲劳、疲惫，还可能出现一些自伤、自虐行为。

员工在工作与家庭中易产生心理危机，当自己不能调试时，就需要进行心理危机干预。除心理危机当事人外，同事、亲属等也可进行相应心理干预。心理危机是指当一个人面临困难情境而他先前处理危机的方式和惯常的支持系统不足以应对眼前的处境，即他必须面对的困难情境超过了他的能力时，这个人会产生的暂时的心理困扰。这种暂时性的心理失衡状态就是心理危机。

企业是一种特定的社会群体，为社会创造经济价值，员工大部分的社会活动都在企业中完成。企业员工心理危机一旦发生并出现结果，就会对个体自身、他人（包括亲人甚至社会）产生强烈的破坏性影响。关注企业员工的心理危机状态，研究企业心理危机干预机制、构建干预体系是现代社会及企业需要重点研究的课题。

A. 运营一分公司重点岗位员工可能会出现以下心理困惑与健康问题：

★ "脑"调度族——调度员

a. 调度员负责发布行车指令，需长时间注视电子屏中的关键信息，易产生绵长的、广泛性的焦虑感和疲劳感。

b. 应对突发应激情况时，须有稳定情绪与冷静决策的能力，长期处于广泛性的应激状态下，易引发肌肉紧张、肠胃失调、皮肤功能失调等生理疾病。

c. 长期保持单一的坐姿，易引发视觉疲劳及腰颈椎、甲状腺、内分泌、肥胖等相关疾病。

d. 专业技能要求高，需要应对大量定期的考试，会对考试等相似事件产生厌恶与疲劳感，易引发身体疲劳。

e. 工作中，同事间情感联系的时间较少，易产生孤独感，进而压抑情感，导致情绪问题。

★"眼"检修族——维修员

a. 维修员是安全隐患的排除者，有严格的工作要求与规范的排查程序，在安全责任重大、工作能量输出大的双重考验下，有持续的压力感，易身心疲惫。

b. 轨道行业的工作环境恶劣，存在一些影响健康的因素，主要有二氧化碳、一氧化碳、甲醛、TVOC（挥发性有机物）、高温、高湿。比如，污废水在厌氧环境下可能产生氨和硫化氢，工作人员在巡检中或清理中若缺乏防护或防护不当，会出现流泪、咽痛、咳嗽、胸闷、呼吸困难，伴有头晕、头痛、恶心、呕吐、乏力等症状，严重者将危及生命。

c. 作息安排不规律，"日检、月检、年检"的检修工作易引发职业疲劳，睡眠作息不规律易引发生理疾病，工作本身的艰难困苦，需要有一颗韧性极强的内心和健康强大的体魄。

★"手"站务族——行车值班员、值班站长

a. 业务范围广，所需知识丰富，客户服务事多事杂，需要具备细致、耐心、果断的人格特质。

b. 服务压力大，微笑服务中会出现情绪劳动过载的情况，认知失调对员工身心健康产生影响。

c. 多直面乘客，暴力承担者，服务乘客与安全管理的双重任务其性质不尽相同，极其考验员工的心理适应与危机应对能力。

★"腿"乘务族——电客车司机

a. 长时间安全驾驶，需要抵抗思维反应木讷的情况发生。

b. 综合职业能力要求高，是列车行驶过程中面对乘客的唯一人选，代表轨道运营公司的专业形象，在不了解轨道运营行业的乘客眼中所谓责任重大。

c. 工作环境中的噪声、振动、工频电场，均会影响工作人员的身体健康。噪声是一种令人厌烦的声音，会对人体的神经系统、心血管系统、消化系统、生殖机能等产生不良影响，长期工作在高噪声环境下而没有采取任何有效的防护措施，会促发体力下降甚至职业性耳聋。列车开动时的振动，会传递到各工作人员身上，人如果长期处于振动之中，神经系统、心血管系统、消化系统及新陈代谢等方面会发生病症，长此以往有可能引发振动病。

d. 工作场所局限，视觉有限、环境昏暗易使人心情低落，有孤独感，当人感到人际支持较弱时，易引发抑郁情绪。

e. 工作单调重复，机械性强，"手指口呼"程式化，易产生职业倦怠。

B. 新冠肺炎疫情导致的心理危机。

2021年，新型冠状病毒感染的肺炎疫情仍继续影响我们的生活。国际疫情数据的上升，时不时的境外输入，新冠病毒的变异所带来的焦虑和压力，城市封闭和隔离所带来的无助和恐惧，以及长时间的在家办公所带来的不便和烦躁，都对员工的心理产生了很大的影响。心理危机是本次疫情中不可忽视的一个重大负面影响。疫情的暴发是一种强烈的应激源，无论个体是否感染病毒，都有陷入焦虑的可能，在某些情况下甚至会使人陷入恐慌的状态。在这个特殊压力时期，更应该积极帮助和引导员工，做好员工的心理支持工作，履行企业的职责，做好员工的心理关怀工作。

②心理危机的识别。

存在心理危机倾向与处于心理危机状态的员工是各级部门负责人和企业危机干预专员重点关注与干预的对象。存在心理危机一般是指员工受到重大生活、工作事件或突发性事件的影响，情绪剧烈波动或认知、躯体、行为等方面有较大改变，且用平常解决问题的方法暂时难以应对或无法应对的状况。

对存在下列因素之一的员工，应作为心理危机干预的高危个体予以特别关注：

a. 情绪低落抑郁者（超过半个月）。

b. 过去曾有自杀企图或行为者。

c. 存在诸如工作压力大、躯体疾病、家庭变故、人际冲突等明显的事件压力或突遭重挫者。

　　d. 家庭亲友中有自杀史或自杀倾向者。

　　e. 性格有明显缺陷者。

　　f. 长期有睡眠障碍者。

　　g. 有强烈的罪恶感、缺陷感或不安全感者。

　　h. 感到社会支持系统长期缺乏或丧失者。

　　i. 有明显的精神障碍者；

　　j. 存在明显的攻击性行为或暴力倾向，或其他可能对自身、他人、企业、社会造成危害者。

　　对近期发出下列警示信号的员工，应作为心理危机的重点干预对象及时进行危机评估与干预：

　　a. 谈论过自杀并考虑过自杀方法，包括在信件、日记、朋友圈、同事圈等只言片语中流露死亡的念头者。

　　b. 不明原因突然给同事、朋友或家人送礼物、请客、赔礼道歉、述说告别的话等行为明显改变者。

　　c. 情绪突然明显异常者，如特别烦躁、高度焦虑、恐惧、易感情冲动、或情绪低落、或情绪从低落变为平静、或饮食睡眠受到严重影响等。

　　（3）EAP 服务的重中之重——危机事件干预与处理

　　心理危机干预在美国、荷兰等国最早兴起，并在最近的几十年来快速发展。危机干预（crisis intervention）又称危机管理、危机调解或危机介入。林德曼和卡普兰最早对心理危机干预做了定义，指帮助危机个体如何用更好的方式来解决危机事件。危机干预在短期内运用干预技术改善当事人的危机状况以免发展成严重的心理障碍。其主要目标是在短期内利用专业技术和辅助治疗的方法，如社会支持成员的参与，来改变现实环境，运用专业的技术手段，调动危机个体的自愈能力，使其恢复心理平衡。

　　①企业危机干预的步骤。

　　A. 确认问题。

　　危机干预的第一步是从当事人的角度去识别和理解他的问题。干预者使用积极的倾听技巧，如同情、理解、真诚、接受和尊重。包括使用开放式问题，关注寻求帮助的人的语言和非语言信息。确认当事人的认知状态、情绪状态、行为状态。

B. 保护当事人安全。

在危机干预过程以当事人安全作为首要目标。降低对自我、对他人的生理心理的危险风范。在干预全程中，需要对当事人保持足够关注。

C. 给予支持和帮助。

在与求助者交流沟通过程中，以语言和动作让求助者感到被支持、被关心。

D. 提出应对的方式。

帮助求助者调动自己的认知资源，建构可行解决方案，通过专业的危机干预技术提供应对方式，如环境支持、应付机制、认知调整，助其进行心理模式的转换。

E. 制订行动计划。

帮助当事人做出现实的短期计划，包括其他资源及应对方式，确定当事人理解自愿的行动步骤。计划应该结合当事人的应对能力，着重于切实可行，且能够系统地帮助当事人解决问题。计划的制订应该与当事人合作，让其感受到这是他自己的计划。制订计划的关键在于让求助者感到没有剥夺他们的权利、独立性和自尊。

F. 得到当事人的承诺。

帮助当事人向自己承诺会采取确定的、积极的行动步骤，这些行动步骤必须是当事人自己的，从现实的角度是可以完成的。如果制订计划完成得较好，得到承诺则比较容易。在结束危机干预前，危机干预工作者应该从求助者那里得到诚实、直接和适当的承诺。

②企业危机干预的三维评估体系。

危机干预评估（Rick A. Myer）（见表2.8）分别从1～10分对情感、认知、行为三项给予评分，并对三项评分求和。

表 2.8 企业危机干预的三维评估体系

体系	无损害 1	轻微损害 2~3	轻度损害 4~5	中等损害 6~7	显著损害 8~9	严重损害 10
情感	情感状态稳定，对日常活动情感表达适当	对环境的情感反应适当，对环境的变化只有短暂的负性情感流露，不强烈，当事人完全能够控制情绪	对环境的情感反应适当，但对环境变化有较长时间的负性情感流露，当事人能够意识到需要自我控制情绪	对环境的情感反应与环境脱节，常表现出负性情感，对环境变化有较强烈的情感波动。情感状态虽然稳定，但需要努力才能控制情绪	负性情感体验明显超出环境的影响、情感与环境明显不协调。心情波动明显当事人意识到负性情绪，但不能控制	完全失控或极度悲伤
认知	注意力集中，解决问题和做决定能力正常。当事人对危机事件的认识和感知与实际情况相符	思维集中在危机事件上，但思想能受意志控制。解决问题和做决定能力轻微受损，对危机事件的认识和感知基本与现实相符	注意力偶然不集中，感到对危机事件难以克制的反复思考。解决问题和做决定的能力降低。对危机事件的认识与感知与现实情况在某些方面有偏差	注意力时常不能集中，较多考虑危机事件而难以自拔。解决问题和做决定能力因为强迫性思维、自我怀疑而受到影响。对危机事件的认识和感知与现实情况有明显的不同	沉湎于危机事件的反复思考，因为强迫性思维、自我怀疑和犹豫而明显影响当事人解决问题和决定的能力，对危机事件的认识和感知与现实有实质性的差异	除了危机事件外，不能集中精力。因为受强迫性思维、自我怀疑和犹豫的影响，丧失了解决问题和做决定的能力。对危机事件的认识和感知与现实有明显差异，明显影响正常的生活
行为	对危机事件应对行为恰当，能保持必要的日常功能	偶尔有不恰当的应对行为，能保持必要的日常功能，但需努力	偶尔出现不恰当的应对行为，有时有日常功能的减退，表现为效率降低	有不恰当的行为且做事没有效率。需要付出很大的精力才能维持日常功能	当事人的应对行为明显超出对危机事件的反应，日常功能明显受到影响	行为异常出乎预料，并且有伤害自己或他人的危险

续表

评估标准：
3～12分采用"非指导性干预"，以情感支持为主，给予社会、家庭支持；
13～22分采用"合作型干预"，在情感支持的同时，配合接受心理咨询；
22分以上采用"指导性干预"，需要由专业心理机构或精神卫生机构提供帮助。

③创伤性事件受害者及潜在受害者分为六个级别。

第一级别：直接卷入伤害性事件中的个体，心理干预作为一种社会援助必须介入。

第二级别：第一级别受害者的家人或有密切关系者，可能产生强烈的悲哀及内疚情绪，出现继发性应激反应，需要重点干预。

第三级别：从事救援和重建等社会援助工作的人员及志愿者，面对灾难情景可能出现强烈情绪反应，应该得到关注。

第四级别：伤害事件发生区域附近的社区人员，有的时候可能对伤害的发生负有一定责任，必要时应进行集体干预。

第五级别：某些伤害事件发生地附近的人员，原本就有心理障碍的易感者，伤害事件可能诱发病态反应。

第六级别：外围人群，包括各种性质个体的混合，往往也是引起社会性情绪失控的重要原因，应根据具体情况灵活处理。

④心理危机干预技术。

A. 精神分析疗法。

精神分析治疗的重点在于通过一系列方法将无意识层面的内容揭露出来并加以处理。

这其中主要针对的是个体儿时的经历，治疗师会对其进行讨论、重构、解释及分析。治疗师秉持的假设是：这种对过去的探索——主要通过处理来访者对治疗师的移情关系而得以进行——对改变个体的性格而言至关重要。精神分析治疗过程中最为关键的技术包括：维持分析架构、自由联想、释梦、对阻抗的分析以及对移情的分析。荣格的理论与弗洛伊德的理论有所不同，更加注重个体用以自我实现的能力。为了成为那个自己能够成为的人，个体就必须探索其人格的无意识层面，包括个体无意识和集体无意识。在荣格的分析疗法中，治疗师会帮助来访者开发其内在的智慧。治疗的目标不仅在于解决个体的当前问题，还要改变个体的人格。

B. 阿德勒疗法。

个体心理学假设人们的行为都是受到社会变量所驱使的：人们应对自己的想法、感受以及行为负责；每个人都是自己生活的创造者，而不是无助的受害者；人们会受到目标与意图的牵引，应该更多地展望未来而不是回顾过去。阿德勒理论的基本目标在于帮助来访者识别并改变对自我、他人以及生活的错误信念，从而更加彻底地投身到社会之中。治疗师不会把来访者看作病人，而会将其看作气馁的个体。治疗过程会帮助来访者了解自己的行为模式并改变自己的生活方式，这样，来访者的感受和行为方式也会因此而出现变化。阿德勒理论强调家庭在个体发展过程中所起的作用。在阿德勒理论者看来，治疗是一个治疗师和来访者合作进行的过程，其中，来访者需要将自己获得的领悟转换到现实生活中的行为上。当代的阿德勒理论是一种综合性的理论，其中整合了认知理论、建构主义理论、存在主义理论、心理动力学理论以及系统理论的观点。其普遍共有的特征包括强调建立相互尊重的治疗关系、强调来访者的优势和内在资源、对来访者的未来发展持乐观态度等。在运用阿德勒疗法时，治疗师享有很高水平的自由。阿德勒理论对以下众多领域的发展都造成了重大的影响：基础教育、教师团体培训、父母团体培训、婚姻与家庭治疗以及团体治疗。

C. 存在主义疗法。

在治疗的最初阶段，治疗师会帮助来访者识别并明晰他们对世界的种种假设。治疗师会要求来访者界定并质疑自己的知觉方式以及自己存在的意义。来访者会审视自己的价值观、信念及假设，并判断它们的正确性如何。对很多来访者而言，这是一项艰难的任务，因为他们一直以来都将自己的问题归咎于外部因素。他们可能会把焦点放在他人"让我产生了怎样的感受"，或者他人应对自己的行为或无所作为负有怎样的责任。治疗师会帮助来访者学会思考自己的存在并检视自己在自身问题上所起的作用。

在存在主义疗法的中期，治疗师会鼓励来访者更加深入地审视自己价值观体系的来源和依据。这个自我探索的过程一般会帮助来访者获得新的领悟并会帮助来访者重构自己的价值观和态度。来访者将更加清楚地认识到什么样的生活更有价值，并更加清楚地意识到自己的价值导向。

存在主义治疗的最后一个阶段旨在帮助人们进一步明晰对自己的了解，并将这种了解转化为行动。这种转化并不仅限于治疗过程中。治疗过程只是来访者对其生活进行更新或预演的一小部分。治疗的目的在于帮助来访者找到可以在治疗间隙、现实生活中实践经过自己审视而内化的价值观的方式。一般说来，来访者将会发现自己的优势，并能将其优势加以充分利用，从而获得更有意义的存在。

D. 以人为中心疗法。

当人们遇到危机时，第一步应该让人们有充分的机会进行表达。敏锐的倾听和理解在这里就十分重要。如果人们感觉自己得到了倾听和理解，那么人们就可以在混乱当中平静下来，并且能够做出清楚的思考和判断。尽管人们的危机不可能因为与助人者进行一两次的接触就得以化解，但是这样的接触却能为他们之后接受帮助的过程搭桥铺路。如果危机中的人们无法感受到他人对自己的倾听和理解，那么他可能会失去"重新回到正常生活"的希望，之后也不会再去寻求帮助。真诚的关心、支持以及非占有性的热情可以搭建起一座桥梁，从而激发人们去努力渡过难关并化解危机。在进行其他问题解决策略的干预之前，应该先向人们传达自己对他们深切的理解。尽管伴随在人们身边并与其建立心理上的接触本身就具备一定的治疗效果，但是在危机情境中，即使是以人为中心疗法也需要提供更为结构化、指导化的干预。当来访者因危机事件无法恢复其正常机能时，建议、指导甚至指示的干预措施都可能会派上用场。例如，在某些情境下，治疗师可能必须采取措施让有自杀倾向的来访者住院治疗以避免他伤害自己。

E. 行为主义疗法。

通过实验得到的学习原理被系统地用来帮助人们改变其适应不良的行

为。行为主义疗法的治疗师独有的特点在于：他们系统地坚持准确性的评价，行为主义疗法的治疗师会利用客观而具体的词语来描述其治疗目标，以便能够重复使用干预措施。治疗目标一般由来访者和治疗师共同决定。在整个治疗过程中，治疗师会不断地对来访者的问题行为以及导致这种行为的条件进行评估。治疗师会采用研究方法来检验其评估和干预程序的有效性。治疗师所采用的治疗技术首先必须得到有效性的验证。简而言之，行为主义概念和技术会被明确地说明、会被不断进行验证，而且还会被治疗师不断地修正。

行为主义疗法会对来访者的当前问题以及影响这些问题的因素加以处理，而不是分析可能的历史因素。治疗师会探讨影响来访者当前机能的特定因素，以及用以改善来访者的行为的因素。有时，探讨来访者的过去也可能会为理解和来访者当前行为相关的环境事件提供有价值的信息。行为主义疗法的治疗师会关注导致来访者问题行为的当前环境事件，并通过所谓的功能性评价过程或"行为分析"来改变环境事件并进而帮助来访者改变其行为。来访者需要积极主动地卷入特定行为中处理自身的问题。

来访者不能只是简单地谈论自身情况，而需要以实际行为来引发改变。来访者应该在治疗内外对自身的行为加以管理、学习并运用所学的应对策略并通过角色扮演的方式去实践新的行为。来访者在日常生活中的治疗任务以及治疗师布置给他们的家庭作业是治疗过程的重要组成部分。行为主义疗法以行动为导向，是一种富有教育意义的方法，其中，学习过程被视为治疗过程的核心。来访者需要学会新的、适应性的行为，从而取代其原有的、适应不良的行为。

F. 认知行为疗法。

第一步是向来访者说明他们如何内化了众多的非理性的"应该""必须""最好"等。治疗师会和来访者的不合理信念进行辩论并鼓励来访者去和自己的那些自我挫败性的信念进行对抗，从而用其他选择代替他们原有的"必须"。治疗过程的第二步，治疗师要向来访者展示他们是如何通过让自己的非理性的、不现实的想法持续下来进而使得自己陷入情绪混乱之中的。换句话说，因为来访者不断地在对自己灌输这些不合理的信念，所以他们对自己的人格问题负有主要责任。为了让个体摆脱仅仅停留在认可不合理想法的阶段，治疗师需要进行第三个步骤——帮助来访者修正其想法并减少其不合理信念。尽管完全消除不合理信念并不实际，但是依然可以大幅度降低它们出现的频率。治疗师会帮助来访者面对那些来访者不加质疑便接受的信念，并向来访者证明他们是如何不断向自己灌输这些未经验证的假设的。治疗过程的第四步就是要帮助来访者发展出理性的人生观，以便帮助来访者不再成为不合理信念的受害者。

G. 女权主义疗法。

女权主义疗法的目标包括：赋权、重视并肯定多样化、努力促进个体的改变（而非单纯地逆来顺受）、促进平等、改变社会、帮助个体平衡好互相依赖与独立之间的关系、帮助个体学会自我呵护等。女权主义疗法的核心目标在于帮助个体将自己视为代表自己以及他人利益的积极代言人。从个人角度来讲，女权主义疗法的治疗师会努力帮助女性和男性认可、接纳并利用自己的个人力量。赋权给来访者是女权主义疗法的核心，也是其长期的治疗目标。通过赋权的过程，来访者将能够把自己从束缚自己的性别角色社会化过程以及长久以来的压迫中解脱出来。

H. 家庭系统疗法。

家庭本身是一个多层面的系统，家庭既会受到其所处的系统影响，又会反过来影响其所处的系统。家庭可以被描述为：家庭成员及其角色、成员彼此之间的关系以及成员间交往的模式。家庭系统疗法有四种不同的活动：形成治疗关系、实施评估过程、提出假设并分享含义、引发改变，每种活动都有其各自不同的任务。在偶然的情况下，这四个活动可能会在一次治疗中都进行；然而，在大部分情况下，每一种活动往往都需要多次治疗才能完成。

（阚教）

六、健康向上的体魄

"如果没有健康,智慧就无法表露;如果没有健康,文化就无法施展;如果没有健康,力量就无法战斗;如果没有健康,知识就无法利用。"古希腊哲学家赫拉克利特所说的健康,其实指的就是身心健康,而如今一些对心理健康意识淡薄的人们仍把它视为身体健康。在这里我们更多地会阐述身心健康相互影响的部分,希望能给人们启发。

(一)何谓健康

《现代汉语词典》中把健康定义为"(人体)生理机能正常,没有缺陷和疾病"。但是随着社会快速发展,很多病理现象用传统的病理学难以获得满意的解释。比如,有些人的确没有器质上的损伤、没有疾病,但功能上却出现问题。

随着医学的发展、心理学的日趋成熟,我们认识到了疾病成因的复杂性,比如有生物因素、遗传因素、后天获得性因素、心理因素等。目前,我们还认识到了社会环境对健康也有影响,使"健康"的概念延伸到了社会、心理和个人行为等因素,逐步形成了综合性的、协调发展的健康理念。

1946年6月19日至7月22日在纽约召开的国际卫生会议通过了由61个国家代表签署的世界卫生组织《组织法》(《世界卫生组织正式记录》第2号第100页),并于1948年4月7日生效,在其序言中提出了著名的"健康三维"概念,即"健康不仅为疾病或羸弱之消除,而是体格、精神与社会之完全健康状态"。

此外,在从疾病到健康状态的"疾病—健康统一体"(或称"疾病—健康连续体")(见图2.36、图2.37)上,除了健康和疾病两个端点以外,还存在一个中间状态——"亚健康"——虽无明确的疾病,但在躯体、心理上会出现各种不适应的感觉和症状,从而呈现活力减退和对外界适应力降低的一种生理状态。

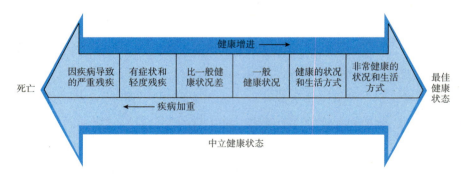

图 2.36 Aaron Antonovsky 提出的疾病—健康统一体

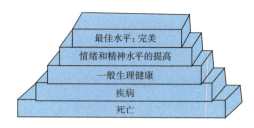

图 2.37 Jerrold Greenberg 提出的疾病—健康连续体

世界卫生组织对健康提出了十项标准：

①充沛的精力，能从容不迫地担负日常生活和繁重的工作而不感到过分紧张和疲劳。

②处世乐观，态度积极，乐于承担责任，事无大小，不挑剔。

③善于休息，睡眠良好。

④应变能力强，适应外界环境中的各种变化。

⑤能够抵御一般感冒和传染病。

⑥体重适当，身体匀称，站立时头、肩、臀位置协调。

⑦眼睛明亮，反应敏捷，眼睑不发炎。

⑧牙齿清洁，无龋齿，不疼痛，牙龈颜色正常，无出血现象。

⑨头发有光泽，无头屑。

⑩肌肉丰满，皮肤有弹性。

从以上十条细则中我们可以看到，前四条是心理健康方面的，后六条则属于躯体健康方面。显然，健康不只是一种身体的状态，更是一种生命的境界；不仅仅指躯体健康，同时还包括心理、社会适应、道德品质等方面。它们之间相互依存、相互促进，是有机的结合体。人只有在这几个方面同时拥有良好的状态时，才能算得上是真正的健康。

可以说，最佳健康（wellness）综合了生活的生理、智力、情绪、精神、社会和环境等方方面面。

（二）身心健康的关系

究竟是身体状况影响心理状态，还是心理状态影响身体状况？其实，身心一体，它们相互影响、相互成就一个机体的存在状态。

身体健康、心理健康应该是既相互影响又相互独立的两个维度。身心健康的这一关系模式，既是状态性的描述，同时又蕴含着彼此间的动态作用。从两个维度出发，一方面，可以解释身心健康处于相对分离状态的人，如身残志坚者或身体尚可心智不全者，便于制定针对不同个体的重点不同的区别性干预措施；另一方面，也提示人们关注身心之间的交互作用关系，即相互促进或者彼此削减，如身体有疾患的人很容易产生焦虑、抑郁、愤怒等消极情绪，而许多心理问题也会伴随着躯体化的症状，当然，积极乐观的情绪和坚定的信念，也有可能产生生理功能良好的身体素质，同样会增加一个人的心理耐受能力。

大量研究表明，大多数罹患疾病的人经历过不同程度的心理困扰与疾病。相关文献讲到，美国病患初次就医时，65%有心脏病发作史的冠心病患者经历过各种形式的抑郁症（NIMH 国家精神卫生研究院数据）；61%癌症患者有"不宽恕"的问题（生活中有个不能宽恕的人）；77%的成年人遭受过心理压力引起的不良身体反应（APA 美国心理学学会数据）。心理压力与6个主要致死原因有关：心脏病、癌症、肺病、意外事故、肝硬化和自杀（APA 美国心理学学会数据）。

（三）影响健康的多种因素

1. 应激源

世界上存在一些无法预测却能产生重大影响的事件，经济学家叫它

"黑天鹅",文学家叫它"改变命运的决定性瞬间",如同你我一样的老百姓们叫它"意外",而心理学家则把它叫作"应激源",把人们面对它时的一系列反应叫作"应激反应"。

不同的应激源会促发人类不同的应激反应。应激反应会引起人们生理、心理和行为的变化,如果应激情境持续的时间很长,而个体又没有很有效的应对措施时,会引起广泛的生理心理失调,影响人的健康。人们感到的应激源与实际应激事件的影响有很大差异,如果人们对某些事件有负性的评价,将会促发负性的情感反应,进而产生不同的生理或行为反应,身体疾病与精神疾病的易患性增加(见图2.38)。

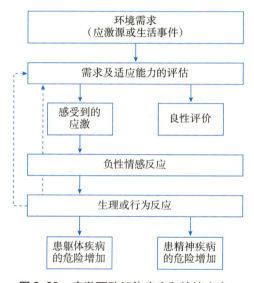

图2.38 应激可致躯体疾病和精神疾病

资料来源:Selley E. Taylor. 健康心理学[M]. 朱熊兆等译. 北京:中国人民大学出版社,181.

(1)工作应激源

①工作条件所导致的应激。

不安全或不合理的工作环境本身就具有应激性。长期暴露于物理、化学、生物性等有害物质,如噪声、拥挤、辐射污染或高寒酷热等都会给个体带来损害。资源匮乏或使用不便也具有应激性。如设备陈旧、机器故障、资料缺乏、经费不足等，往往会让人劳形伤神，举步维艰。轨道交通运营公司员工所处的工作环境中会有噪声、空间局限与封闭、空气流通不畅……这些环境因素对人会产生影响。

②工作性质所导致的应激。

工作责任大（需要为乘客的安全负责）、工作过分单调或多变（持久的操作机车或客户服务等）、工作超载（数与质的过度劳作）、工作模式单一（单一的脑力劳动或体力劳动）会带来不同的应激，会使人产生警觉性、厌倦感、疲劳感等多种状态，易导致不同程度的恶心、肌肉虚弱、头痛、眼花、过劳死、腕关节综合征、缺乏锻炼的疾病易感性较高等生理非健康状态的情况发生。

③工作角色导致的应激。

工作中角色不稳定、角色不明晰、多重角色、缺乏明确的评价标准或接受多重要求和多头领导等情况，都会让人无所适从。

④工作中的人际关系所导致的应激。

工作中缺乏人际交往或人际关系不良，都是导致工作应激的重要来源。研究发现，没有机会同他人接触的工人，工作满意度较低，儿茶酚胺的水平则较高；而工作中不能建立满意的人际关系，与工作应激、工作中的精神痛苦、不良的躯体和精神健康都有着密切的关系。

⑤职业发展所导致的应激。

人们往往有追求卓越、谋求发展的需求。除了养家糊口之外，工作还是人们保持社会关系、提升个人能力和实现自我价值的主要途径。同时工作也被赋予很多意义，比如地位、权力、名声等。研究发现，感觉自己晋升太慢或是自己对工作的投入没有被认可的人，会经历更多的应激，患病率也更高。

⑥组织结构所导致的应激。

组织有结构、有层级、有分工、有合作、有领导方式、有决策风格，员工个体隶属于组织，因此也受组织特性的影响。一些组织中特有的状态会导致员工产生不公平的应激感受，从而影响工作积极性、满意度和绩效。

工作条件、工作性质、工作角色、工作中的人际关系、职业发展、组织结构所导致的应激，均会引起员工心理不适。如图2.39工作应激的典型症状所示，工作应激会引发不同心理症状，进而引发自身不同的生理症状，最后以某种外显的行为示人。

心理症状	生理症状	行为症状
·焦虑、紧张、迷惑和急躁 ·疲劳感、生气、憎恶 ·情绪过敏和反应过敏 ·感情压抑 ·交流的效果降低 ·退缩和抑郁 ·孤独感和疏远感 ·厌烦和工作不满情绪 ·精神疲劳和低智能工作 ·注意力分散 ·缺乏自发性和创造性 ·自信心不足	·心率加快、血压升高 ·肾上腺激素和去甲肾上腺激素分泌增加 ·肠胃失调，如溃疡 ·身体受伤 ·身体疲劳 ·死亡 ·心脏疾病 ·呼吸问题 ·汗流量增加 ·皮肤功能失调 ·头痛 ·癌症 ·肌肉紧张 ·睡眠不好	·拖延和避免工作 ·表现和生产能力降低 ·酗酒和吸毒人口增加 ·工作完全的破坏 ·去医院次数增加 ·为了逃避，饮食过度，导致肥胖 ·由于胆怯，吃得少，可能伴随着抑郁 ·没胃口，瘦得快 ·冒险行为增加，包括不顾后果的驾车和赌博 ·侵犯别人，破坏公共财产，偷窃 ·与家庭和朋友的关系恶化 ·自杀和企图自杀

图2.39 工作应激的典型症状

资料来源：Philip L. Rice. 压力与健康 [M]. 石林等译. 北京：中国轻工业出版社，2000：147-149.

(2) 生活应激源

生活中会发生大大小小的事件，无论正向还是负向事件，都对个人有一定影响。

在咨询心理学中有一个量表可以评估这些事件的"影响力"——生活事件量表。该量表是自评量表，它也可以供当事者填写自己经历而表中并未列出的某些事件，含有48余种我国较常见的生活事件，包括三个方面的问题：一是家庭生活方面（28条）；二是工作学习方面（13条）；三是社交及其他方面（7条），另设有几条空白项目。

填写者应注意的事项：

①仔细阅读和领会此注意事项，然后将某一时间范围内（通常为一年内）的事件记录下来。有的事件虽然发生在该时间范围之前，但如果影响深远并延续至今，可作为长期性事件记录。

②一次性的事件如流产、失窃要记录发生次数，长期性事件如住房拥

挤、夫妻分居等不到半年记为1次，超过半年记为2次。影响程度分为5级，从毫无影响到影响极重分别记0分、1分、2分、3分、4分。影响持续时间分为3个月内、半年内、一年内、一年以上共4个等级，分别记1分、2分、3分、4分。

③对于表上已列出但未经历的事件应注明"未经历"，不留空白，以防遗漏。然后，由填写者根据自身的实际感受，而不是按常理或伦理道德观念，去判断那些经历过的事件对本人来说是好事或是坏事，影响程度如何，影响的持续时间有多久。

生活事件量表（见表2.9）中生活事件刺激量的计算方法如下：

①某事件刺激 = 该事件影响程度分 × 该事件持续时间分 × 该事件发生次数。

②正性事件刺激量 = 全部好事刺激量之和。

③负性事件刺激量 = 全部坏事刺激量之和。

④生活时间总刺激量 = 正性事件刺激量 + 负性事件刺激量。

总分越高，反映个体承受的精神压力越大。

表2.9 生活事件量表

档案编号			姓名		电话			日期		
生活事件名称	性质		事件发生时间		影响持续时间/次数		精神影响程度		备注	得分
	好事	坏事	未发生	一年前	一年内	长期性	三个月内	半年内	一年内	一年以上	没有影响	轻度影响	中度影响	重度影响	极重影响		影响程度分×持续时间分×发生次数
							1次	2次	1分	2分	3分	4分	0分	1分	2分	3分	4分		
1. 恋爱或订婚																	
2. 恋爱失败、破裂																	

续表

档案编号							姓名					电话					日期	
生活事件名称	性质		事件发生时间			影响持续时间/次数					精神影响程度					备注	得分
	好事	坏事	未发生	一年前	一年内	长期性	三个月内	半年内	一年内	一年以上	没有影响	轻度影响	中度影响	重度影响	极重影响		影响程度分×持续时间分×发生次数
				1次	2次		1分	2分	3分	4分	0分	1分	2分	3分	4分		
3. 结婚																	
4. 自己（爱人）怀孕																	
5. 自己（爱人）流产																	
6. 家庭增添新成员																	
7. 与爱人父母不和																	
8. 夫妻感情不好																	
9. 夫妻分居（因不和）																	
10. 夫妻两地分居（工作需要）																	
11. 性生活不满意或独身																	
12. 配偶一方有外遇																	
13. 夫妻重归于好																	
14. 超指标生育																	
15. 本人（爱人）做绝育手术																	
16. 配偶死亡																	
17. 离婚																	
18. 子女升学（就业）失败																	
19. 子女管教困难																	
20. 子女长期离家																	
21. 父母不和																	
22. 家庭经济困难																	
23. 欠债 1 万元以上																	
24. 经济情况显著改善																	

续表

档案编号				姓名			电话			日期	
生活事件名称	性质		事件发生时间			影响持续时间/次数			精神影响程度					备注	得分
	好事	坏事	未发生	一年前	一年内	长期性	三个月内	半年内	一年内	一年以上	没有影响	轻度影响	中度影响	重度影响	极重影响		影响程度分×持续时间分×发生次数
					1次	2次	1分	2分	3分	4分	0分	1分	2分	3分	4分		
25. 家庭成员重病、重伤																	
26. 家庭成员死亡																	
27. 本人重病或重伤																	
28. 住房紧张																	
工作学习中的问题																	
29. 待业、无业																	
30. 开始就业																	
31. 高考失败																	
32. 扣发奖金或罚款																	
33. 突出的个人成就																	
34. 晋升、提级																	
35. 对现职工作不满意																	
36. 工作学习中压力大（如成绩不好）																	
37. 与上级关系紧张																	
38. 与同事邻居不和																	
39. 第一次远走他乡异国																	
40. 生活规律重大变动（饮食睡眠规律改变）																	
41. 本人退休离休或未安排具体工作																	
社会及其他问题																	
42. 好友重病或重伤																	

续表

档案编号					姓名			电话				日期		
生活事件名称	性质		事件发生时间			影响持续时间/次数			精神影响程度				备注	得分
	好事	坏事	未发生	一年前	长期性	三个月内	半年内	一年内	一年以上	没有影响	轻度影响	中度影响	重度影响	极重影响	
				1次	2次	1分	2分	3分	4分	0分	1分	2分	3分	4分	影响程度分×持续时间分×发生次数
43. 好友死亡															
44. 被人误会、错怪、诬告、议论															
45. 介入民事法律纠纷															
46. 被拘留、受审															
47. 失窃、财产损失															
48. 意外惊吓、发生事故、自然灾害															
你还经历的其他重要事件，请依次填写															
49.															
50.															
51.															
52.															
……															
合计															

资料来源：百度文库。

2. 人格

（1）个性与健康

心理学史上有一研究发现，具有某些人格特质的人群更易患上某种疾病（特别是得冠心病的可能性）。比如，"A 型行为模式"是一种复杂的行为和情绪模式，包括极端好胜、富有攻击性、缺乏耐心、有时间急迫感和怀有敌意。类型 A 的人通常对生活中的某些核心方面感到不满，极富竞争性且野心勃勃，而且通常是一个孤独者。"B 型行为模式"则恰好同类型 A 相反，他们有较少竞争性、较少敌意。研究者认为那些显示出类型 A 行为模式的人较一般人群更容易患上冠心病。因为 A 型行为模式有很多特征，研究者把焦点放在识别 A 型行为模式中最危险的因素。人格特质中"毒性"最烈的就是敌意。

敌意对健康的影响可能是因为人们的应激反应被过度唤醒，也可能是由于带有敌意的人们喜欢躲避社会支持的不良社交习惯。具有 A 型行为模式的人，应学习怎样使用问题聚焦应对方法减少怒气，怎样使用认知重构减少愤世嫉俗的倾向。

（2）情绪与健康

情绪和人的行为是密不可分的。当人处于正面情绪影响下时，意识能够维持在一个较为觉醒的状态，保持注意力可以高度集中，当外部环境改变时，也能够较好地适应改变，这样的反应能够提高员工的劳动生产效率。而当人处于负面情绪影响下时，对外部环境的认知和思考容易受到限制，对外部环境变化的应对和适应能力减弱，就容易造成不良行为和后果。可以这么说，正面情绪有助于拓宽认知和行为方式，增加新的行为可能性；负面情绪能让人产生某种特定的行为。

情绪与人的病征也有一定联系。情绪有正面作用，也有负面作用。中医上说，强烈的情绪刺激或积压的情绪会影响气血的正常运行，产生定向与定位反应，最终作用于身体的相应部位，形成病变。身体不同部位疾病所对应的部分情绪如下所示：

高血压：盼望好结果，但事与愿违，产生的后悔、委屈、紧张、害怕、担心、恐惧等情绪。

脑血栓：爱生气、爱激动、爱较劲，看不上、看不起、看不惯别人做的事情，认为自己的观点是对的，产生愤怒、怨恨、生气等情绪。

颈椎病：看不惯或看不起父母、领导、权威、老师等比自己有能力的人并与之较劲等情绪。

甲状腺：与同辈人，如亲人、爱人、闺蜜有委屈、窝囊、生闷气、压抑等情绪。

糖尿病：有想控制局面、控制进程、控制下滑等想法，所产生的着急心切、焦虑不堪、烦躁、恐慌、委屈、生气等情绪。

心绞痛：盼望着好的结果，在处理事务当中带有的急、气、恨、怕、怨、恐惧、不爱自己，不能原谅自己与他人、争强好胜、不能容人等情绪。

冠心病：在处理人、事、物的过程中，不合理、不公平所产生的气、急、恨、亢奋、想不通、生气、怨恨、后悔、愤怒等情绪。

白血病：与钱有关的内疚、恐惧、害怕、焦虑，做过与钱有关的对不起、坑害、陷害、欺骗、欺诈等事情，有觉得钱花多了、不该花的多花了、花了冤枉钱等情绪。

胆结石：为"对与错"过分较劲并总认为自己的观念正确，总是坚持自己的想法、观点，与对方较劲等情绪。

哮喘：大多来自幼年，父母对孩子管教严厉，孩子因爱被窒息、限制、压抑住自己，不哭泣、不能正常表达自己的观点、想法而产生的情绪。

肺部：对未来前途、命运、事业、财富、家庭等产生的担忧、忧伤、紧张、悲伤、保护、害怕、无助、想不开、被限制、被压抑、有话说不出来、无法表达或不能表达等情绪。

痛风：与钱有关的对于前途的担心、焦虑、恐惧、不知所措、拿不定主意、被卡住等情绪。

肝炎：出于好心，为得到好的结果去做事，结果失败、上当受骗、别人不理解，产生愤怒、窝囊、委屈、冤枉、急、气、恨、怕等情绪。

腰椎：对某些重大事件难以承受，或有自己承担很多家庭、事业和他人的重担却没有得到别人认可等情绪。

胃痛：对某些人、事、物、生活、工作、事业、经济压力不能接受，不愿接受，接受不了，产生的怨、恨、怒、悔等情绪。

肾病：对以前选择的人、事、物担心、后怕、后悔，两性之间感情关系所产生的埋怨、委屈、愤怒、担忧、后悔、怨恨，还有因情感而产生不想让其他人知道的隐私而产生的情绪。

乳腺增生：因情感而产生的委屈、自责、焦虑、失落、怨恨；在教育孩子的过程中，总是期望过高、求全责备、失望不满等情绪。

子宫肌瘤：与母亲的关系问题、与丈夫的情感问题、对孩子的担忧、与房子有关等情绪。

肿瘤：曾经因生活状况有过轻生的想法，说过"死了算了""活着还不如死"；生活中遇到压抑、悔恨、冤枉、难过去的事情；对别人给予自己的伤害恨对方，不能原谅对方，也不能原谅自己，不爱自己，委屈自己，内疚、悔恨、后怕等情绪。

不同疾病与情绪的对应关系，既来自中医理论的基本判断，更是大量实践案例积累经验所得。精准掌握这种对应关系，当面对疾病的时候，我们就能够迅速而准确地定位到患者潜在的情绪问题，运用"情志疗法"引导其讲出情绪产生的情景，进行有针对性的情绪释放，快速、有效地改善身体状况。

3. 生活方式

生活方式是个体所做的影响健康的各种决定的总和，是一个更加综合的概念。研究发现，造成疾病的最重要的原因以及一般的死亡原因，都与个体的生活方式有关，因此生活方式是影响健康的一个重要因素，是健康研究的一个重要领域。而且，生活方式是自己可以控制的，对于疾病预防和改善颇具意义。

危害健康的生活方式与习惯主要有吸烟、过量饮酒、吸毒、不良饮食习惯、不规律的睡眠习惯、不遵守交通规则的驾驶、不遵医嘱、过分冒险的运动行为等。

（四）如何保持身心健康

1. 预防——主观认识到身心健康的重要性

（1）减少认识上的盲区和误区

身心相互影响的理念越来越被更多人接受。持有全面的身心健康观，是规避健康盲区的首要因素。

重视健康体检，每两年体检一次，摒弃"没病就是健康""小病不足为奇"的传统健康观念，减少自身"如果我检查身体，肯定会检查出毛病，那么索性不检查了"或者觉得自己疾病易感性比别人低得多"我不会得病"的想法。

培养适合自身的良好生活方式，预防为主，治疗及时；减少认识上的盲区和误区，无论生理或是心理反应，需要更清楚、更理性地看清自己，才能远离疾病，保持健康。

（2）排除情绪上的防御、低效能感、无奈感

忌病讳病，不愿去看病；得了病，治好了，但总觉得自己有问题。这两种状态是人们就医前后大多会有的状态。

有病不愿意去看，否认的表象实际上体现了人们内心对疾病的防御与抵触心理，存在对疾病的恐惧和焦虑，这些情绪激发了人们对失去健康状态的低效能感。

病看好了却不放心，总怀疑自己有病的情况，是在心理学上一种叫作"疑病症"的神经症。其具体诊断标准为以疑病症状为主要临床征象，反复就医或反复要求医学检查，但检查结果阴性或医生的合理解释不能打消顾虑，表现为下述的至少一项：一是对身体健康或疾病过分担心，其严重程度与实际情况明显不相称；二是对通常出现的生理现象和异常感觉做出疑病性解释；三是牢固的疑病观念，缺乏充分根据，但不是妄想；四是排除强迫症、抑郁症、偏执性精神病等诊断，疑病症状不只限于惊恐发作。

（3）降低行为上的放任、功利性、惰性

人们更习惯于满足当下所见的既得利益以有更多的获得感，同时存在对未来有影响的潜藏危机不够重视的态度。然而一些健康的生活方式、很多的健康行为需要持之以恒（如合理膳食、运动锻炼、遵循医嘱），改变一些不良习惯又比较困难（如吸烟酗酒、过量奶茶咖啡、过量美食、游戏成瘾行为、久坐不动等）。因此，对于健康，我们需要更多的自律，改善惰性习惯，减少放任性行为、功利性追求。

2. 改善——保持健康生活方式

（1）保持饮食健康，杜绝成瘾行为（烟酒）

中国营养学会给出了"食物金字塔"合理膳食结构，包括谷物类、蔬菜水果、肉类、奶制品和豆制品以及油脂类，按食物合理摄取量由多至少构成了一个金字塔结构（见图2.40）。

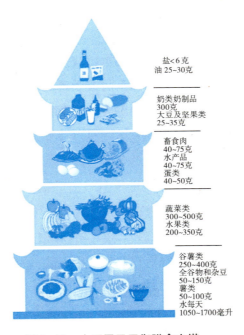

图2.40　中国居民平衡膳食宝塔

资料来源：百度百科。

几乎我们每个人都挺明白合理膳食的道理，但为何无法维持如此合理的膳食搭配呢？人类是一群有情感的动物，知与行之间的一致性还需要人们用理智去管理，当认知（大脑）觉得"合理膳食"时，但身体却总跟不上大脑的思想觉悟，身体会不听话，思维也会偶尔地放纵，然后变成了周期性或非周期性的瘾性行为，比如奶茶、咖啡、油炸食物、酗酒、吸烟、美食过量等。这些能够"成瘾"的食物，它们释放着多巴胺，让思维快乐了起来。然而长此以往，不健康的依赖性习惯逐渐增强后，随着不健康食物的持续摄入，将会引发各种疾病，这是逐渐老去的人们需要重视的（我们常说，年轻的躯体能够燃烧和消费，而后渐渐老去），并且需要改变的饮食习惯。学会选择食物，是人们能够保持健康生活方式的技能之一。

那么哪种成瘾行为是健康的呢？比如，运动后释放的多巴胺能够使人健康地快乐起来，按时、周期性的锻炼能使机体保持健康状态（选择适合自己的运动种类，也非常重要）。这在之后的"运动与情绪"部分会详细介绍。

（2）预见高风险行为的非健康后果

人类的高风险行为多指人们追求与常态截然相反的刺激行为，比如高感知刺激的极限运动、过长时间的电竞游戏等。人们对某种外界刺激的感觉体验上是不同的，同样的一道菜，有人觉得辣，有人却觉得清淡。每个人都有一定的感觉阈限，这是我们对外界刺激所能觉察到的范围，即"有没有感觉"的范围，每个人的感觉阈限是不一样的。极限运动、站在悬崖边，或看恐怖电影等带给不同人的感受不同，有人觉得刺激与愉悦，有人觉得吓人与恐怖，这些感受都有其背后的心理机制。

高感觉阈值的人们，都需要注意预见相应行为背后可能产生的非健康后果（比如致残、致伤、致病等），做好安全防范工作，比如戴好安全护具、做好应急预案等。轨道交通行业的从业人员，因工作性质的原因，比如维修员、调度员，在工作情境中都需要有安全意识，不做规则之外的冒险行为，安全第一，保证有完整的躯体健康，有了躯体健康的"1"，身、心、灵才能合一发展。

（3）改变视角，换个角度看世界

同样的境遇，有的人会往好处想，带着感恩、包容、理解的心态面对发生的事情；有的人就往坏处想，都是别人对自己不好，内心充满愤怒、委屈、难受的情绪。不同的思想会形成不同的行为，不同的行为带来不同的结果。面对疾病，有的人到处求医问药依然痛苦不堪，花尽毕生积蓄也难以重获健康；有的人却乐观豁达，热爱生命、热爱世界、热爱他人，最终奇迹般好转。

人的性格确实很难改变，无论遇到什么事情，我们第一时间的反应与之前遇到相同情境后的反应会很类似。人格改善非常困难，需要有能够自我觉察的能力，觉察自己不良的反应，挑战不良反应带来的影响，思考换个角度看世界会有什么不同，将会带给你一扇窗的光明，它也会悄悄地改变未来事件的走向，变得更好更光明。（详见工具集 ABC 情绪记录法）

3. 治疗——身心治疗密不可分

（1）及时就医，生理心理双管齐下

身体的每一次不适或病症，其实都是我们内在的求助，是我们的警钟。

现在坐下来，好好翻阅一下自己的就医手册或是健康体检报告，除了阅读已有病例的具体情况和及时就医，你还需要整理一下自己产生此类疾病的生活习惯、心理机制，把你的生活习惯写下来更利于你清除这种不良习惯，如果你不开始做，未来的身心不美好有可能在你"青春"过后慢慢来袭。

再回想一下，每次就医，是否希望医生能够多问几声，能够贴心关照医嘱？是的，你希望医生在开具处方前，也能关照我们急切治愈的心情。美国医师特鲁多的墓志铭"有时去治愈，常常去帮助，总是去安慰"，强调的是对病人不仅是物质医疗的治愈，更要有人文关怀。那么，现在，你再也无法否认自己的心理是要被呵护的，那种呵护会带给你温暖，给到人类以治愈之信心。

（2）运动与情绪

研究证明，运动会刺激脑部内啡肽等化学物质的分泌。内啡肽（endorphin），亦称安多芬或脑内啡，是一种内成性（脑下垂体分泌）的类吗啡生物化学合成物激素。它是由脑下垂体和脊椎动物的丘脑下部所分泌的氨基化合物（肽）。它能与吗啡受体结合，产生跟吗啡、鸦片剂一样的止痛效果和欣快感。它等同天然的镇痛剂。利用药物可增加脑内啡的分泌效果。长时间的、连续性的、中量以上的运动加上深呼吸是分泌内啡肽的条件，它会让人产生愉悦感。

经常运动的人们会有这种感受，"不运动反而不习惯了""不运动反倒感到不自在、不舒服了"。比如跑步、游泳、滑雪、单车运动、有氧运动、球类运动等，当运动量超过某一阶段时，运动会把肌肉内的糖原用尽，只剩下氧气，脑中就会分泌内啡肽。美食，如甜食、辣食，也会同样让你感到愉悦，但我们并不提倡完全通过美食来获取快乐的感受。来自艾瑞咨询 2020 年 12 月的 iClick 问卷数据表明，全民饮食健康的三大杀手是重油、嗜辣、高糖，而不同代际人群有其表现突出的不良饮食习惯："00 后"更爱点外卖，"90 后"更爱吃夜宵，"80 后"更易饮食过量，"70 后"更爱饮酒。

当运动成为习惯，成为生活方式，是有益于身体健康的。定时运动产生的脑部化学物质会降低肌肉紧张，减少失眠症状，产生愉悦感受。运动带来的能量代谢，比如锻炼到肌肉的爆发力、耐力、心肺功能，除能预防高血压、糖尿病、肥胖外，还对于振奋精神、缓解焦虑和忧郁症状有明显的功效。

选择适合自己，并且能够坚持的运动项目也是一个学问。动静两相宜，单独运动与团体运动都可以作为选择。通过团体性的运动，既融洽了关系，又培养了人们的合作意识，使人们能够有团结共进退的观念、积极共向上的心态，使人际关系也更和谐。当体育运动成为专业化的竞技比赛时，或成为自身的一种专业追求时，就激发了人们坚持不懈、坚韧不拔的品质，对于我们一辈子的功课"人格的完善与成长"也颇具意义。

那么，多少量的运动才是合适的、有益健康的？答案当然因人而异，但万变不离其宗。2008 年美国政府提出以下建议：要想获得实在的健康益处，成人一周至少要进行 150 分钟中等强度的锻炼，或者 75 分钟的高强度的有氧运动，或者等量的中等强度和高强度有氧运动的组合。有氧运动至少应以 10 分钟一组进行，而且最好贯穿一周。成人一周还应进行 2 天以上的中等强度或高强度的锻炼肌肉的运动，要锻炼所有重要的肌肉群，这些锻炼能带来额外的健康益处。

4. 维持——爱与感恩的泛式关怀

每个人都有一个纯净无杂质的人生起点，如那清溇欢快的涓涓细流。然后必要经历一段沉浮不定、渐趋纷杂的成长过程，如那遭受污染、浑浊不堪的河道。最终，总会回归于一个清净自在的人生终点，如那容纳百川而自成一体的汪洋大海。我们每个人都知道我们的生命都将会有终点，年少时的轻言狂语，听上去让人感到自己似乎有种用不完的力气与天大的抱负，然而能量守恒、生老病死的自然规律人类至今无法反驳与违背。古往今来，王侯将相都一如既往地有一个美好的愿望——想让自己的生命延续到百年千年万年，然而却事与愿违。

古今名人也曾对生命做过解释。古罗马著名政治家、哲人西塞罗曾说过："懂得生命真谛的人，能使生命延长。"中国现代著名作家、学者、翻译家、语言学家林语堂的作品《朱门》中有句话说："每个人的生命都相似，只是点缀在生命里的希望和梦想使它有所差异。"哲学家、诗人、作曲家、思想家尼采曾说过："人的伟大之处在于，他是一座桥梁而非目的；人的可爱之处在于，他是一个过渡，也是一个沉沦。"向死而生的我们，在生命历程中活得怎样，在于自己的领悟与选择。我们的全然接纳能增进自己的领悟，它帮助我们做选择。我们可以选择健康的生活方式，怀有一颗大爱之心，尊重生命，传承文明，延续自己在世界上渺小甚微的影响力。

有关健康，你的选择是什么？心理学著作《心理学与生活》中描述了达到个人最佳健康状态的 10 个步骤：

①有规律地进行锻炼。

②营养饮食，膳食平衡（多吃蔬菜、水果和谷物以及低脂肪和低热量食物）。

③维持适当体重。

④每晚睡眠 7~8 小时，每天休息或放松。

⑤系好安全带，驾驶摩托戴头盔。

⑥不吸烟，不吸毒。

⑦适度饮酒。

⑧有保护、安全的性行为。

⑨定期的健康/牙科检查，采用医学养生法。

⑩保持乐观态度和发展友谊。

10 个朴实的要求，你能做到吗？

此外，影响健康的多种因素还包括客观方面，包括医疗体系不完善、医疗社会团体的利益牵制、公共意识与公共设施的缺位、预防与治疗技术的滞后等，在这里不属于 EAP 员工关爱计划的探讨范畴。

（五）EAP 与大健康计划

近些年来，EAP 员工帮助计划的定义与目标在行业发展中有所延伸。EAP 从帮助解决员工及其家庭成员的各种心理和行为问题，提高员工在企业中的工作绩效这一整体目标，延展到员工及其家庭成员的大健康目标，它不仅限于心理健康，同时也关注了身体健康、经济健康、管理健康、协作健康……如前文所述，我们立足于 EAP 各项目服务之上，旨在打造健康和谐企业。

1. EAP 宣传体系——offline to online

利用线下媒体平台，在运营一分公司内刊《运营之窗》上创立 EAP 专栏，分享优选文章、心理测试和员工感言；通过设计、制作 X 宣传展架，在各车辆段、停车场展出了近百张海报，为员工输送最新 EAP 工作资讯；同时，在各车辆段、停车场的公共卫生间区域安设近千张宣传插片科普 EAP 小常识。

员工通过独立账号登录运营一分公司 EAP 专属平台"苏心客栈"，可以在闲暇时间浏览各种趣味心理推文或电子书籍，观看一些心理科普短视频，同时该平台也是运营一分公司开展年度心理健康测评的重要渠道。通过云平台，员工可以随时随地补充心理能量，尽享 EAP 服务一站式体验（见图 2.41）。

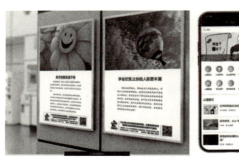
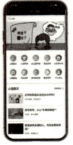

图 2.41　多维度宣传

2. EAP 功能室建设——从游戏运动到阅读咨询

此外，运营一分公司在邻近工作场所的地方设立了多个减压活动区域——EAP 功能室（见图 2.42），它们分布在天平车辆段、苏州新区火车站、骑河站、陆慕站、山塘街站、狮子山站、东方之门站、通园路南站、顾家荡站、乐桥站、松陵车辆段共 11 处。个体咨询室、心理沙盘室（见图 2.43）、减压室等多种功能各异的 EAP 室，使 EAP 工作能够近距离服务好员工，比如定期的巡诊与坐诊让来访者充满了信任与感激；一盘细沙、一瓶清水和各式各样的物件造型，使来访员工的心灵得以充实与发展；蒲垫上的梦想、沙袋上的汗珠，使来访员工的负面情绪得以宣泄。

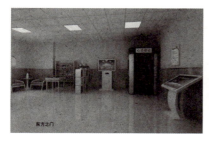
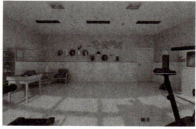

图 2.42　EAP 功能室一角（东方之门、骑河）

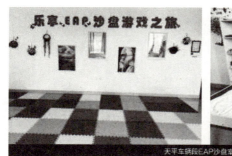
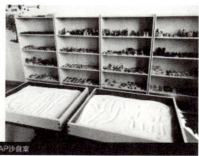

图 2.43　沙盘室

最新的 EAP 功能室内还配置了触控智能综合训练仪、VR 心理运动训练平台、心理健康自助仪、击打呐喊宣泄仪、体感智能互动训练仪、心灵驿站等高端 VR 的运动减压设施，其时尚的外表、实景化的体验感将吸引更多员工的关注，满足不同放松对象的实际需要，通过环境布置和装饰，营造并建构一个心理放松的软环境,帮助员工在短暂的时间内释放心理压力、放松紧张状态、改善焦虑情绪、调整身心状态。

3. 工作环境改善——物理环境诊断与改善

物理环境诊断工作也是 EAP 项目需要首要关注的地方。运营一分公司邀请专家对员工办公环境中的物理因素(如色彩、空间设置、照明、噪声等)进行专业评估,结合各部门(中心)的诊断报告和工作实际,对工作环境改善项目进行了梳理、申报、复核和检测,形成 318 项物理环境改善项目,分别涉及物理因素改造、设备设施改造、减压设备及减压室改造、乘务管理用房改造、吊顶改造等多个方面,致力于为员工创建更温馨、更舒适的办公环境。

(何萍)

第三篇

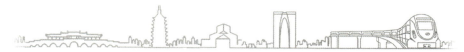

如何使用六维模型

本篇故事人物介绍

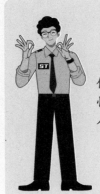
小洪,男,16PF低独立性、高忧虑性、低有恒性,MBTI人格特质ESTP。

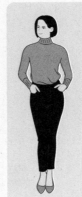
小B,女,EAP专员,"90后",MBTI人格特质ENFJ。

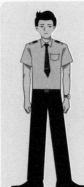
大C,男,小洪的直属上级,"80后",16PF高独立性、低忧虑性、高有恒性,MBTI人格特质INTJ。

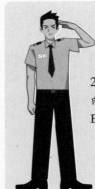
小黄,SF,男,28岁左右,性格外向,MBTI职业性格ESFP。

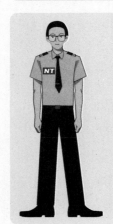
小兰,NT。

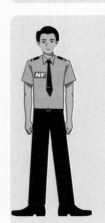
小吕,NF。

*MBTI职业性格测试,请见第252—254页;职业性格倾向小测试,请见第271—272页。MBTI十六种职业性格类型解析,详见第124—128页。

第一章　从个体发展视角看 EAP 服务

每个人的生活经历与体验各不相同,每个人眼里的世界也不一样,就如同英国诗人布莱克描绘的世界"一沙一世界,一花一天堂。一树一菩提,一叶一如来……"一般。

无论您是一名轨道交通运营服务型企业的普通员工,抑或是一名管理者,请您把自己带入"小洪"的角色,以第一人称的视角阅读接下来的故事,一同感受他们的境遇吧……

故事从交通学院毕业生小洪初入职场,进入运营一分公司开始说起……

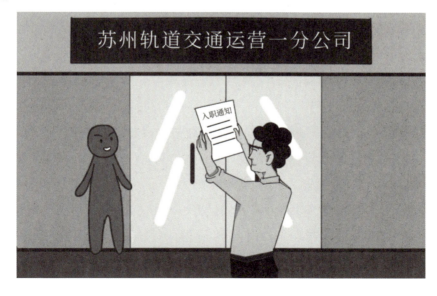

小洪，21岁，刚从交通学院毕业。前不久他被轨道交通运营一分公司录取，即将成为轨道交通线路上的一名电客车司机。他寻思着，在踏上工作岗位之前回老家看下父母。回到家乡后，他一直想和老父亲聊一下工作的事，但始终没敢开口。

(去公司报到的前一天晚上)

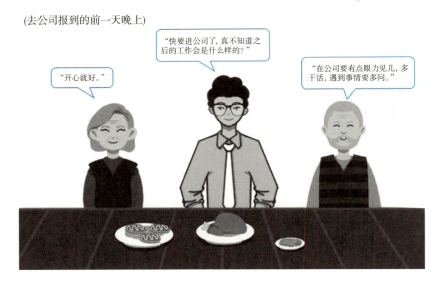

去公司报到的前一天晚上，小洪和父母正在吃饭，他终于开口了：
"快要进公司了，真不知道之后的工作会是什么样的？"
"在公司要有点眼力见儿，多干活，遇到事情要多问。"爸爸说。
"开心就好。"妈妈说。

"开心就好"说出了打工人的期望，然而在现实生活中不断努力的你，不会只追求表层的"开心"。那么，真正的"开心"是怎样的？如果遇到一些事情不开心了，我们该如何看待呢？

小洪从学生转变为社会人的事，就在一刹那之间，而我们在心理上的准备却与物理距离相去甚远。不同的生命阶段，周遭的情境或难题会不一样。我们需要不断直面人生，学会为有独立人格的自己负责。

小洪就这样带着未知的希望踏上了工作岗位。

一、入职碰撞期

职场第一阶段：入职碰撞期。

目标：角色转变、融入组织。

心态：认清期待、关注任务。

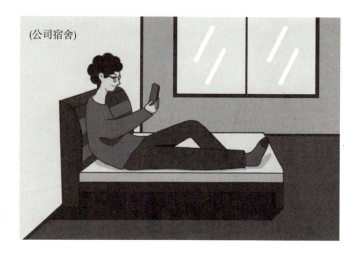

进入公司后，小洪对任何事物都有一种新鲜感和好奇感。

不过，不久之后，这样的好奇感就消失了，小洪开始担心能否通过公司的技能考试和心理测评，还担忧未来的工作如果遇到难题的话，该怎么去解决，谁会帮助他来应对呢？公司宿舍的床上，小洪躺着在刷手机，不一会儿就出了神。

（一）社会化模型

组织行为学中的"社会化模型"（见图3.1）指出，当每一个体进入一家组织后，他们会从"原始状态阶段"转入"碰撞阶段"，他们所持的价值观以及对工作和组织所持的态度和期望，在进入组织后会有所变化。不管组织在人员的甄选和选拔录用方面做得多好，新员工都需要帮助才能适应当前的组织文化。这个帮助的过程称为社会化（socialization）。

在入职碰撞期，员工可能会遇到自己的期望——对工作、同事、上司

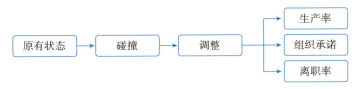

图 3.1 社会化模型

及整个组织的期望与现实不符的情况。如果员工的期望大体上比较准确,那么碰撞阶段主要是进一步验证先前认知的过程。但实际情况常常并非如此。在极端情况下,新员工可能对他的工作现实彻底失望,并辞职离开。有效的员工甄选过程应该显著降低这种情况发生的概率。

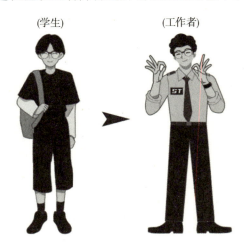

在人的一生中每个重要阶段,都会经历"多角色冲突",而小洪从学生到职业人的转变,促进了这种冲突的发生。

(二)纵贯一生的职业彩虹图

职业生涯专家舒伯认为,随着年龄的增长,个体在发展历程中扮演着不同角色,如子女、学生、休闲者、公民、工作者、持家者六种不同的角色,多角色的交互影响交织出个人独特的生涯。生涯彩虹图(见图 3.2)形象地描绘与展现了生涯发展的时空关系。

1. 横贯一生的彩虹——生活广度

在一生生涯的彩虹图中,横向层面代表的是横跨一生的生活广度。

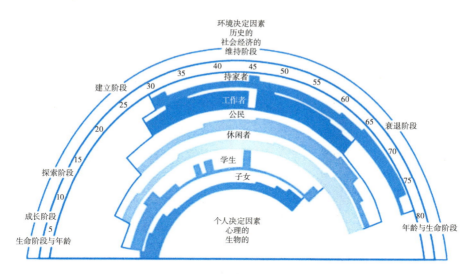

图 3.2　生涯彩虹图

彩虹的外层显示人生主要的发展阶段和大致估算的年龄：成长期（约相当于儿童期）、探索期（约相当于青春期）、建立期（约相当于成人前期）、维持期（约相当于中年期）以及衰退期（约相当于老年期）。在这五个主要的人生发展阶段内，各个阶段还有小的阶段，舒伯特别强调各个时期的年龄划分有相当大的弹性，应依据个体的不同情况而定。

2. 纵贯上下的彩虹——生活空间

在一生生涯的彩虹图中，纵向层面代表的是纵贯上下的生活空间，由一组职位和角色所组成。

舒伯认为人在一生当中必须扮演九种主要的角色，依次是：儿童、学生、休闲者、公民、工作者、夫妻、家长、父母和退休者。

各种角色之间是相互作用的，一个角色的成功，特别是早期的角色如果发展得比较好，将会为其他角色提供良好的关系基础。但是，在一个角色上投入过多的精力，而没有平衡协调各角色的关系，则会导致其他角色的失败。在每一个阶段对每一个角色投入程度可以用颜色来表示，颜色面积越多表示该角色投入的程度越高，空白越多表示该角色投入的程度越低。认识生涯彩虹图的作用主要是对自身未来的各阶段进行调配，做出各种角色的计划和安排，使人们成为自己的生涯设计师。

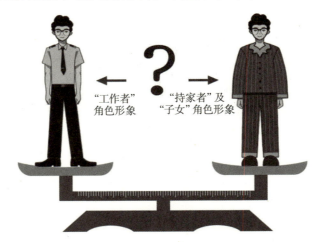

当小洪进入职场后，他扮演的子女、学生、休闲者、公民角色又加入了"工作者"角色，成家后又加入了"持家者"角色。而"工作者""持家者"角色所经营的关系、担负的责任、所做的努力，对于组织和家庭关系的影响非常深远，也是EAP项目关注的焦点。

针对生涯发展过程中的多角色冲突，来看看社会心理学层面上会有怎样的策略可以应对吧……

（三）工作与家庭平衡策略

更新职业认知，轻盈获取平衡。

人类个体自出生至成熟期，所经营的社会关系日渐增多，如夫妻、亲子、兄弟、朋友、同事（含上下级）五类关系。每多一层关系，围绕在个体身上需要解决的议题就会越多。人的本质是"一切社会关系的总和"。马克思论文《青年在选择职业的考虑》中就以"社会关系"来定位职业选择："在选择职业时，我们应该遵循的主要指针是人类的幸福和我们自身的完美。不应认为这两种利益会彼此敌对、互相冲突，一种利益必定消灭另一种利益；相反，人的本性是这样的——人只有为同时代人的完美、为他们的幸福而工作，自己才能达到完美。"由此看来，当"工作"与"生活"不平衡的时候，不应认为两种利益会彼此敌对和互相冲突。正如舒伯所认为的各种角色之间的"作用力"相互影响，一个角色的成功，将会为其他角色提供良好的关系基础。

而事实上，"工作与生活之间不是一种敌对和冲突的关系"这一认知在大多数基层群众当中并未有深刻的理解，人们甚至会认为"工作者"角色的成功必然会牺牲"持家者"角色的成功。普罗大众觉得名利双收、家庭美满的人生赢家只在少数范围，也是不易达到的。然而，在心理学家眼中的"人生赢家"却有所不同。

在职场中的社会人，不可避免会处理各种关系引发的一系列事件，处理欠妥将会引发不同程度的生理或心理反应。我们通过学习心理学相关原理，尝试掌握科学的方法来帮助员工及时更新对"职业"的认知，使融入工作的生活不再成为个体负担；让员工能够逐渐理解人的内在本性（可能会是一生需要做的），不倚重外来片面的价值观念，不依附外在过多的现实激励；使员工可以自由表达自己的思想和感情，消除疾患、发挥潜能，在促进个性健康发展的同时，获取圆满的人生与更高的组织绩效。故而，工作与生活两者并无冲突。

二、入职调整期

职场第二阶段：入职调整期。
目标：接受指导、快速提高。
心态：沉得住气、虚心学习。

当新员工进入组织经历"入职碰撞期"后，对组织、团体、工作本身的新鲜感逐渐减弱，在职业适应阶段后，随之而来的便是"疲乏期"。此时，员工的工作满意度通常会持续走低，毕竟他们理想中的美好期望与现实中的组织生活是有所差异的。随着时间的流逝，在新员工向老员工转变的过程中，会经历角色冲突、角色过载等方面的挑战。此时，针对相关员工开展EAP服务，比如重点人群团体辅导，并辅以个体心理咨询（普通心理咨询、危机干预咨询），将有显著的效果。

此外，如果组织能寻找到与本组织文化、与所需岗位特质相匹配的个体，并针对特殊岗位进行筛查，在一定程度上规避一些风险人群，就能相对降低组织发生各种风险的可能性。

（一）职业生命发展曲线

职场如人生，冷暖自知，职场上的每个人都会经历职业阶段的高潮期和低谷期，注意在职业每一个阶段发展好"自我（工作技能、职场素质、就业动力）"的功能，才能顺利进入下一阶段，从而延展出自身独有的职业生命发展曲线。

一般来说，职业生命发展可以总括入职碰撞期、入职调整期、职业担当期、职业教导期、职业突破期五个阶段（见图3.3）。

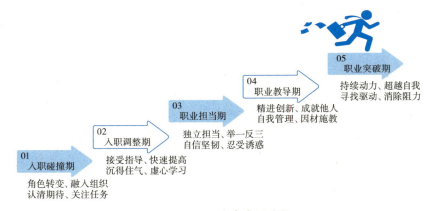

图3.3 职业生命发展阶段

第一阶段：入职碰撞期，角色转变、融入组织，心态是认清期待，关注任务。

第二阶段：入职调整期，接受指导、快速提高，心态是沉得住气、虚心学习。

第三阶段：职业担当期，独立担当、举一反三，心态是自信坚韧、忍受诱惑。

第四阶段：职业教导期，精进创新、成就他人，心态是自我管理、因材施教。

第五阶段：职业突破期，持续动力、超越自己，心态是寻找驱动、消除阻力。

如果员工一直停留在第一、第二阶段，那么将可能导致员工直接进入职业衰退阶段。

小洪刚进入公司，目前还在入职调整期。看完以上这段文字后，心想："我可不能将自己的职业状态仅'停靠'在第一阶段……现在，我在公司里要虚心学习，遇到麻烦事儿要沉得住气。"但又想："可是这样很累哎……那我该怎么办呢？"小洪内在自我又在打架了……

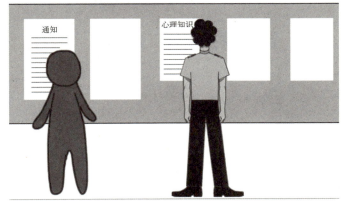

（二）职业适应策略

定期自我评估，探索适应他人，参与体验，共促发展。

Savickas将"职业适应性"定义为：参与工作角色时，面对可预见的任务和不可预见的调整，所做的一系列自我调节策略。职业构建的过程，是个人将自我概念置入特定社会角色的过程，将个人人格合理地展现出来，这就体现为一系列职业适应行为，包括定位、探索、建立、管理、脱离。

小洪作为运营一分公司的一线员工，理论上他对自身的职业定位相对清晰，然而事实并非如此。由于轨道交通服务型行业的公司大多从学院毕业生中选用专业人才，学生毕业后自然而然地进入了运营一分公司的候选人行列，经面试合格又自然转换为职业人。这个转变如此之快，灵魂还来不及做好准备时，学生们已经进入岗前培训的环节。

一系列职业适应行为如职业定位、探索、建立、管理、脱离……是一个循环往复、不断向前发展的过程。它没有显著的转换特征，却在润物细无声中变换了。然而，在每个阶段，组织希望员工能够进行积极的自我角色管理，做出合理的职业决策和稳定的职业承诺。员工本身又希望在恰当的时机进行恰当的工作转换，它能够激发员工产生有利于组织的、更多的组织公民行为，防止反生产行为的"滋生"，最终有助于组织提升绩效。那么，在这个契机，合理恰当的人事策略、深入人心的工会工作、专业有效的员工关爱服务将会发挥重要的作用。

小洪不知道什么叫作定位、探索、建立、管理、脱离，这些专业名词太过"古怪"。小洪只想知道：我适合什么工作？我能干什么？我能胜任这份工作吗？有时候，我也不知道我喜欢什么？我有时候会这么迷茫、没动力，有时候还挺有干劲，这是为什么呢？……

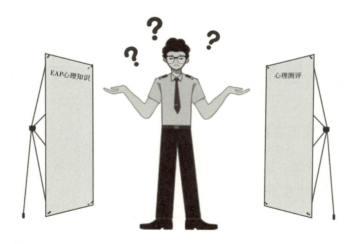

（三）情绪是什么？（情绪——六维模型维度一）

一名员工在公司受到老板批评，回到家就把沙发上蹦来蹦去的孩子臭骂了一顿。孩子心里窝火，狠狠去踹身边打滚的猫。猫逃到街上正好一辆卡车开过来，司机赶紧避让，却把路边的孩子撞伤了。

这就是心理学上著名的"踢猫效应"，是一种典型的坏情绪传染。

1. 什么是情绪

所谓情绪，一般是指人们在心理活动中，对客观事物的态度体验。我们每天总会遇到各种各样的事情，大脑也总是会对这些事情有一个反应：喜欢或者不喜欢，于是就有了不同的内心体验，这样，各种各样的情绪也就产生了，比如烦恼、高兴、愤怒、兴奋、伤心、郁闷……

2. 正向情绪和负向情绪

每个人都同时具有两种情绪，即正向情绪和负向情绪，也就是积极情绪和消极情绪（见图3.4）。

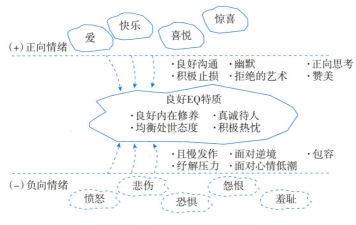

图 3.4 正向情绪与负向情绪

正向情绪包括：爱、快乐、喜悦、感激、兴趣、宁静、希望、自豪……

负向情绪包括：愤怒、悲伤、恐惧、怨恨、羞耻……

值得一提的是，情绪无所谓好坏，即使负向情绪也有积极意义。如果没有了负向情绪，人会变得轻狂、不踏实、不现实；如果没有了正向情绪，人就会在痛苦中崩溃。

3. 负向情绪也有积极的意义

悲伤——痛定思痛，伤心的人往往会变得思想深邃，有没有？

愤怒——最有力量的情绪，再疲惫的人，一生气就满血复活。

恐惧——保命之道，毕竟那些勇敢无畏的人死得更快！比如，人感觉到危险，会逃离危险场所。

轻蔑——看不起别人的人内心都有点小得意，因为这代表自己还不错。

厌恶——有了讨厌，人和人的关系才有界限。

一些学者的研究发现，当一个人或团队的正向情绪和负向情绪之比大于3∶1时，这个人或团队的表现会更加健康和成功；在婚姻关系中亦是如此，在那些持续的、夫妇双方都感到满意的婚姻中，夫妻间的正向情绪互动与负向情绪互动的比例是5∶1；相反，在那些已经变得不满、疏远、分居或离婚的夫妻关系中，这个比例低于1∶1。

（四）何时需要做情绪管理

情绪就像一个顽皮的小孩，如果你不管她，她就会疯跑，会惹祸；如果你管得太紧，整天不出门，她也会闹事。有情绪也要适当发泄，给情绪一个合理的出口。不过，当情绪过了头，就需要有意识地进行控制。

1. 负向情绪持续时间过长

例如，当一个人长期处于悲观、失落的情绪状态，而自己又无法调整时，就会形成一种抑郁的心境，导致身心健康受损，甚至表现为抑郁症等严重心理疾病。

2. 负向情绪超过了自己所承受的强度

当负向情绪超过了自己所承受的强度时，自己无法控制，会使自己行为失常或感到被伤害。

3. 负向情绪出现了恶性循环，不能自拔

面对工作或生活的压力，感到焦虑不安，影响了自己的工作效率，对此自己不能接受，又无法解脱，于是又引发了更深的焦虑，导致失眠、食欲下降，焦虑越来越强烈，不能自控。

4. 情绪状态已经构成了对自己及他人的影响或伤害

例如，对自己所爱慕的人与其他异性交往而产生嫉妒情绪，一般来

讲，它并非不良情绪，而只是一种爱情专一性和排他性的正常心理反应。但当这种嫉妒情绪已经导致猜疑，甚至限制对方的行为，使自身或对方感到被伤害时，就成为一种不良的情绪反应了。

（五）怎么做情绪管理

1. 挑战不合理信念

哪些心理因素在影响我们感知压力呢？一个很重要的因素，就是我们的信念。也就是当发生一件事时，我们是如何描述和解释这件事的。根据美国心理学家埃利斯的理论，我们的消极行为结果（Consequences）不是由某一激发事件（Activatingevents）直接导致，而是由我们对它的错误信念（Beliefs）直接引起。因为包含以 A、B、C 开头的单词，这个理论又称为 ABC 模型（见图 2.9）。

当面对非常困难的工作时，有人觉得："完蛋了，我根本完成不了，搞砸了我会被处分的！"我们相信他真的压力很大，可从另一方面来说，他所面对的诱发性事件实际是一项困难并缺乏经验的任务，而"完蛋了，根本完成不了"是他由此产生的信念、想法，而这种信念会导致比如退缩、拖延等行为。

2. 记录失当的行为和感受

日期	失当行为和感受	发生这些行为和感受之前的事件
6月3日	郁郁寡欢	工作考评得了低分，拿到低绩效工资
6月6日	拖延，在找其他不重要的琐事做	准备写重要的报告

3. 找到可替代的恰当行为和感受

日期	失当行为和感受	发生这些行为和感受之前的事件
6月3日	郁郁寡欢	表示非常关心绩效成绩，以及有失望的情绪。找到原则性错误，改正它，或若认为考评结果不合理，态度认真地与上司探讨一番
6月6日	拖延，在找其他不重要的琐事做	把长报告切成具体的小块，先从我能做的那块开始

除了以上 ABC 情绪的记录方法，还有许多缓解负面情绪的方法，具体可以参阅第三篇第二章"六维模型应用工具集"。

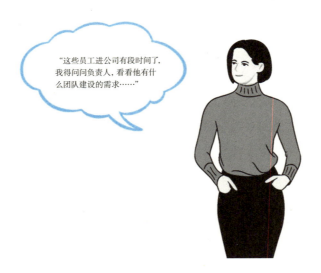

小 B 是公司的 EAP 专员，她心想："这些员工进公司有段时间了，我得问问负责人，看看他有什么团队建设的需求……"

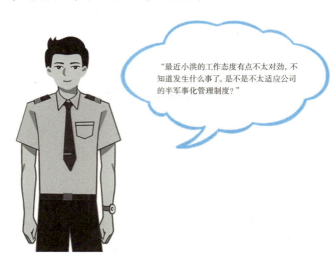

大 C 是小洪的直属上级，最近他一直在想一个问题："最近小洪的工作态度有点不太对劲，不知道发生什么事了。是不是不太适应公司的半军

事化管理制度？"

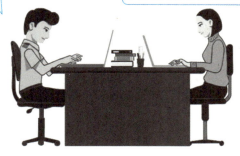

(小B与大C在办公室对话)

小B拿着EAP宣传资料来到大C的办公室："C老师，我们电客车司机的订单生来公司有段时间了，他们的工作状态怎么样呢？"

大C若有所思地说："听到有些组的组长说，不知道怎么回事，原来一腔热血的小伙子们，现在变得沉默，做事也不积极了。"

小B坦然地回道："也许是到了入职调整期，回想咱们毕业工作后也有这样的情况……"

大C："那也不一定，或许还有其他原因。要不我派我们的工会小组长去了解一下情况？"

小B："好的……最近我们启动了EAP员工关爱计划项目，也是为了关爱员工的身心健康。这是EAP项目的资料，您可以抽空看下。比如这个电话关爱热线400-996-3855就比较方便，员工自己可以打电话过去，就有心理咨询师接听电话。另外，还有团体辅导、驻点咨询啥的，如果您中心这边有什么需求，都可以通知我，我来联络把咱们的EAP活动确定下来。"

【你不知道的EAP】①

1. EAP是什么？——你好，我就好

你若安好，便是晴天。

——你"好"

对于员工本身而言，不用支付费用就可享受有针对性的、专业化的引导，EAP中各种服务对摆脱心理困扰、塑造积极心态、优化人际关系、促进家庭和睦、引导职业发展等有一定帮助。

——我就"好"

员工是企业的最大财富，员工"好"了，企业才会"好"。EAP是由组织为员工设置的一套系统的、长期的服务项目，通过专业人员对组织的诊断、建议和对员工及其直系亲属提供的专业指导、培训和咨询，旨在帮助改善组织环境和氛围，解决员工及其家庭成员的各种心理和行为问题，使员工的心理资本得以开发和增值，从而提高其工作绩效和幸福感。

当员工初识EAP时，可能会对"心理关怀"存在戒备，心中会有以下几个疑问：我的心理健康吗？我是怎样的人？我的心理能力怎么样？……

2. 我的心理健康吗？——健康心理，积极人生

我们都自认为自己的心理很健康。然而，"健康"与"心理正常范围"之间也有差距。

世界上约有2%~3%的人属于心理健康人群范围。如图3.5所示，大多数人（83%）属于正常心理状态人群，17%的人属于异常心理状态人群。

在这里我们所说的"正常"，是指我们在遇到事件引发一些心理刺激的时候，大部分人都会有的心理表现。比如，我们在工作或生活中会遇到一些小波折，会引起我们自身的一些情绪，这些反应是正常的。

那么，怎么才能知道自己的心理是否健康呢？

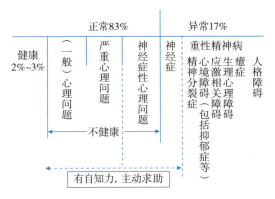

图 3.5 心理健康分类图示

首先，我们可以先了解心理健康的十大标准，对照自己的状态，及时发现自己的健康水平与心理健康标准的差距，促使个体有可能采取针对性的方法补足差距，以达到心理健康水平。

美国心理学家马斯洛和米特尔曼提出的心理健康的十条标准被公认为是"最经典的标准"：

①充分的安全感。

②充分了解自己，并对自己的能力作适当的估价。

③生活的目标切合实际。

④与现实的环境保持接触。

⑤能保持人格的完整与和谐。

⑥具有从经验中学习的能力。

⑦能保持良好的人际关系。

⑧适度的情绪表达与控制。

⑨在不违背社会规范的条件下，对个人的基本需要做恰当的满足。

⑩在集体要求的前提下，较好地发挥自己的个性。

有时我们很难理解上面的文字描述，或许我们可以尝试进入"苏心客栈"员工自助式心理健康服务平台，参与"专业测评"栏目，体验 EAP 专项服务。测试完毕，它还可以生成专属于自己的个人测评数值与解读报告。

简单来说，EAP 项目所运用的方法有测量调研、引导干预、培训影响、物理支持四大类。EAP心理健康检测与筛查体系属于测量调研类服务。"苏心客栈"员工自助式心理健康服务平台中的"专业测评"栏目提供了相对丰富的心理健康量表、人格测试量表、心理状态测量量表等，如焦虑自评量表SAS、抑郁自评量表SDS、SCL-90症状自评量表、心理健康问卷2.2、MBTI职业性格测试、卡特尔十六种人格因素测验、心理资本问卷、情绪管理能力问卷、霍兰德职业兴趣测评、Olson婚姻质量问卷、家庭教育方式量表、3~7岁儿童气质量表，为运营一分公司员工提供诸多方面的心理测量反馈，输出的个体报告仅供员工自查，也保证信息保密的EAP运作原则。

那么就来看看EAP员工关爱项目中的专业工具、方法、活动，会给我们带来什么启示吧……

· 心理健康量表

前文我们曾说过EAP项目所运用的方法有测量调研、引导干预、培训影响、物理支持四种，心理测评则是测量评估的工具。我们可以通过阶段性的心理测评，动态了解自身在一段时期内的心理健康状况。此外，心理测评的题本与结论，是经多次科学性的信度、效度检验的，其结论具备一定的可信度。当我们在阅读自己测评报告的过程中，及时关注到了自身的心理健康程度在哪个水平上时，也就提高了自身关注心理健康的意识。

另外，组织及管理者可以通过心理测评的团体报告结果，了解当前员工整体或某些群体的心理健康水平，及时发现并关注心理健康的高危人群。比如，轨道交通运营服务型公司的终极目标是需要保证"运营安全"，那么我们就可以在"新线开通、老线维稳"的关键情境之中（事前、事中、事后均可）组织员工进行专业心理测评，从而筛查出高危人群。由于一部分重点岗位员工的心理健康水平关乎设备的安全运作，直接影响到乘客的生命安全，故而EAP项目组会将"高危人群名单"的机密文件提供给公司高层及内部EAP专员参阅，做到及时告知，与此同时为这部分高危人群提供及时的心理干预，为普通人群提供多样的心理支持（如团辅沙龙、培训教导、员工活动等)。

从筛查高危人群至辅助企业管理，测量评估的作用可见一斑。心理测评、访谈调研的方法都是在收集大数据的基础上进行质性和量化分析，其结果将是EAP项目实施的风向标和侧重点。

那么，我们自己的测评数据就这样暴露在公司面前了吗？不会的，公司只会关注总体数据，而无权查看我们单人的个体测评报告。

（1）焦虑自评量表SAS（20题，自评量表）（详见第二篇第三章，本书71—72页）

（2）抑郁自评量表SDS（20题，自评量表）（详见第二篇第三章，本书72—73页）

（3）心理健康问卷2.2（65题）

心理健康问卷2.2是由心融集团与上海市心理学会心理测量委员会共同编制而成的本土化量表，用于测查个人在心理健康六个维度（认知信念、情绪表现、意识行为、身体状态、社会交往、挫折面对）上的表现状况。

心理健康不仅直接影响着我们的身体健康，同时也影响着我们的社会适应能力、人际关系、工作状态，甚至还会影响我们的主观幸福感水平。

测试后，通过个体报告可以了解自身一段时间内的心理健康总体状态（见图3.6），找到需要加强自身心理健康的方面，并可获取到一些针对性、专业性的建议。

无论自己处于哪种心理健康水平，建议我们都能直面结果，注意不断关注自身心理状态的变化，并从专业建议找到适合自己的方法，进而得到心理状况的恢复。

量表二维码：

心理健康体检问卷2.2

心理健康总体状况

我们将心理健康各维度得分用"心理健康雷达图"表示出来,如下图所示。雷达图中蓝色部分的面积越大,表示心理健康程度越好。

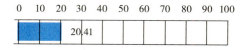

您此次测评的心理健康总分为20.41分,心理健康状况急需提升。

图 3.6　心理健康问卷 2.2 结果示意

(4) 心理症状自评量表 SCL-90 (90 题)

心理健康总体评估量表,简称 SCL-90,是 1975 年由 Derogatis L. R. 编制的。它包含比较广泛的精神病症状学内容,从感觉、情感、思维、意识、行为直到生活习惯、人际关系、饮食睡眠等多种角度,评定一个人是否有某种心理症状及其严重程度如何。它对有心理症状(即有可能处于心理障碍或心理障碍边缘)的人有良好的区别能力,是目前世界上最著名的心理健康测试量表之一,也是我国当前使用最为广泛的精神障碍和心理疾病门诊检查量表。

测试后,通过个体报告可以协助个体从躯体化、强迫症状、人际关系敏感、抑郁、焦虑、敌对、恐怖、偏执、精神病九个方面来了解自己的心理健康程度,找到需要加强自身心理健康的方面,并可获取一些针对性、专业性的建议。

无论处于哪种心理健康水平,建议个体能遵从并实施报告给出的建议,并注意不断关注自身心理状态的变化。

量表二维码：

心理症状自评量表SCL90

3. 我是怎样的人？——人格测试量表，带你认识自我

"我是谁？我来自哪里？我又往哪里去？"这样的哲学三问，一直困惑着古今中外的智者与凡夫俗子的我们，或许我们对它的探索将持续到未来的每一刻。古希腊德尔斐神庙的石碑上，刻着几千年来人类智慧的结晶，它们是："认识你自己，凡事勿过度。"认识自己何其难。学习心理学的人们，也无法说清其中的道理，人类对于大脑与个性的探索将永无止境，有一天它在我们面前会逐渐清晰，而这有赖于科技发展与创新研究的结果。

- **人格测试量表**

心理特质（psychological traits）是用来描述人们彼此间差异的各种特征。特质可以帮助我们描述人，有利于理解人与人之间的差异；可以帮助我们解释哪些特质引起了怎样的行为；可以帮助我们预测将来的行为。

我们可以通过人格特质类测试的结论，了解自身与其他个体之间的差异，并尽可能有效地预测个体的行为。我们的性格是随情境动态变化着的，我们在社会上不断地适应、创造而生活下去，其中影响性格的变量（心理学意义上的变量是指能使个人或团体发生变化的特征）非常多，无意之中个体就会被它们影响。所以，心理测评的一次结果不代表一切。

现在，我们就谈谈几百年来心理学家所创立的、与个性有关的测评量表——人格测试量表。人格测试量表的诞生，绝非想要硬性地把人类的个性固定地划分为某几类，而是希望通过质性与量化的表现，

帮助我们了解自身与其他人之间的差异,并促使自己在社会上有适应性的表现。

从管理心理学的角度来看,人—岗匹配理论认为组织及管理者应在了解岗位要求和特征的基础上,分析和总结相关岗位所需要的人员素质,通过人格特质类测评了解员工个性特质,将素质、能力与岗位相匹配的人才放在合适的岗位上,知人善用,人尽其才,尽可能发挥个体的潜能,同时满足个体的需求与动机,在此基础上,才能实现组织绩效提升。

(1) MBTI 职业性格测试(93题)

职业性格是员工在自身固有人格的基础上,经过职场经历的影响,以及自身的选择性发展,形成的相对稳定的处理工作时的思维、决策和行为特点。职业性格与本人的人格特点高度相关,但又具有职业发展所带来的影响。前文对 MBTI 职业性格测试有部分介绍(本书123—128、178—181页)。MBTI 迈尔斯—布里格斯类型指标是国际上最为流行的职业人格评估工具,其人格理论始于著名心理学家卡尔·荣格先生的心理类型学说,后经凯恩琳·布里格斯和伊利贝尔·布里格斯·迈尔斯深入研究发展成型。

MBTI 是一种迫选型、自我报告式的性格评估测验。测验结果反映了人格的四个关键维度(见图3.7):

精神能量的指向——内向(I)与外向(E)。

信息获取方式——感觉(S)与直觉(N)。

决策方式——思考(T)与情感(F)。

应对外部世界的方式——判断(J)与知觉(P)。

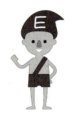 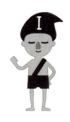

精神能量的指向——内向（I）与外向（E）

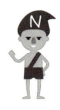 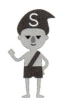

信息获取方式——感觉（S）与直觉（N）

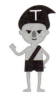 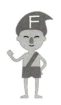

决策方式——思考（T）与情感（F）

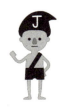 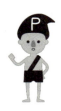

应对外部世界的方式——判断（J）与知觉（P）

图 3.7　MBTI 四个关键维度

测试后，我们可以了解到自身在这四个维度上的偏好，四个偏好加以组合，就形成了自己的人格类型（见图 3.8），它反映了个人在一系列心理过程和行为方式上的特点，也可以解释为什么不同的人对不同的事物感兴趣、擅长不同的工作以及人们为什么有时不能互相理解。

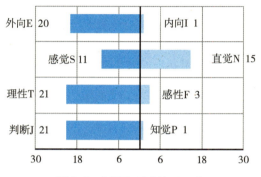

图 3.8 MBTI 测试结果示意

量表二维码：

（2）卡特尔十六种人格因素测验（183 题）

卡特尔 16PF（Cattell's 16 Personality Factor，简称 16PF），又称卡特尔 16PF 测验，是由美国伊利诺伊州立大学人格及能力测验研究所卡特尔教授（R. B. Cattell）采用因素分析统计法编制而成的一种精确的人格量表。测试将 16 种个性因素在一个人身上的不同组合，构成一个人独特的人格，完整地反映了一个人个性的全貌。这 16 种特质是影响人们学习生活的基本因素，分别为：乐群性、聪慧性、（情绪）稳定性、恃强性、兴奋性、有恒性、敢为性、敏感性、怀疑性、幻想性、世故性、忧虑性、实验性、独立性、自律性和紧张性。

通过对 16 种基本人格因素、4 种次级人格因素（怯懦与果断/感情用事与安详机警/内向与外向/适应与焦虑)、综合人格因素(心理健康者/从事专业而有成就/创造力强者)进行逐级分析,帮助个人了解自己在环境适应、专业成就和心理健康等方面的表现。

测试后,可以帮助个人了解自己人格的整体描述,并有详细的解释与针对性建议。

另外,在人事管理中,16PF能够预测应试者的工作稳定性、工作效率和压力承受能力等。16PF可广泛应用于心理咨询、人员选拔和职业指导的各个环节,为人事决策和人事诊断提供个人心理素质的参考依据。

量表二维码:

卡特尔16PF性格测试

(3) 3~7岁儿童气质量表(72题)

有儿有女的我们,都是第一次当父母,如果想要了解自家孩子的个性特点,不妨来测一下。

气质是个性心理特点之一,美国儿童心理学家及精神病学家Thomas和Chess领导的研究小组通过著名的纽约纵向研究(New York Longitudinal Study,NYLS),提出儿童气质包括九个维度,即活动水平、节律性、趋避性、适应性、反应强度、情绪本质、坚持度、注意分散度、反应阈,并根据其中五个维度(节律性、趋避性、适应性、反应强度、情绪本质)将儿童分为"难养型气质""启动缓慢型气质""易养型气质",其余为中间型。

1977年NYLS小组设计了家长评定的3~7岁儿童气质问卷(Parent Temperament Questionnaire,PTQ),选定符合九个气质维度且能清楚、独立地代表儿童日常生活一般表现的72个条目。该问卷为其他儿童气质测查量表的发展奠定了基础,目前仍是测查3~7岁儿童气质的常用工具,故心融

EAP 首先将此问卷引入国内。

孩子的教养者经测试后，能帮助我们判断孩子的气质类型，更好地了解孩子的个性特点，根据个性调整自己的教养方式。

量表二维码：

3~7岁儿童气质量表

4. 我的心理能力怎么样？——发掘自身潜能

心理能力是什么？我的心理能力是高还是低？我们不理解它，有时候更会无视它，它是无形的磁场围绕在我们身边，但遇到特殊事件时它会立刻反映出来，呈现出具象化的脾气和做事风格。

让我们来了解以下几个有关心理状态的专业测评量表，它们会带给您全新的认识。

（1）情绪管理能力测试（33题）

组织员工健康管理六维模型中的第一维度便是"情绪"。"在职场中比不得在家里"这是家长经常对我们脱口而出的忠告，在家里谈吐随意、说话直接无伤大雅，而在职场中就不同了。情商高就是人际支持的"敲门砖"。美国心理学家认为：在人的成功的诸多主观上的因素中，智商（IQ）因素大约占20%，而情商（EQ）则占80%左右。在心理学上我们把"情商"称作"情绪管理能力"，它包括以下五个方面的内容：一是认识自身的情绪，因为只有认识自己，才能成为自己生活的主宰；二是能妥善管理自己的情绪，即能调控自己；三是自我激励，它能够使人走出生命中的低潮，重新出发；四是认知他人的情绪，这是与他人正常交往、实现顺利沟通的基础；五是人际关系的管理，即领导和管理能力。

情绪管理能力测试包含以下五个维度：

①**情绪管理**：指个人在平时工作或面对突发情境的情绪管理与自我

掌控。

②**情绪控制**：指个人对自己情况的自我约束与有效调节。

③**情绪认识**：指个人对自己与他人在情绪表达、表现的一种觉察、反馈或认知。

④**情绪困扰**：指个人在碰到问题和困难时的情绪变化与应对心态。

⑤**自我激励**：指个人对自己的评价与信心的激励方式或态度。

了解自身的情绪管理能力，可以帮助自身评估在认识情绪、控制情绪、调节情绪、应对心态、自我激励等方面的状态，引导个人"查漏补缺"，做出有方向、有针对的调整。

量表二维码：

情绪管理能力测试

（2）心理资本问卷（24题）

心理资本问卷（Psy Cap Questionaire，PCQ）是积极心理测量的工具之一，它可以测量个体的积极心理品质，如自我效能感、希望、韧性、乐观等维度水平。积极心理学突破了以往传统的、关注消极导向的心理学相关研究，将个体心理学的关注点从异常个体转向健康个体。它认为，人类个体具有抵御精神疾病的力量，通过挖掘困境中的个体自身力量，就可以做到有效地预防疾病。

心理资本是指个体在成长和发展过程中表现出来的一种积极心理状态，是超越人力资本和社会资本的一种核心心理要素，是促进个人成长和绩效提升的心理资源。包含自我效能感（自信）、希望、韧性、乐观等。

①**自我效能感**：个体对自己在特定情境里能够激发动机、调动认知资源并采取必需的行动来成功完成某一项特定工作的信念。自我效能感维度得分较高的个体，工作状态较好，对自己的工作完成有较大的信心；自我

效能感维度得分较低的个体，对于完成工作或生活中的任务，有些信心不足，需要在自信心和工作的积极态度上有所提高。

②**希望**：在成功的动因（指向目标的能量水平）与路径（实现目标的计划）交叉产生的体验的基础上，所形成的一种积极的动机状态。希望维度得分较高的个体，在工作和生活中基本能够设置适当的目标，并且找到适合的途径来实现它，遇到困境时也能够主动寻求解决方法；希望维度得分较低的个体，在工作和生活中常常没有明确的目标或者不知道该如何去实现目标，面对挑战或者困难时缺乏热情与想法，需要在管理目标的方法、工作技能、工作态度上有所提高。

③**乐观**：一种归因模式，即用个体的、永久的、普遍的原因来解释积极的事件，而用外部的、临时的、与情境关联的原因来解释消极的事件。乐观维度得分较高的个体一般能够信心满怀地面对工作和生活中的一切变化，及时地看到事情光明的一面，因此工作和生活也通常收到满意的回报；乐观维度得分较低的个体，心态普遍不够乐观，认为许多事情的发展都超出预期，希望解决但又有些无能为力，常常更多地看到事情不好的一面，并害怕坏的结果发生，需要及时调整看待事情的角度和态度。

④**韧性**：一种可开发的能力，它能使人从逆境、冲突和失败中，甚至是从积极事件、进步以及与日俱增的责任中快速回弹或恢复过来。韧性维度得分较高的个体，在面对逆境或者较大压力的时候，基本能够妥善地处理面临的难题；韧性维度得分较低的个体，在身处逆境的时候，常需要很长的时间来调整工作或者生活状态，容易把以往那些不愉快的经历当作负担、磨难，需要调整心态，更多地关注自我的能力发展。

量表二维码：

心理资本问卷

(3) Olson 婚姻质量问卷（124 题）

前文我们曾提到"工作与生活之间不是一种敌对和冲突的关系",良好的家庭关系、婚姻关系,恰恰有助于工作的蒸蒸日上,组织的绩效提升。

婚姻关系需要配偶双方的共同呵护。如果你已婚,做一下这个问卷也无妨。

很多夫妻在步入婚姻后发现与配偶之间存在很多的问题和冲突,通过测试可以了解到配偶双方的业余生活种类、夫妻交流方式、信仰一致性、生育子女态度、与亲友关系、性格相容性、性关系、角色平等性、婚姻满意度、经济安排、过分理想化等维度相关的问题,帮助我们寻找到夫妻间能促进婚姻品质的有利因素和资源,关注并处理可能破坏婚姻品质的不良因素。扬长避短,就能帮助我们建构和维持和谐美满的婚姻。

量表二维码:

Olson婚姻质量问卷

(4) 家庭教育方式量表（20 题）

家长的教育方式分为民主型、专制型、放任型、宠爱型和混合型。民主型的家长善于和孩子沟通;专制型的家长倾向于孩子言听计从;放任型的家长倾向于让孩子独立成长、自由成长;宠爱型的家长喜欢满足孩子的需求。通过测试结果,可以了解我们的家庭教育方式,通过科学的自我分析,提高对自身在家庭教育方式上的认识,从而恰当转变教育方式,提升教育水平。

量表二维码:

家庭教育方式量表

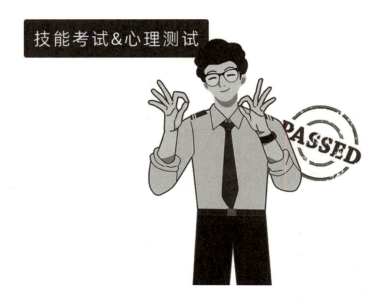

小洪顺利通过了技能考核、心理测试，正式走上了电客车司机的见习岗位。

在心理测试中，心理健康水平处于中等水平，16PF 人格特质为低独立性、高忧虑性、低有恒性，MBTI 人格特质为 ESTP。

16PF 测评的个人报告告诉他：

他性格开朗、天生乐天派、积极活跃；活在当下、好奇心强，思路开阔，自然不做作，享受和他人在一起的时刻；能够敏锐地发现事情的细节，当问题出现时，通常能够掌握必要的事实情况，能够积极地解决问题；擅长行动，乐于尝试非传统的方式方法；对人友善、富有魅力、性格爽直、多才多艺并有趣。

但在工作中也需要注意例行的公事需要完全执行到位，需要补足"有恒性"的部分，即以后做事要更有恒负责、更尽职；降低"忧虑性"的部分，即需注意不要庸人自扰、没事瞎想事情；在工作中视情况转换"独立性"的高低倾向，比如在驾驶机车时增强独立性，在需要与人协作时保持合作性。

三、职业担当期

职场第三阶段：职业担当期。

目标：独立担当、举一反三。

心态：自信坚韧、忍受诱惑。

(大C很忧虑)

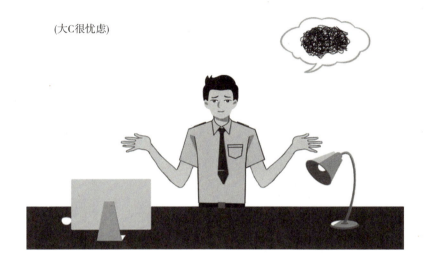

上新线前，大C（小洪的直属上级）带领着小伙伴们日夜拼搏，团队内部一鼓作气，为其他部门赢得了更多的上线准备时间。在周围同事赞许的目光下，大C没有骄傲自满，反而觉察到他手下伙伴的状态有些异常……

ST性格的小洪，每天都格外努力工作，上级交代的任务务必圆满完成，执行力超强，但是，和同事关系一直处于焦灼状态，所谓的绩效高、投诉高、脾气高，是为"三高"。

SF性格的小黄，是团队的黏合剂，大家都喜欢和他在一起工作。随着团队事业的成功，各自都有了不同的工作方向，只有小黄每天不知道该干什么，任务也一再拖延，效率降低。

NT性格的小兰，在工作中越来越觉得自己还应该有更多发挥的机会，尤其看不惯小黄没有主见的性格，渐渐地就不再与团队沟通，觉得他们都不如自己，变得孤僻。

NF 性格的小吕，没有被现实的成功所打动，他觉得生活不只有眼前的苟且，还有诗和远方。既然现在的工作没有意义，又为何要做呢？他慢慢变得消沉，饭也吃得少了，有了抑郁情绪倾向。

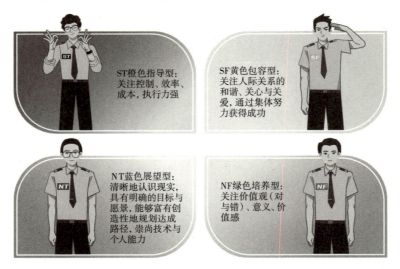

（一）职业倾向与管理风格

MBTI 职业性格测试结果中间两个字母（比如大 C 是 INTJ，其中 N 和 T)，分别代表接受信息的方式和决策依据，依据这两个维度划分出四种职业性格，分别是绿色 NF 型、蓝色 NT 型、黄色 SF 型、橙色 ST 型。

不同颜色的职业性格人群会表现出不同的特征：

绿色 NF 型的人又被称为培养型、文艺型，这类人很关注周围人的感受，有才情，善于表达。作为 NF 型的领导者，应能够匹配特点让员工发挥所长。如前文所提到的小吕，此类人群做事很看重背后的意义感，易好高骛远，不易脚踏实地做好基础工作，动力缺乏可能是他的痛点，易有抑郁倾向。如果你的下属是这类绿色人群，发布任务指令时需要向他表达任务背后的意义感。

蓝色 NT 型的人又被称为展望型、思维型，他们善于思考全局，战略长远有想法，经常会提出创设性的看法和建议。如前文所提到的小兰，由于本身工作效率高，易看不惯他人做事的低效率，在工作中几乎无人与之匹敌，甚至会在团队内显得很孤僻。如果你的下属是这类蓝色人群，需要向他描述具象的、有意义的愿景，并尽可能充分授权于他，信任他。

黄色 SF 型的人又被称为包容型、人际型，他们注重团队人际关系的维护，对别人的感受很敏锐。如前文所提到的小黄，他有可能因为团队有一些协作不利而困惑，因情绪管理不够到位而影响任务的完成。如果你的下属是这类黄色人群，需要把更多目光投向他，他比较在乎人际关系，所以你需要与他多多沟通来消除人际误会。

橙色 ST 型的人又被称为指导型、事务型，这类人群在工作中一丝不苟，很实干投入。如前文所提到的小洪，做事情一板一眼，很听从规则，也能做好电客车司机的工作，但是任务导向性格的人不易关注他人的情绪，工作处理过程过于急躁、脾气不好。如果您的下属是这类橙色人群，需要将一些程式化的、规则化的具体工作分配给他，并给予过程性的辅导，而不能仅仅描述任务的目标是怎样的。

（二）团队协作中的悖论

任何团队都应该包含各种不同的人格类型，这样才能有效和令人满意地完成不同的任务。但是，当面对应该做什么事、如何做或是否值得做等问题时，合作会因为不同人格类型产生不同意见而陷入困境。我们看到，大 C 团队内尽管伙伴们性格迥异，但每位成员完成的任务都相似，都是电客车司机，这样的团队只能称作为"团体"，他们之间是不需要更多协作的。因此，他们之间的协作分歧相对较少，其原因是缺少合作的情境与场合，但是"看不惯"的事也会时有发生。如果不同意见得不到解决，将会影响团队的士气，那该怎么做呢？

1. 积极运用性格优势

MBTI 职业性格特征中中间两个字母分别为 S 或 N，T 或 F。

感觉（S）型的人会对环境提出准确的信息，并且记住他人所遗忘或忽略的事实。

直觉（N）型的人有很多克服困难的主意，并且能够提出新的方法。

思考（T）型的人对原则会提出疑问，并且能够迅速质疑没有根据的假设，能够预测可能出现的错误，指出缺陷和破绽，最终让人们回到出现分歧的地方。

情感（F）型的人关心的是和谐，当出现了严重的分歧，他们会寻求折中平衡，以保留每一个人最珍视的价值。

2. 真诚交流、耐心倾听（沟通——六维模型维度之一）

不同人格类型之间交流的难度比预想得大得多。对某一类型来说是清楚合理的话语，可能在另一类听起来是毫无意义的和荒谬的。正式场合中的工作沟通与非正式伙伴间的交流，首先需要我们以真诚的态度用心倾听、理解言语背后真正的含义、不带偏见地思考。在陈述观点时，我们需要选择一种较好的方式以适应听众的喜好。如果你的言语或行为引发了对方的敌意，那么你的人际关系将会一落千丈，即便你陈述的观点如何正确，他人也无意愿再听下去。

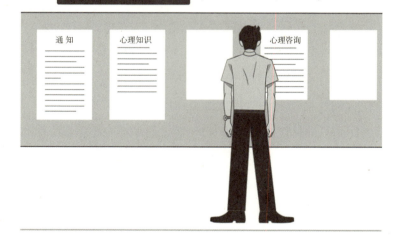

(大C看"心理咨询"的贴示)

过了几个月，大C已显得疲惫不堪，不知道该怎么办好？偶然间，看到一则宣传贴示（见图3.9），于是他拨打了EAP专员的电话，预约了某

第三篇 如何使用六维模型

天下午的驻点咨询。

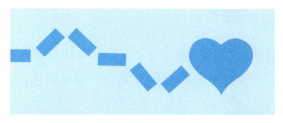

心理咨询Q&A
Q: 进行心理咨询前需要做好哪些准备工作？
A: 一般而言，接受心理咨询前需要做好以下准备：
（1）勇敢地面对自己的困难。
（2）对自己充满信心。
（3）打消顾虑，充分信任咨询师。
（4）预先理顺自己的思路，将自己的心理困惑直截了当地提出来。
（5）倾诉时间控制在10~30分钟即可。
（6）不必过分地关注自我的表现与形象。
（7）不要希望心理咨询师给你"决策"。
（8）对一次咨询效果不要抱太高的期望。问题的解决往往需要一个过程。
（9）对于有关"性"的问题，最好能找同性别的心理咨询师。

图3.9 卫生间宣传单页

(大C与心理咨询师沟通)

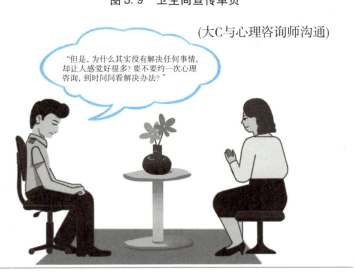

那天下午近一小时的倾诉，大C感觉好了很多。转念一想："但是，为什么其实没有解决任何事情，却让人感觉好很多？要不再约一次心理咨

· 265 ·

询，到时问问看解决办法？"

【你不知道的 EAP】②

1. 为何倾诉可以"让人感觉好多了"？——心理咨询的工作原理

在心理咨询室的倾诉，不是简单的谈话。当我们开始向心理咨询师毫无保留地倾诉内心的需求时，说明一段良好的咨询关系已然形成。与人相识，彼此了解，建立信任，相互支撑，共同发展，是职场人际支持的基础。同样，咨询师与来访员工之间也需要建立一段合适的关系。

咨询起始，建立良好咨询关系的潜在价值是不容忽视的，它是咨询过程中的特殊组成部分，表明咨询师真切关心来访的员工，无条件接纳我们的诉说。全然倾听、无条件地接纳、不评判，给予我们坦露心声的机会，心理咨询的工作机制之一"安全"就在发生作用。在职场上遇到人和事、是与非，显然不适合与同僚畅快沟通，那么我们就可以向自己的心理咨询师倾诉。

咨询师与来访的员工之间是什么关系？

当然心理咨询不仅仅是倾诉，咨询师与来访的员工建立起一种相互信任、互为镜像的咨询关系。只有在相对"安全"的环境下，被咨询师视为个性独特而值得关注的来访员工，才能展示自己真实的内心世界，以获得更有效的帮助。在真诚关心、积极关注的对话过程中，咨询师作为镜像反射来自来访员工的问题，继而引发来访员工的思考，在来访员工与咨询师的表达和回馈过程中，来访员工逐渐看清自己与自己的目标。这一切均有助于个体的自我成长。

当足够的信任能够支撑来访员工与咨询师的牢固关系时，心理咨询的第二个工作机制就可以发生作用了——"移情"——将自身对他人或事物的情绪转移到咨询师身上，我们心中所缺失的部分、害怕的部分就伪装成一种情绪转嫁到咨询师身上，他会清晰看到、识别出来，并会有独有的、科学的方法来探索、挖掘、分析、调适到良好状态。当然，建立起足够"好"的关系后，质疑、反思、剥离、碰撞将会向我们发出挑战，我们的内心会因触及暗点而不适，那就是成长。

2. 心理咨询能帮助到我们什么？——心理咨询的益处

心理咨询可以在八个方面提供支持和帮助：

①教会我们管理自己的情绪。

②帮助我们学会正确认识自我和世界。

③帮助我们恢复爱的能力，使我们学会幸福地工作、生活。

④使我们拥有健全的人格，摆脱自卑、自恋、自闭等不良心态。

⑤帮助我们摆脱因失业、失恋、离异等造成的痛苦。

⑥矫治各种人格障碍和神经症。

⑦为我们提供职业咨询指导。

⑧帮助我们度过人生各个发展阶段的心理危机，顺利地完成人生的发展任务。

3. 来心理咨询的人都是"有毛病"的人吗？——心理咨询的咨询范围

很多人认为找心理咨询师求助的人都是心理"有毛病"的人，其实不然。找咨询师求助的人大致可以分为两大类：一类是心理健康的人（这一类占大多数），来访的目的是更好地发展，比如与孩子关系紧张，为了与孩子相处融洽而做心理咨询；另一类是心理偏差的人，来访的目的是消除心理障碍，比如想要消除自己的强迫倾向。

从员工个体发展视角来看，员工个体所要面对的问题可以划分为三个类别：障碍性心理问题、适应性心理问题、发展性心理问题。需要指出的是，障碍性心理问题的有效解决可以促进心理健康的发展，同时，适应性心理问题和发展性心理问题解决不好也易于引起心理障碍。在 EAP 咨询中，我们更多的是讨论员工个体在适应与发展方面的一系列问题。

4. 绩效心理咨询是怎么样的？——心理咨询与绩效管理的完美结合

(大C与EAP专员沟通相关绩效咨询内容)

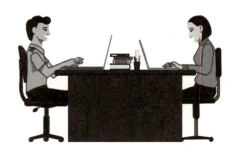

大C作为管理者持续做了三次的一对一心理咨询，但他还是觉得事关团队绩效，需要团队中的小伙伴也体验一下咨询，于是他与EAP专员沟通了团队出现的状况。EAP专员建议大C以及团队成员分别与咨询师进行沟通，事先确定团队绩效管理咨询的目标，以帮助解决团队的一些特殊情况，并能协作走向正轨。

同时，大C也没有停下来，在接下来持续十次的一对一绩效咨询中，他收获了初步的心理管理技能，包括识人用人、关键对话、策略使用等方法，而这些在培训课程里虽有涉及，但确实无法完全吃透和应用得非常好，没人指导还真不行！

(1) 普通心理咨询一般有哪些阶段

建立关系、收集资料、分析诊断、确定目标、持续咨询、确认效果、结束咨询。其中的几个环节有可能是循环往复、逐渐上升的。

(2) 绩效心理咨询与普通心理咨询有什么不同？有哪几个阶段？

基于个体的绩效咨询，是员工与管理者双向沟通的桥梁，它以心理咨询的技术（倾听性技术、影响性技术）为基础，由咨询师分别依次交替、周期性地与员工、管理者进行有关绩效改善的沟通。在交替循环的过程中（一般每人五次以上）寻找绩效改善的切入点，验证员工或管理者所陈述的事实与期待，找到员工与管理者各自认同的行动改善计划，进而促进他们各自绩效的提升，也为团队绩效的提升提供相关支持。整个咨询过程分为寻找问题、验证问题、讨论对策、改善执行四个阶段，它是一个循环往复的过程，相对于普通心理咨询而言，绩效咨询个案的跟踪与干预更复杂，需要更系统化地看待全局问题，而且有现实的绩效目标需要达成（见图2.33）。

小洪是这次绩效咨询受益者之一。在与咨询师一对一交流的过程中，最终讲出了心里话："原来可以通过正式渠道反馈诉求，不应回避问题，让事情在沉默中爆发。"也理解了"为什么上司不能这样做的"的真正原因，"原来上司就是这么个人，其实他也有难处啊……"正处于职业担当期的小洪明白了自己应该在此时撑起一片天的道理，"大C这么关心我，我怎么能辜负他呢？！来公司也这么久了，工作任务啥的我都表现得很不错，怎么能因为协作上的一些小矛盾而发了脾气呢？！"

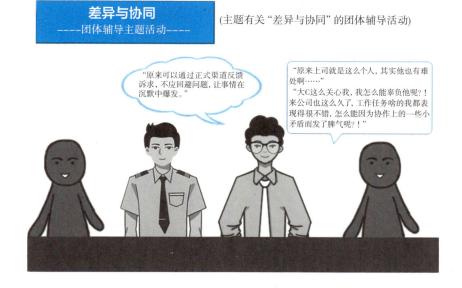

(主题有关"差异与协同"的团体辅导活动)

当我们工作一段时间并已积累相当多的经验时，工作能力就比普通水准要高，而对环境也习以为常，此时的工作意愿时好时差。你很容易还在原地踏步，循环在原有的工作习惯中，从而有可能不适应外在不断变化的环境，使自己处于"自我封闭"又"不满足"的状态之中。此时，就需要我们能够抵制住"心理不满足"的欲望，调整并回复到原先的工作状态，否则自己将会陷入困境而无法突破。

5. 团体辅导在个体/组织发展中的作用——EAP常见的培训方式

团体辅导是在团体情境下进行的一种心理辅导形式,它是以团体为对象,运用适当的辅导策略与方法,通过团体成员间的互动,促使个体在交往中通过观察、学习、体验,能够认识自我、探讨自我、接纳自我,调整和改善与他人的关系,学习新的态度与行为方式,激发个体潜能,增强适应能力的助人过程。

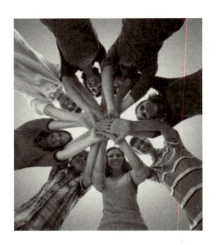

团体辅导可以设置不同的目标。针对某一现状或目标定期组织主题明确的团体辅导活动,有助于参与者自我探索与成长、增强适应性行为并体验更多的互助互利行为。同时,参与者之间的多元价值观交流,也拓展了他们的思路和观点,为建立良好的人际关系打下基础。

四、职业教导期

职场第四阶段:职业教导期(骨干层面、管理层面)。

目标:精进创新、成就他人。

心态:自我管理、因材施教。

当我们从新员工转变为资深员工,又进阶为一位业务骨干或者管理者时，免不了会成为新生员工的指导者。即使你不是管理者，自然而然就会扮演"资深行家"的角色，这个角色就要你在业务上不断精进，持有一份初心，来想想自己所负责的"业务范围"中哪里需要修正改进、哪里需要创新突破。

此时，你需要做好自我心态管理，在未成为管理者时也能够很好地引导他人，以平和的心态对待自己身份或角色上的遗憾（虽是骨干但没当成领导的遗憾），探索身份焦虑的原因，以初入职场时的热情与真诚处理工作事务。如果你已经是管理者，需要注意在公司原有规则的刚性管理上，加上柔性的个性化管理方式。

（一）差异化管理（管理——六维模型维度之一）

世界上的每一个人都是独特的个体。在成长过程中，我们每个人都会受遗传和环境的交互影响，使我们在身心特征上显示出彼此各不相同的现象，这个理论叫作个体差异理论。简单来说，个体差异有发展水平差异（量上的差异）、能力结构差异（质上的差异）两种。比如，我们在职场上表现出的价值观、个性特征、综合能力、知识与技能方面均有所不同，如图2.32麦克利兰的冰山模型，冰山水面之上、人之可见的部分有知识与技能，这种可见指的是可测量、可观测的部分；被水面淹没的冰山之角的影响不容忽视，那是不太容易受外在因素影响而改变的部分，对人们的行为倾向起着决定性作用。

这里所说的差异化管理，指的是柔性管理方法上的差异，指的是在刚性规则的基础上，管理者需要针对不同个体运用柔性的、个性化的管理策略、心理策略，来调动员工内驱力，提升个体及协作绩效，增强管理行为的有效性，进而实现组织目标的管理方式。

（二）职业性格倾向小测试

作为非心理学专业的我们，如何判断自己或小伙伴们属于哪类人群？来看看表3.1这个小游戏。请在题目1、2之后的选项中，选择自己或小伙伴们惯常的语言或行为习惯。

表 3.1　MBTI 职业性格倾向的简化测试

序号	题目	选项 1		选项 2	
1	领导给你一个任务，你希望他如何描述	任务描述得越具体越好，同时脑中已经呈现出第一步、第二步……的步骤	S	要做什么，为什么这么做	N
2	如果老师打电话给你，说你的孩子和其他孩子打架了，你的第一反应是什么	怎么会打架的，是出了什么事情吗	T	有人受伤吗	F

如前文所述，根据每个人的职业性格特征，我们需要有不同的领导方式。

如果你的下属（MBTI 职业性格测试中中间两个字母）是 NF，绿色人群，你在发布任务指令时需要向他表达任务背后的意义感；如果是 NT，蓝色人群，你需要向他描述具象的、有意义的愿景，并尽可能充分授权于他，信任他；如果是 SF，黄色人群，你需要把更多的目光投向他，他比较在乎人际关系，所以你需要与他多多沟通来消除人际误会；如果是 ST，橙色人群，需要将一些程式化的、规则化的具体工作分配给他，并给予过程性的辅导，而不能仅仅描述任务的目标是怎样的。

(大 C 在做简化测试)

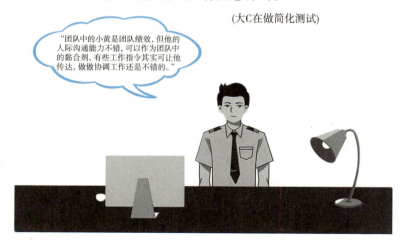

大 C 在做这个简化测试，结果为 NT，心想"团队中的小黄是团队绩

效,但他的人际沟通能力不错,可以作为团队中的黏合剂,有些工作指令其实可让他传达,做做协调工作还是不错的。"

大 C 是蓝色 NT 型的人,又被称为展望型、思维型,这类人群善于战略思考,全局长远有想法,经常提出创设性的看法和建议。但有可能只考虑宏观的大方向,而忽略微观的小细节。与黄色 SF 人群相处时,大 C 需要关照到他们的情感,完全理性化的沟通会让他们失控或出现抵触情绪。

(三) 管理者的职能与技能

管理者需要在组织中发挥计划、组织、领导、控制四种职能,其中领导职能包含了指导、协调等工作。当管理者激励下属,指导别人的活动,选择最有效的沟通渠道并解决成员之间的冲突时,他们就是在履行领导的职能。

在履行管理者职能时,管理者为了成功实现企业目标,需要具备三种技能:技术技能、人际技能、概念技能。现今组织,越来越多的技术与专业能力优异者被提拔为基层、中层管理者时,仍缺乏人际技能(无论独自一人还是在群体中理解他人、与他人沟通、激励他人、支持他人的能力)、概念技能(足够的心智能力去分析和判断复杂情况的能力)。管理者也呈现出日益年轻化的趋势,他们并未意识到人际技能对管理的重要性。在管理过程中,频频出现不善于倾听、难以理解别人的诉求、不懂得如何处理冲突等问题。加之自我意识强烈的"90 后""00 后"新生代员工成为劳动者的主力军时,这种人际技能的职能就更显得重要了。

(四) 偏见(自我服务偏见、管理中的偏见)

原始意义上的偏见具体指向种族上的"另眼相看"。人是针对他面前的状况直接做出反应的,他对世界的回应方式遵循着他对世界的看法。当他感到某一群体惹人烦恼、令人厌恶并具有威胁性时,他就会对该群体的成员发起攻击。当他认为另一群体是粗鲁的、肮脏的、愚蠢的时候,他就会嘲笑该群体的成员。到现在,普通人群所称的"偏见"大多指的是我们对某人的"刻板印象"。这种刻板印象是自然存在的,在生活、职场中的偏见也很难完全避免。偏见的产生似乎还与"归因"相关。在社会交往中，人们往往会有意识或又无意识地对周遭的各种行为做出解释，即根据他人某种特定的人格特征或行为特点推断出其他的特点，以寻求它们之间的因果关系，比如"他记性不好，这次一定记不住……""他平时吊儿郎当，这次的失误肯定是他心不在焉、不重视工作造成的……"。这些归因偏差不利于我们寻找到真正的原因，也使相关工作无法得到提升与改善。

归因理论由社会心理学家海德于1958年提出。海德认为事件的原因无外乎有两种：一是内因，比如情绪、态度、人格、能力等；二是外因，比如外界压力、天气、情境等。一般人在解释别人的行为时，倾向于性格归因；在解释自己的行为时，倾向于情景归因。比如，"这次事情没办好，大概是他没怎么用心……"（他人不良行为→他自己不好→内归因）"这次考试我没考好，是老师没有教到这个内容……"（自己不良行为→别人不好→外归因）当然，在积极事件或是成功例子的归因上，人们还是有"自我服务偏见"的，比如把某些事件的成功归于自己的能力或努力（自己榜样行为→我的努力或能力好→内归因），比如"这个项目是我负责的，之所以做得好是因为我项目管控得好"。人们也常常存在归因失真的错误，比如我们在评价他人的行为时，总是倾向于低估外部因素的影响而高估内部和个人因素的影响。这种基本归因错误能够解释为什么当销售人员的业绩不佳时，销售经理更倾向于归因于下属的懒惰，而不是竞争对手拥有创新产品。个体和组织还倾向于把成功归因于内部因素，如能力或努力，而把失败归因于外部因素，如运气或同事……这称为自我服务偏见。

在管理中，如果你总看某个下属不顺眼，可能是你的内隐偏见在作祟，而你似乎还没意识到。事实上，偏见是一种感觉，它是基于错误和顽固的概括而形成的憎恶感。对事物错误的、顽固的概括，会使管理者戴上有色眼镜看待下属的举止行为，永远无法看清事件背后的真相，甚至还会高度概括那位下属待人做事的态度极差，持有"他永远无法改善"的观念，让那位下属永远"翻不了身"。这样的心理变化有可能是无意识的，也有可能是有意识的。若是无意识的则归为"内隐偏见"，若是有意识的，或许它会是一种管理的策略，如何对其恰当运用将成为一个议题有待我们讨论研究。

既然所有人都无法避免管理中的"偏见"，那么管理者就更需要意识到它会带来的负面影响，并着手规避它。了解偏见及其引发的情境，将有助于你了解与识别偏见，减少偏见发生的可能性。

奥尔波特在《偏见的本质》一书中讲到，偏见其实是由人类大脑直觉下快速判断中形成。大脑每秒会接收到200万比特以上的信息，然而却只能处理其中的1%。就这样，预先判断（预设情境）便成为人类思维过程中的一种常态，即使没有收集到全面的信息，人们也会"妄加判断"或者"大胆决策"，并且自以为有充分的理由维持自己的判断，而这种盲目的自信发展到一定程度就是自大与自负……

1. 容易引发偏见的情境

（1）信息过载

人类易使用"直觉"和"经验"来筛选有用信息，选择性回忆、搜集有利信息，忽略不利与矛盾信息以确认自己已有的想法或假设是成立的，这些信息中我们首先接收到的信息还会影响到之后的决策。

（2）熟悉倾向

人们倾向于放大自己熟悉事物的影响权重，而不考虑到自己陌生的选项，并且大部分人类更偏爱与自己有共同特征的人和事物。

（3）时间紧迫

事件的紧迫感促使人们选择捷径，我们会根据别人的态度、语言、行为来判断自己想法、行为的正确性，同时更倾向于继续执行当前的任务而非换个方法做事，并无法舍去自己已经花时间、精力、金钱得到的结果。

（4）其他

请你写下你觉得易于引发偏见的情况：

2. 管理者常常有以下的行为或想法，会影响决策

①过于自信：对自己做出决策的能力过于自信。

②锚定性启示偏差：仅把最初得到的信息作为最终决定的基础。

③证实偏见：只使用支持现有决策的事实。

④易得性启示偏差：只使用已有的、固定的信息。

⑤代表性启示偏差：通过把事情放入已设定的范围，只使用支持现有决策的事实来评估事情发生的可能性。

⑥承诺升级：即使有信息表明该决策是错误的，也会坚持有个决策。

⑦随机错误：对一些随机事件赋予特殊的意义，并在决策中受到这些随机事件的影响。

⑧赢家诅咒：在事情结果已知的情况下，错误地相信能有效地预测事情的发展。

因此，对管理者个体来说，要消除以上偏见，需要建立理想决策模型，达到最优结果。

理想决策的过程大致为：识别问题→确定决策标准→分配标准权重→拟定备选方案→评估方案→选择方案→实施方案。

（五）如何避免偏见

1. 减少偏见和错误的方法

（1）专注于目标

没有目标，人就不可能理性，不知道自己需要什么信息，也不知道哪些信息是相关的，哪些是无关紧要的，你会发现在不同的选项间很难做出抉择，也很可能对自己做出的选择感到后悔。明确的目标会让决策更容易，还能帮助消除那些与利益不相符的选项。

（2）寻找与你的看法相矛盾的信息

抵消过度自信和偏见的一种最有效的方法，就是积极寻找那些与你的看法和假设相矛盾的信息。如果我们开诚布公地考虑自己在许多方面可能存在的错误，我们就不会那么容易高估自己的聪明程度。

（3）不要试图给随机事件赋予意义

受过教育的人已经习惯了寻找因果关系。当问题发生的时候，我们会问为什么。当我们无法找到理由的时候，我们经常会创造理由。你必须承认，生活中有些事情是超出你的控制的。问问自己这些模式是否可以得到有效的解释，还是说这些模式纯属巧合。不要试图从巧合中创造出意义来。

（4）增加你的选项

不管你有多少种选择，最后的选择有多好，都不可能超出提前设定好的选择范围。这就需要你增加备选的决策方案，发挥创造力，为自己提供多种多样的选择。你所创造的备选方案越多，越具有多样性，找到最佳方案的机会就越大。

2. 如何避免管理中的偏见

（1）认识盲区

无论你是普通员工还是管理者，首先需要意识到自己容易有的思维盲区，以及盲区里有些什么。

（2）善于倾听，兼听则明

运用引导性询问技巧，听取团队成员的意见，弥补个人认知上的不足。不直接否定不同的意见，当你听清它们时，往往会给你带来崭新的思路。

（3）毫无保留，以诚待人

充分认识到认知偏见的存在，在团队建设之中鼓励下属之间充分讨论，识别影响团队聚力分散的因素，在发生破坏性事件之前尽可能将负面影响降至最低。

（4）关怀下属，端水端平

尝试在工作情境之外进行沟通，或者在工作情境下沟通非工作内容。体谅下属的感受，肯定下属的成功，在下属遇到困难时给予及时、适当的支持。如果你有多个下属，需要意识到团队中的每个成员都非常关注你的评价。端水端平的技能需要高超，不同性格的下属对上司控制、监督任务的需求有所不同。当你使用管理策略时，请你记住：了解下属的性格特征，是实施管理的第一步。

（5）其他

请你写下你觉得可行的方法：_____

_____

_____

（六）何谓恰当的管理

恰当的管理需要跟随情境的变化，当具体任务、团队成员、组织方向等元素有所变化时，需要弹性应用，但无外乎以下几条管理原则：

①沟通反馈，提供指导。

②充分授权，给予支持。

③关注下属，表扬努力。

④成就导向，聚焦重点。

⑤善于倾听，鼓励分享。

⑥规划生涯，提供发展。

⑦分享愿景，遇繁就简。

⑧持续激励，同行成长。

⑨其他。请你写下你觉得可行的管理方法：_____

_____

【你不知道的EAP】③

1. 管理者心赋能——"领导心思维、管理心能力"培训、绩效咨询的作用

近年来，企业员工的敬业度连年走低，随着新生代员工们的强势来袭，传统停留在"行为管理"的方式已不适应当代企业管理的需求，管理者单靠"控制""命令"的方法，若未处理得当易引发员工对管理的不满情绪。此时，我们的管理者亟待思维突破与转型，需要做好管理"不差钱""寻自我"新生代员工的思想准备，从"心"的视角洞悉员工心理特征及需求，掌握识

人用人、发挥潜能、降低干扰、增进绩效的"心"方法,发挥管理者的领导力,以解决组织内部冲突、隐性缺勤、职业倦怠等问题。

（1）针对高层管理者

提供管理者心境格局与战略思维、教练式领导力相关课程,帮助高层管理者建立创新思维模式,做出最佳战略决策,聚焦问题解决方法,促进目标顺利达成,学会授权赋能管理,最终提升组织管理效能。

（2）针对基层、中层管理者

提供打造高绩效团队、沟通艺术、非物质激励、员工常见心理问题的识别与干预、初识危机干预技术相关课程,帮助基层、中层管理者确立管理角色认知,建立目标导向思维,提升自我管理能力,使自身保持高效工作状态;帮助基层、中层管理者了解员工的人格差异,提高管理与沟通能力,掌握差异激励方法,激发员工内在动力,提升人岗匹配程度,打造卓越高效团队。

除了培训课程、普通心理咨询外,EAP 项目组还为员工及其管理者提供绩效管理咨询的服务。

基于个体的绩效咨询是员工与管理者双向沟通的桥梁,它以心理咨询的技术（倾听性技术、影响性技术）为基础,由咨询师分别依次交替、周期性地与员工、管理者进行有关绩效改善的沟通过程。在交替循环的过程中（一般每人 5 次以上）寻找绩效改善的切入点,验证员工或管理者所陈述的事实与期待,找到员工与管理者各自认同的行动改善计划,进而促进他们各自绩效的提升,为团队绩效的提升提供相关支持。分为寻找问题、验证问题、讨论对策、改善执行四个阶段,相对于普通心理咨询而言,绩效咨询的个案的跟踪、干预更复杂、更系统化,而且有现实的绩效目标需要达成。

2. 工会小组长、兼职 EAP 专员在 EAP 项目中的作用——危机识别及场景应用

苏州轨道交通运营一分公司 EAP 项目建立了由工会牵头,党群工作部为实施职能部门,各级基层工会组织为具体落实单位的组织体系。EAP 项目建立的季度总结和例会制度,通过定期召开研讨会,分析研判存在的问题，制定整改优化措施，改进工作方式。在EAP实施的具体过程中，通过季度职工座谈会、领导干部值班跟岗、专兼职EAP专员进班组、外部机构专家驻场调研、与企业高层面对面访谈、发放调查问卷等形式，建立完善调研工作机制，充分了解和掌握组织、员工对EAP服务的需求及关注点，并最大限度地利用企业的现有资源和服务机构的能力，帮助职工解决问题，改善组织氛围。

运营一分公司中有两个群体是非常闪亮的特色群体，他们是工会小组长和兼职EAP专员。截至2021年底，工会小组长已有近380人，兼职EAP专员40余人，EAP班组建立档案（见图3.10）。由于运营一分公司的运营动力来自基层的执行与管理，扎根于基层的工会小组长、兼职EAP专员在员工关爱项目中的辅助作用就不可小觑了。

运营一分公司EAP班组档案

班组名称		所在部门、中心	
班组长		工会小组长	
填表时间		星级	
班组人员组成			
参加团辅人员			
工作内容及工作特点			
压力来源及心理诉求			
班组管理难点			
已开展EAP工作			
EAP工作重点及开展方向			
有无潜在问题员工及干预意见			
兼职EAP专员意见			
其他			

图3.10　运营一分公司班组档案示例

（1）工会小组长

工会小组长一般由工会小组民主选举产生，有些副组长兼任工会小组长（工班长一般不能兼任工会小组长），有的班组由普通员工担任工会小组长。一般它有以下工作职责：①密切联系工会会员，经常了解小组会员思想、工作、生活情况，广泛听取和收集会员意见，及时向车间或职能工会报告。②关心职工生活，及时将会员因伤、病住院及重大家庭变故等情况上报车间或工会，并协助落实探视慰问、困难帮扶工作。③认真履行安全生产监督员职责，对班组日常生产作业过程中的安全工作进行监督，参与安全生产隐患排查，对安全生产工作中存在的问题提出意见和建议，定期参加相关培训和工作例会。④积极参与班组民主管理和民主监督，组织或协助开展班组工会活动，定期对班组活动经费的使用情况等进行公开公示，并做好监督工作。⑤抓好班组知行信息的日常收集工作，每月定期向车间或职能工会上报知行信息表并抓好闭环管理工作。⑥积极动员和组织班组会员参加上级工会组织的各类活动。⑦积极参加上级工会召集的相关会议，完成上级工会布置的工作任务。

工会小组长在运营工作的第一线，在工作中是最接近也是最了解基层工作的员工，由于工会小组长的特殊身份，他们需要与工会会员——员工保持全方位又密切的联系，从了解职工思想、工作、生活情况到重大伤病及变故事项的汇报，从履行安全生产监督职责到组织或协助开展班组工会活动，从知行信息的日常收集到工会活动的参与动员工作，他们对工会组织工作的投入程度、心理学知识的储备量、心理技巧的柔性运用技能等都对运营一分公司的 EAP 项目效用产生深远的影响。

（2）兼职 EAP 专员

自 2018 年起，公司职工可主动报名兼职 EAP 专员，经心理学专业技术综合考核之后，授予"兼职 EAP 专员"聘书。除两位专职 EAP 专员之外，兼职 EAP 专员是运营一分公司唯一的、具有一定心理学基础的群体，他们犹如 EAP 工作的抓手分布在公司架构和各个工作场所中。

在过去的几年里，兼职 EAP 专员分别接受了企业团体沙盘技术、团体辅导技术、EAP执行要点及技术、OH卡及释梦等投射类心理技术应用、常见心理问题的识别等培训课程，初步学习了心理学知识、心理问题识别技术、团辅应用技术，这些技能不仅会对他们个人的探索、成长与发展提供增量，也会给他们的本职工作带来一些新思路。

作为应用型EAP基层工作人才的兼职EAP专员，一般有以下工作职责：①开展班组EAP团辅。②维护EAP班组档案。③开展沙盘团体活动。④充分了解相关职工的心理特征、生活与工作困扰。

兼职EAP专员最了解职工接触到的具体工作情境，也最懂职工的悲苦与喜乐。他们是在企业内部闪闪发光的先行者，通过他们特有的方式能够引领员工突破思维，在工作中转变观念，在生活中抱持信念，他们是企业内部EAP与外部EAP相结合之后的闪光体。

五、职业突破期

职场第五阶段：职业突破期。

目标：持续动力、超越自己。

心态：寻找驱动、消除阻力。

(司机休息室里欢快的聊天)

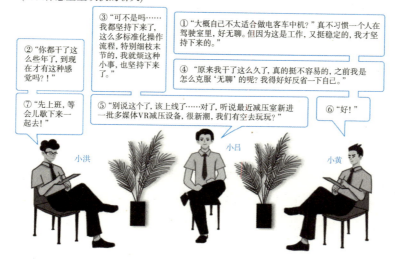

小黄（男，电客车司机，28岁左右，性格外向，MBTI职业性格ESFP）热情开朗，特别喜欢聊天，一上班就和同事们各种聊，聊得正开心时却要上线驾驶了，他能够与同事沟通的时间并不多。他一想到要上线驾驶就觉得无聊，一想到每天说不了几句话就感到特别没劲。

换班休息时，小黄来到电客车司机休息室，抱怨起来："大概自己不太适合做电客车司机？真不习惯一个人在驾驶室里，好无聊。但因为这是工作，又挺稳定的，我才坚持下来的。"

小洪说："你都干了这么些年了，到现在才有这种感觉吗？！"

小吕说："可不是吗……我都坚持下来了，这么多标准化操作流程，特别细枝末节的，我就烦这种小事，也坚持下来了。"

小黄回道："原来我都干了这么久了，真的挺不容易的，之前我是怎么克服'无聊'的呢？我得好好反省一下自己。"

小吕说："别说这个了，该上线了……对了，听说最近减压室新进一批多媒体VR减压设备，很新潮，我们有空去玩玩？"

"好！"

"先上班，等会儿歇下来一起去！"

(驾驶室里严肃的工作)

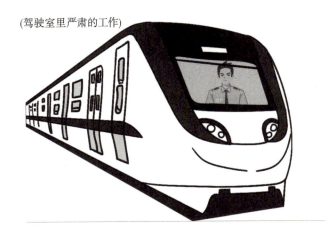

（一）职业倦怠

当一份工作干久了，就没了新鲜感，职业生涯将进入职业倦怠期。职业倦怠指的是个体在工作重压下产生的身心疲劳与耗竭的状态。而小黄的状况远远未达到职业倦怠，但是需要警惕。心理学家大卫·波森说："倦怠会摧毁你每一样能力，短期记忆、正面乐观的态度、统筹、判断与推理能力。"一旦职业倦怠侵袭我们，我们的各项能力将会失效，它的影响面积非常之大。

世界卫生组织已将职业倦怠/过劳列入了国际疾病分类（ICD-11）名单中，将其描述为"未能被成功处理的、来自工作场所的长期压力"。职业倦怠的三大典型症状分别是：情绪耗竭、去人格化、个人成就感降低。情感衰竭指没有活力，没有工作热情，感到自己的感情处于极度疲劳的状态。它是职业倦怠的核心维度，并具有最明显的症状表现。去人格化指刻意在自身和工作对象间保持距离，对工作对象和环境采取冷漠、忽视的态度，对工作敷衍了事，个人发展停滞，行为怪癖，提出调度申请等。无力感或低个人成就感指倾向于消极地评价自己，并伴有工作能力体验和成就体验的下降，认为工作不但不能发挥自身才能，而且是枯燥无味的烦琐事物。

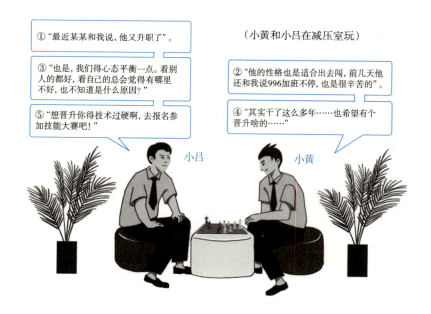

小吕说："最近某某和我说，他又升职了。"

小黄回道："他的性格也是适合出去闯，前几天他还和我说996加班不停，也是很辛苦的。"

小吕说："也是，我们得心态平衡一点。看别人的都好，看自己的总会觉得有哪里不好，也不知道是什么原因？"

小黄说："其实干了这么多年……也希望有个晋升啥的……"

小吕回道："想晋升你得技术过硬啊，去报名参加技能大赛吧！"

（二）身份的焦虑

1. 焦虑分类

我们平时所说的焦虑是一种情绪，与临床病征的焦虑症有所不同。总的来说，焦虑分为现实性焦虑、病理性焦虑。现实性焦虑所表现的是对现实的潜在挑战或威胁的一种情绪反应，而且这种情绪反应是与现实威胁的事实相适应的，是一个人在面临其不能控制的事件或情景时的一般反应。顾名思义，现实性焦虑是某一事件或情景刺激到人们后的一类反应，我们可以通过消除这一事件或情景的存在让自己好受一些，也可以通过增强自身心灵的"抗击打能力"来克服并适应。

而病理性焦虑分为惊恐障碍、广泛性焦虑障碍，这部分病症的诊断结果是由医院或精神卫生中心的精神科医生做出，心理咨询师是没有诊断权限的。如果员工在进行心理咨询时经EAP心理咨询师初步判断后有病症倾向，咨询师会劝谏职工前往医院就诊，以确保同步开展的心理咨询是有效的。

2. 焦虑来源

现代社会中，琳琅满目的广告和潮物，刹那间就会抓住人们的眼球，需求一触即发却未能及时获得满足；行人的快速步伐，带动着整个城市人们行动的韵律，似乎让我们不得不快起来，感到自身需要能跟上潮流而不被落下；智能手机及各类媒体的信息量巨大，已达到我们"以有涯随无涯，则殆"的地步；海量信息中还充斥着人们对各种事件的主观评价，它时不时影响着社会舆论的走向。一项针对2000名成年人的调查发现，62%

的人认为生活正变得越来越令人焦虑。54%的受访者表示，他们在过去5年里对金钱更加焦虑。对变老（40%）、外貌（32%）和职业发展（30%）的担忧也是焦虑的主要来源。职业发展逐渐成为人们引发担忧的主要来源。图3.11则给出了另一组令人担忧的国民心理数据。

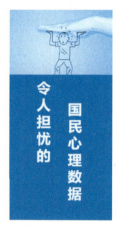

图3.11　令人担忧的国民心理数据

3. 缘何身份焦虑

有一种焦虑由同事间的聊天中提到的辞职、裁员、晋升、退休等消息，或者由报纸上刊登的知名人士简介及友人更巨大的成功引起。随着社会的快速发展，我们社交圈的逐渐拓宽，无论是社会名人、明星网红还是亲朋好友，我们都会将他们取得了多大的成功作为永恒的话题，无外乎一些"比较"。事实上，我们更易与最接近我们阶层的人们进行比较（社会比较中的平行比较）。在以下情况下人们倾向于进行社会比较：一是不确定自己的想法或感受；二是处于高压力、新的或变化的情景中；三是在促进竞争的环境中。

经历了多年职业历练，小黄也是很想在职场这条路上发展的。"职业"之所以和"发展"在一起做朋友，那是因为人们总有"人往高处走"的想法，这代表一类人群求发展、做领导的决心；当然还有一部分人更喜欢安逸舒适地度过人生的职场阶段。这样一来，职业发展可能是一种人为努力的发展要求，也有可能是一种自然顺势的发展趋势。

当"人为努力"后却无法在职场中得以突破,无法获得相应的金钱、身份、成就时,除了有现实性的经济型焦虑,又会产生身份上的焦虑。英国作家阿兰·德波顿在《身份的焦虑》一书中讲道:"身份焦虑的本质是一种担忧:担忧我们无法与社会设定的成功典范保持一致,担忧我们失去身份与地位而被夺去尊严与尊重。"面子上的事比什么都重要,人们觉得"没有更高的职位,就得不到别人的尊重"。而位高权重的反义词是"人微言轻",微薄的内在力量将会引发人们对自身能力的质疑。"我们的'自我'或自我形象就像一只漏气的气球,需要不断充入他人的爱戴才能保持形状,而他人对我们的忽略则会轻而易举地把它扎破。"如此长久以往的自我怀疑、恶劣心境将引发身心疾病。

4. 如何消除焦虑

无论是消除焦虑感,还是消除对身份的焦虑,最好的方法首先是了解它。

首先,需要认识到适度的焦虑感对人们是有益的。适度的焦虑能激发个体能量以应对突发事件带来的威胁和挑战,调动自身的警觉系统以适应外部环境。毋庸置疑,对身份地位的渴望,同人类的任何欲望一样,都具有积极的作用:激发潜能、力臻完美、阻止离经叛道的有害行径,并增强社会共同价值产生的凝聚力。

其次,当不良感受来临时,深度觉察自身的情绪感受,感知一下它给身体带来的反应有哪些,哪里困倦?哪里酸痛?好好地呵护自己、揉捏一下。

最后,识别焦虑情绪的程度。参与专业测评,进行自测评估。比如焦虑情绪自评量表 SAS、抑郁情绪自评量表 SDS(详见第二篇第三章,本书 71—73 页)。

(三) 消除阻力

1. 执行力 = 动力 – 阻力

作为运营一分公司的员工,我们每个人都承担着工作程序中的某一步,如轴承上的齿轮一般。我们在组织的每一个行为,都会有意无意地影响到整个公司的运营能力和企业形象。诚然，作为承担全市出行客流的交通服务公司，乘客的安全及全局执行力尤为重要，这也是运营一分公司将"半军事化管理"纳入公司管理理念的原因。如同"执行力＝动力－阻力"这个公式，在"执行"的过程中，需要增强动力、撇开阻力。而动力都有哪些？阻力又有哪些？普通员工是否需要考虑这个看似深层次的问题？

我们说，员工视角与全局视角还是有一定差距的。员工视角将自身利益与目标放在首位，而全局视角考虑的问题更为全面，包含一些业务影响，但这最终会指向每位员工的利益，只是它离普通员工可视范围还很远，我们看不到、摸不着、管不上、捋不清，那只能顾及眼前利益了。想一想，如果将普通员工的视角都扩大到更高层次，也许我们想的不同，获得的也会不同。

2. 动力

心理学上讲的动力，更多的是指内驱力，而非物理学意义上的名词。前文所提及的麦克利兰冰山模型中，被水面淹没的冰山之角，如动机与价值观、自我意识与内在个性特征决定了我们来到组织的内在动因，这些内在动因驱动着我们在职场上前行，它们被每个人的知识与技能包裹着，不易探究清晰。动机是引起和维持个体活动并使活动朝向某一目标的内部动力。它是一种内部心理过程，不能直接被观察到，但是可以通过努力程度、方向和坚持性等行为进行推断。有关动机的理论非常多，在这里讲一下使用比较广泛的"成就动机理论"，它分为成就需求、权力需要、亲和需要三种需要，管理上我们需要激发员工个体的多层次需要，以使员工能更好地工作。

电客车司机小黄，是高亲和需要的个体，他希望和同事之间建立友好亲密的人际关系，他在工作中时常寻求他人的喜爱、接纳与认同，与人交往的过程中他又可以帮助对方，还很为对方着想，这种交往的过程会给他带来愉悦感。他特别不喜欢竞争的工作环境，所以也会对人际关系特别敏感，害怕人际冲突，害怕失去亲密伙伴的关注。

如果要增强小黄的动力，想必就要和他多多沟通，多多关注小黄的工作状态、饮食起居、家庭情况等，同时需要营造团队内协作与相互关心的氛围。

3. 阻力

物理学意义上的阻力，指妨碍物体运动的作用力。而心理层面的阻力，指的是一切能够拖垮你、阻碍你成长的有形或无形之物，如一些情绪、态度、想法、作为等。如何摆脱阻力，就需要从源头着手，捋清阻力来自哪里，阻力的性质是怎样的。那么现在，请回想一下，自己遇到困难时是否有分析过困难本身？

压力会是阻力吗？可能是，也可能不是。面临压力时，你的神经系统、下丘脑、垂体、肾上腺会释放荷尔蒙帮助你应对。你会心跳加速、呼吸急促，为身体提供更多的氧气，同时肌肉处于紧张状态，以便随时做出行动。这是一个可以为你带来潜在利益的机会。试想一下，运动员或者舞台剧演员在"紧急关头"常常会有更佳的表现。这些人能够将压力转化为动力，发挥出自己最好的水平。同样，许多专业人士将巨大的工作量和截止日期看作积极的挑战，因为这可以提高他们的工作质量以及从工作中获得的满足感。然而，在消极情况下，压力是有害的，并且有可能干扰身体的运转，使血压升高，感到不适，同时心律不稳定，无法正常讲话和思考。

由此看来，外界压力在带来紧张感觉、焦虑情绪的同时，若能巧妙应对将其转化为动力，也是可以带来一些机会的，它并非简单意义上的"阻力"。对于大多数人而言，适度的压力可以保持良好的动力。这样，问题又来了：适度的压力是怎样的？每个人都是独特的个体，压力来袭后的感受度也不同，而且每个人的压力承受度会随时间而动态发展，非一成不变。想知道自己的抗压能力有多强，可以参与"心理资本"专业测评（心理资本中的一个维度"韧性"，它是一种可开发的能力，能使人从逆境、冲突和失败中，甚至是从积极事件、进步以及与日俱增的责任中快速回弹或恢复过来。韧性维度得分较高的个体，在面对逆境或者较大压力的时候，基本能够妥善地处理面临的难题）。

让我们再来看一下压力的分类。了解压力的构成，能够帮助自己在认知层面上减轻痛苦。因为未知,所以恐慌;因为了解,所以淡定。压力源分为挑战性压力源和阻断性压力源。挑战性压力源——工作负荷、完成任务紧迫性或者时间紧迫性等因素造成的压力。阻断性压力源是阻碍达到目标的压力诱发因素(例如,官僚作风、办公室政治、工作责任不清)。无论是挑战性压力源,还是阻断性压力源,它的形成都与我们在工作场所要面临的责任、义务、不确定性有关,更与我们所掌握的资源(可用来满足各种要求的东西)有关。因为面临责任、面临未知,因为资源缺乏、渠道闭塞,所以无能为力,爱莫能助。

【你不知道的EAP】④

1. 巧用减压室、疏解焦虑、缓和冲突——心理学物化产品的运用

运营一分公司在邻近工作场所的地方设立了多个减压活动区域——EAP功能室,分布在天平车辆段、苏州新区火车站、骑河站、陆慕站、山塘街站、狮子山站、东方之门站、通园路南站、顾家荡站、乐桥站、松陵车辆段,共11处。在个体咨询室、心理沙盘室、减压室等多种功能各异的EAP场室,可以开展近距离的EAP服务,比如定期的巡诊与坐诊,使来访员工感到信任与感激;一盘细沙、一瓶清水和各式各样的物件造型,使来访员工的心灵得以充实与发展;蒲垫上的冥想、沙袋上的汗珠,使来访员工的负面情绪得以宣泄。

最新的EAP功能室内还配置了触控智能综合训练仪、VR心理运动训练平台、心理健康自助仪、击打呐喊宣泄仪、体感智能互动训练仪、心灵驿站等高端VR的运动减压设施,其时尚的外表、实景化的体验感将吸引更多员工的关注,满足不同放松对象的实际需要。此外,通过环境布置和装饰,营造并建构一个心理放松的软环境,可以帮助员工在短暂的时间内释放心理压力、改善焦虑情绪、调整身心状态。

2. 物理环境诊断、改善工作环境——温馨感受提效能

著名建筑师柯布西耶曾作《适宜人居的房屋》(见图3.12),美好的环境会带来心情的愉悦。物理环境诊断工作也是EAP项目需要关注的地

方。我们邀请专家对员工工作环境中的物理因素（如色彩、空间设置、照明、噪声等）进行专业评估，结合各部门（中心）的诊断报告和工作实际，对工作环境改善项目进行了梳理、申报、复核和检测，形成80项物理环境改善项目，分别涉及物理因素改造、设备设施改造、减压设备及减压室改造、乘务管理用房改造、吊顶改造等多个方面，致力于为员工创建更温馨、更舒适的办公环境。比如，一些工作场所的视觉局限，可以用艺术创作来添补。扩景图带来的宽阔视野，艺术雕塑引发天马行空的想象，流水景观的"泉水叮咚"令人舒缓，最大程度上为员工减少工作环境带来的负性感受。

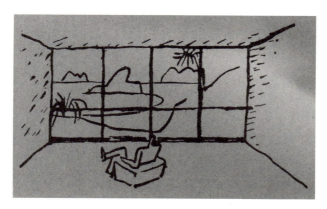

图 3.12　柯布西耶《适宜人居的房屋》（1942 年）

3. 艺术疗愈，表达性艺术的运用——发展艺术兴趣，参与艺术团辅

在心情烦躁的时候，我们会选择听首歌，我们会选择画几笔，我们也会有肢体动作来配合心情。这样一类艺术领域的表达，可以帮助我们释放压力、缓解情绪。

我们坚信亲近艺术的重点在于协助我们把人生过得更好，让我们找到更好的自我。艺术之所以有这样的力量，是因为艺术能够矫正或者弥补各种心理缺陷，为我们提供七种协助：

（1）矫正记忆的缺陷

艺术能够把经验的果实变得令人难忘，而且还能不断以新面貌重现。

这种机制能够把珍贵的事物以及我们最杰出的洞见完善保存下来，并且让大众都能够接触到。艺术有如银行，能够把我们集体的财富储蓄起来。

（2）播撒希望

艺术让我们随时都能看得到令人愉悦开心的事物，因为艺术深知我们太容易陷入绝望。

（3）呈现有尊严的哀愁

艺术提醒我们，哀愁在美好人生中也占有一席之地，因此我们不太会对自己遭遇的困难感到恐慌，而能够将这些困难视为高尚人生的一部分。

（4）协助我们取得平衡

艺术以异常清晰的象征体现我们良好特性的本质，并且通过各种媒介展示于我们眼前，帮助我们重新平衡本性，引导我们发挥自己最优秀的潜力。

（5）引导我们认识自我

艺术能够帮助我们辨识出对我们具有核心重要性，却又难以形诸言辞的事物。人性中有许多部分是言语难以形容的。我们可以拿起艺术作品，以困惑但认真的态度说："这就是我。"

（6）扩展我们的经验

艺术是他人的经验通过极度精致的方式累积而成的结果，并以美观而且井然有序的形态呈现出来。我们在艺术当中可以找到其他文化的显著范例，因此亲近艺术作品能够扩展我们对自己以及世界的概念。乍看之下，大部分的艺术作品似乎都只是显得"陌生"，但我们慢慢就会发现，这些作品里其实含有各种观念与态度，可让我们吸收内化，丰富自己的人生。我们改善自我所需的一切，并不是早就都已经在我们手边。

（7）唤醒麻木的心灵

艺术能够剥开我们的外壳，把我们从习以为常的泥沼中拉出来，不再对自己周围的一切视而不见。借助艺术，我们能够找回原本的敏感度，以新眼光看待旧事物，也不再认定新奇与光鲜亮丽是唯一能够协助我们摆脱麻木的解决方案。

在心理学中有一种疗法叫表达性艺术疗法，它是一种非言语性的心理治疗技术，用创造性、娱乐性、象征性或隐喻性的形式，起到传达治疗信息、舒缓情绪紊乱、促进交往，以及激发、丰富和扩展心理体验等作用，包括音乐疗法、绘画及雕塑疗法、沙盘疗法、心理剧、家庭塑像、系统排列等。

（何萍）

第二章 六维模型应用工具集

组织员工健康管理六维模型（工具集）见图 3.13。

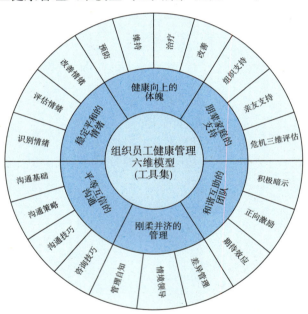

图 3.13 组织员工健康管理六维模型（工具集）

一、"情绪"维度工具集

（一）识别情绪——What's This

心理学上著名的"踢猫效应"，是一种典型的坏情绪传染。所谓情绪，一般是指人们在心理活动中，对客观事物的态度体验。我们每天总是会遇到各种各样的事情，大脑也总是会对这些事情有一个反应：喜欢或者不喜欢，于是就有了不同的内心体验，这样，各种各样的情绪也就产生了，比如烦恼、高兴、愤怒、兴奋、伤心、郁闷……

1. 为什么人会有脾气？——认识情绪

（1）情绪似乎没有好坏之分，只在于它们对工作、生活的影响

全世界人"不学而会"的七种人类基本情绪就是：快乐、悲伤、愤怒、惊讶、恐惧、轻蔑、厌恶。看上去"快乐"就是好的情绪，"悲伤"就似乎是不良情绪，但是不良的情绪也会带来很多好处：

快乐——心情好，整个世界都变好了，工作效率激增！

悲伤——痛定思痛，伤心的人往往会变得思想深邃。

愤怒——最有力量的情绪，再疲惫的人，一生气就满血复活。

惊讶——孩子般的好奇心，是社会进步的动力之源。

恐惧——保命之道，毕竟大无畏的人一般都死得很快！

轻蔑——看不起别人的人内心都有点小得意，因为这代表自己还不错。

厌恶——有了讨厌，人和人的关系才有界限。

（2）过度的情绪体验，对身体有害

指对情绪的体验过分的强烈，超出了正常的限度，不论是开心还是痛苦，这对我们都是有伤害的。比如，《儒林外史》范进中举时的喜极而癫。

（3）持久地体验消极情绪，也对身体有害

比如听到亲人身故，有悲伤情绪与适当的情绪宣泄，都是合适的，但是如果这样的消极情绪持续了很久，未得到改善，就需要警惕，看是否需要专业心理咨询进行干预了。

2. 何时需要做情绪管理

情绪就像一个顽皮的小孩，如果你不管她，她就会疯跑，会惹祸；如果你管得太紧，整天不出门，她也会闹事。有情绪也要适当发泄，给情绪一个合理的出口。不过，当情绪过了头，就需要有意识地进行控制。

（1）负向情绪持续时间过长

例如，当一个人长期处于悲观、失落的情绪状态，而自己又无法调整时，就会形成一种抑郁的心境，导致身心健康受损，甚至表现为抑郁症等

严重心理疾病。

(2) 负向情绪超过了自己所承受的强度

当负向情绪超过了自己所承受的强度时，自己无法控制，会使自己行为失常或感到被伤害。

(3) 负向情绪出现了恶性循环，不能自拔

面对工作或生活的压力，感到焦虑不安，影响了自己的工作效率，对此自己不能接受，又无法解脱，于是又引发了更深的焦虑，导致失眠、食欲下降，焦虑越来越强烈，不能自控。

(4) 情绪状态已经构成了对自己及他人的影响或伤害

例如，对自己所爱慕的人与其他异性交往而产生嫉妒情绪，一般来讲，它并非不良情绪，而只是一种爱情专一性和排他性的正常心理反应，但当这种嫉妒情绪已经导致猜疑，甚至限制对方的行为，使自身或对方感到被伤害时，就成为一种不良的情绪反应了。

（二）专业评估——Can I Understand U

我们可以通过情绪自评的方法，分阶段进行测评来监测自己的情绪状态，接下来介绍两个量表：焦虑自评量表 SAS、抑郁自评量表 SDS。

1. 我是否焦虑了？——焦虑自评量表 SAS

详见第二篇第三章（本书 71—72 页）。

2. 最近感觉整个人都不好了？——抑郁自评量表 SDS

详见第二篇第三章（本书 72—73 页）。

3. 情商测试——情绪管理能力测试（33题）

详见第三篇第一章（本书 257—258 页）。

（三）情绪管理——How To Do

1. ABC 情绪记录法

(1) 挑战不合理信念

哪些心理因素在影响我们感知压力呢？一个很重要的因素，就是我们的信念。也就是当发生一件事时，我们是如何描述和解释这件事的。根据

美国心理学家埃利斯的理论,我们的消极行为结果(Consequences)不是由某一激发事件(Activatingevents)直接导致,而是由我们对它的错误信念(Beliefs)直接引起。因为包含以 A、B、C 开头的单词,这个理论又称为 ABC 模型(见 58 页图 2.9)。

当面对非常困难的工作时,有人觉得:"完蛋了,我根本完成不了,搞砸了我会被处分的!"我们相信他真的压力很大,可从另一方面来说,他所面对的诱发性事件实际是一项困难并缺乏经验的任务,而"完蛋了,根本完成不了"是他由此产生的信念、想法,而这种信念会导致比如退缩、拖延等行为。

(2)记录失当的行为和感受

日期	失当行为和感受	发生这些行为和感受之前的事件
6/3	郁郁寡欢	工作考评得了低分,拿到低绩效工资
6/6	拖延,在找其他不重要的琐事做	准备写重要的报告

(3)找到可替代的恰当行为和感受

日期	失当行为和感受	发生这些行为和感受之前的事件
6/3	郁郁寡欢	表示非常关心绩效成绩,以及有失望的情绪。找到原则性错误,改正它,或若认为考评结果不合理,态度认真地与上司探讨一番
6/6	拖延,在找其他不重要的琐事做	把长报告切成具体的小块,先从我能做的那块开始

2. 情绪放松减压法

我们永远不会像自己想象得这么幸福,也不会像自己想象得这么不幸。

学会安慰自己的以下六种情绪,让自己生活得更轻松。

(1)当觉得没有自信,总觉得不如人时

①停止批评自己,把注意力放在已做好的部分。

②学习积极正面的自我对话:写一张履历表,把优点都列上去,每周浏览,作为自我对话。

③停止和别人比较,珍惜自己所拥有的。

（2）当觉得挫折倒霉，负面念头萦绕于心时

林肯说：一个人成天想什么就会变成那个样子。

①多看看坏事的积极一面，一个人的态度或想法会决定他的命运，相信事情会否极泰来。

②用建设性方法解决问题，发挥创意，列出解决选项，与人进行头脑风暴，专心解决问题。

（3）当觉得伤心难过时

①开怀大笑，改善郁闷心情，即使强迫也同样有效。

②快走或跳个有氧舞蹈，能舒缓郁闷、改善心情。

③听音乐，大声唱，用力摇摆，刺激脑部分泌脑内啡，活化内耳球囊，连接与愉快感觉有关的脑部组织。

（4）当觉得容易担心忧虑时

①接受不可避免的事实，使自己放松，心中平静。

②为忧虑订下"停损点"，考虑为某一事件所"付出"的烦恼是否已"超值"？

（5）当觉得愤怒生气时

①先深呼吸，吸—呼—吸—呼，把气吐出，也把气缓下来。

②区别轻重缓急，舒缓后问自己：我需要生气吗？

③培养同理心，尝试从对方的角度看待事情，思考如果自己是对方会对同样的事情如何处理。

④原谅对方，了解人生无常，别太计较，原谅对方，放过自己。

（6）当觉得压力大，喘不过气来

①善用"策略性暂停"：做几个深呼吸、喝杯水、安静坐，甚至发呆，让脑袋空白。

②想象愉快场景或事情，重新调整内部生理时钟。

③不必做48小时超人，找出事情的优先级，简化事情。

（注：组织员工健康管理六维模型中有关"情绪"维度的具体解析，请见本书第二篇第三章"一、稳定平和的情绪"。）

二、"沟通" 维度工具集

（一）沟通基础——倾听

倾听是实现良好沟通的重要基础。管理者在与下属进行沟通的时候，要注意观察对方的表情，体察对方的真实情绪，鼓励下属说出真实感受，表达自己切实的需要。倾听不仅是耳朵听到相应的声音，而且也是一种情感活动，需要通过面部表情、肢体语言和话语的回应，向对方传递一种信息：我对你的话题很感兴趣，我尊重并关怀你。

1. 倾听自检（见114页表2.6）
2. 倾听原则

（1）适应讲话者的风格

每个人发出信息的时候，其语速和音量是不同的，要尽可能去适应对方的风格，尽可能去接受其更多、更全面的信息。

（2）眼耳并用

倾听不仅要用耳朵，更要用到眼睛，耳朵听到的是信息，而眼睛看到的是对方传达给你的丰富的情感和思想。

（3）首先要理解他人，然后再寻求被他人理解

首先要理解对方，很多人容易犯一个错误，就是还没等对方把话说完就根据理解打断对方。这容易引起对方反感，使对方感到被冒犯。

（4）鼓励他人表达自己

保持目光交流，眼光要追随着对方，保持平视。但不能直视对方太久，这会令人感到不自在。自然的方式是目光停留在对方的额头水平线和眉心，并且适当地点头示意，表示认同和鼓励，也提示对方你对他说的内容感兴趣。

3. 有效倾听五步法

（1）准备倾听（给对方一个信号，表示你已经准备好了）

发出准备倾听的信息，通常在之前会和讲话者有一个眼神上的交流。

（2）在沟通过程中采取积极的行动

积极的行动包括适当地点头以示鼓励，在听的过程中也可以身体略微前倾而非靠在椅背上，这种姿势表示：我愿意听你讲话，也努力在听。同时对方也会发送更多信息给你。

（3）确保理解对方的全部信息

在沟通中，当你没有听清楚或者不理解时，一定要及时告知对方，请对方重复或者解释。

（4）归纳总结

在倾听的过程中，要善于将对方的话进行归纳总结，更好地理解对方的意图。

（5）表达感受、给予反馈

及时给予对方回应，表达自己的感受，比如说："非常好，我也是这么想的。"

管理者在完成倾听后，再进行反馈，首先对于员工能够真实向自己表达想法表示感谢，也要感谢员工的信任，然后再表达自己的想法和感受。

反馈有两种类型：一种是正面的反馈，另一种是建设性反馈。正面的反馈就是对于员工的优势和功劳要进行表扬，希望好的行为可以再次出现。建设性反馈就是在对方做得不足的地方，给他提出改进的意见。这里要注意，建设性反馈是一种建议而不是批评。在反馈的过程中，我们要注意以下三种情况也不是反馈：

第一种是指出对方做的正确或者错误的地方。这仅仅是一种主观认识，反馈是你的表扬或建议，为了使他做得更好。

第二种是对他言行的解释。这也不是反馈，而是对于聆听内容的复述。

第三种是对于将来的建议。反馈是着眼于目前或者近期的，而非将来。

管理者要学会洞察员工话语背后的隐藏含义，尊重员工的想法，鼓励员工抒发自己的真实感受，才会实现真诚的沟通，提升沟通效果。

（二）沟通技巧——非暴力沟通"观察、感受、需要、请求"四步法

非暴力沟通的表达是一个人成熟度较高的表现，综合了观察能力、共情能力、表达能力、影响力等重要素质，主要包含四大要素。非暴力沟通的另一个重要的方面是耐心地倾听，我们需要首先通过体会他人此刻的观察、感受和需要，与他们建立联系，然后倾听他们的需求，来发现做什么可以帮到他们。

1. 观察

观察是清晰的、理性的，评论是模糊的、感性的。清楚地表达观察结果，而不是做出评价或评估。

2. 感受

合理准确地表达自身的感受，而不是单纯阐述想法。沟通过程中的主体应区分想法和感受，想法往往是人的主观臆断，很容易带有批评、批判、指责等，让听者反感，不容易起到良好沟通的作用。感受的根源在于人自身，包括自身的需要和期待，坦诚表达伤心、害怕、喜悦、开心、愤怒等。例如，"我觉得他不重视我"就是想法，而"被他忽视，我很委屈"就是感受。表达感受时，示弱往往有助于解决冲突。

3. 需要

在沟通过程中应引导对方说出哪些需要导致哪样的感受。例如："你这么说，我感到很紧张，因为我需要被尊重。"

4. 请求

明确说明具体改善的请求，通过了解对方的反应确认传达的信息被正确理解。

（三）沟通策略——企业高效沟通六步法

1. 步骤一：事先准备

在沟通前，我们要提前准备以下内容：
①设置沟通的目标：明确自己希望通过沟通达到什么目的。

②制订计划：如果条件允许，要列一个表格，把要达到的目的，沟通的主题方式、时间、地点、对象都列举出来。

③预测可能出现的争端和异议：首先要有充分的心理准备；其次要根据具体情况对其可能性进行详细的预测。

2. 步骤二：确认需求

确认需求的三步分为：

①积极聆听：要用心去听，设身处地地去听，目的是全面了解对方的意思。

②有效提问：通过提问了解对方的需求和目的。

③及时确认：当你没有听清楚或者没有理解时，要及时沟通，一定要到完全理解对方的意思为止。

3. 步骤三：阐述观点

在表达观点的时候，有一个非常重要的原则——FAB 原则。其中，F 就是 Feature，即属性；A 就是 Advantage，即优势；B 就是 Benefit，即利益。在阐述观点的时候按照这样的顺序来说，对方比较容易接受。

4. 步骤四：处理异议

在沟通中遇到异议时，可以采取一种借力打力的方法，不是说要强行说服对方，而是利用对方的观点说服对方。首先要了解对方的观点，然后找出其中对你有利的一点，然后顺着这个观点发挥下去，最终说服对方。

5. 步骤五：达成共识

沟通是否成功很大程度上取决于双方是否达成一定共识。在达成共识的时候，要做到以下几个方面：感谢、赞美、庆祝。要发现别人的支持，并表达感谢；不吝啬自己对别人的赞美；愿意与别人分享成功的喜悦。

6. 步骤六：共同实施

在工作中，沟通的结果仅仅意味着一个工作的开始，而非结束。我们可以依据表2.5（第113页）对自己的沟通成果做一个简单的记录。

（四）咨询技巧——短焦技术

后现代咨询取向的咨询师常常使用以解决问题为导向的"短期焦点"专业咨询技术（简称"短焦技术"），苏轨运营一分公司的兼职 EAP 专员在联系群众、评估引导过程中也可以使用其中的技术，如下：

1. 化抱怨为目标

当来访员工带着问题或者困难进行同辈心理咨询，并且一再重复着自己的困难时，似乎问题真的是糟糕至极。但如果咨询师引导他去思考"希望情况有所改变时"来访员工就不再深陷于抱怨，而能比较明确地去澄清自己的期待，并且思考改变的可能以及寻找自己的着力点。也就是说，来访员工开始为解决问题的目标做准备。所以短焦技术把焦点放在问题的解决上，而不是局限于问题情境中。在沟通中，我们也应该将对方的抱怨引导至正面解决问题及未来导向的谈话。

2. 转变问句

这种是效用性很高的短焦技术，主要是以"可以做什么让问题不再继续下去"这样的问句，取代"问题发生的原因是什么"，即以探究此时此刻可以做些什么的问句，取代探讨过去原因的问句。由于专注于问题解决的过程，而非探索原因的历程，所以有可能在不探究问题原因的情况下，就成功地解决了问题。"了解原因"在短焦技术中不一定是必要的，重要的是"解决"的过程。

3. 例外问句

这种技术相信任何问题都有例外，来访员工有能力解决自己的问题，咨询师要协助来访者找出例外，让来访者看到自己的能力和资源，获得解决问题的可能。当来访者叙述自己深陷于抑郁情绪无法自拔时，咨询师经由来访者的叙述发现，其内在精神是找到例外的可能，也就是"何时抑郁不会发生"或者"何时抑郁会少一些"。通过研究来访者采取何种行为会使得例外情境发生，并增加例外情境的发生，使这些小小的例外情景成为改变的开始，逐步发展成为更多的改变。

4. 奇迹问句

这种技术经常会使用一些奇迹式问句，鼓励来访员工发现解决问题的方向。例如：咨询师会使用假设问句："如果有一天，你醒来后有一个奇迹发生了，问题解决了（或者是'你看到问题正在解决中'），你如何得知？是否有什么事情变得不一样了？"或者使用水晶球式的问句："如果在你面前有一个水晶球，可以看到你的未来（或是'可以看到你美好的未来'），你猜可以看到什么？"这些面谈的言语技巧，可以帮助来访者找到属于自己的解决方法。

奇迹式问句是专注未来导向的，引导来访员工去看当他的问题不再是问题时的生活景象，将来访员工的焦点从现在和过去的问题转移到一个比较满意的生活，这样使心理咨询和治疗更富有正向引导和激励性，鼓励来访者深入澄清自己的价值、构建生活的意义。这种方式比直接鸡汤式地灌输一些正能量更为深刻，更易于接受。

5. 刻度问句

刻度问句协助来访员工将抽象的概念以比较具体或以数值的方式加以描述。在焦点解决短期疗法中常用的刻度问句是 0 到 10 的刻度量表，10 代表所有的目标都实现，而 0 代表最坏的可能性，如表 2.4（第 108 页）中分数及对应的探讨内容。借助刻度问句可以帮助来访员工看到自己已经做了什么，下一步做什么，最终目标在哪里。

（注：组织员工健康管理六维模型中有关"沟通"维度的具体解析，请见本书第二篇第三章"二、平等互信的沟通"。）

三、"管理"维度工具集

（一）管理理念——刚柔并济，差异管理

差异化管理，指的是柔性管理方法上的差异，指的是在刚性规则的基础上，管理者需要针对不同人群运用柔性的、个性化的管理策略、心理策略，来调动员工内驱力、提升个体及协作绩效，增强管理行为的有效性，

进而实现组织目标的管理方式。总的来说包含以下两项：

1. 管理者人际技能的开发

作为管理者，需要在组织中发挥计划、组织、领导、控制四种职能，其中领导职能包含了指导、协调等工作。当管理者激励下属，指导别人的活动，选择最有效的沟通渠道并解决成员之间的冲突时，他们就是在履行领导的职能。

在履行领导职能时，管理者为了成功实现企业目标，需要具备三种技能：技术技能、人际技能、概念技能。现今组织，越来越多的技术与专业能力优异者被提拔为基中层管理者时，仍缺乏人际技能（无论独自一人还是在群体中理解他人、与他人沟通、激励他人、支持他人的能力）、概念技能（足够的心智能力去分析和判断复杂情况的能力）。管理者也呈现日益年轻化的趋势，他们并未意识到人际技能对自身的重要性。在管理过程中，频频出现不善于倾听、难以理解别人的需要、不懂得如何处理冲突等问题。加之自我意识强烈的"90后""00后"新生代员工成为劳动者的主力军，这种人际技能的职能就更显得重要了。

2. 管理者管理策略的调整

作为管理者，也是一个完整的、特殊的个体，有时候也会出错，也会有情绪，管理尺度的把握不易。如何处理好情绪、引领好员工，是一门很深的学问。目前来看，运营一分公司的员工越来越趋向年轻化，有关新生代员工的争议也逐渐增多，然而迄今为止员工管理常存在一个误区，以掌握话语权的"70后""80后"为坐标，考察年轻一代的问题与特色，企图"改变他们""引导他们"。然而事实上，新生代员工管理的核心在于：把年轻员工管理看作一个代际合作，理解管理者与新生代员工的冲突之源，理解他们在日常工作中的心态、处境与行为方式。这将会是改善企业新生代员工管理的核心所在。

（二）差异化管理工具

1. 情境领导模型

情境领导理论由行为学家保罗·赫塞博士和肯尼思·布兰查德提出，

赫塞和布兰查德认为，领导者的领导方式，应同下属员工的成熟程度相适应，在下属员工渐趋成熟时，领导者依据下属的成熟水平选择正确的领导风格取得成功。此模型的关键就在于如何使领导者的领导方式或风格与下属员工的成熟程度相适应。

如图 2.31（第 143 页）所示，模式使用两个领导维度：任务行为和关系行为。每一维度有高有低，从而组合成以下四种具体的领导风格：

①指导式（高工作—低关系），领导者定义角色，告诉下属应该干什么、怎么干以及何时何地去干。

②教练式（高工作—高关系），领导者同时提供指导性的行为与支持性的行为。

③支持式（低工作—高关系），领导者与下属共同决策。领导者的主要角色是提供便利条件与沟通。

④授权式（低工作—低关系），领导者提供极少的指导或支持。

下属的成熟度由低到高设定为四个阶段：

D1：当一名员工刚投入工作时，一般来说，工作热情高，但经验不足，工作能力偏低，对这样的人，我们称之为"热情"的初始者。

D2：当一名员工投入工作之后，经过一段时间，对环境开始有所认识，逐步适应，工作能力也有所提高，但初始"三把火"的工作热情亦已降温，对这样的人，我们称之为"梦醒"的工作者。

D3：当一名员工投入工作已积累相当的经验时，工作能力比一般水准要高，但对环境习以为常，工作意愿时好时差。这种人，我们称之为"勉强"的贡献者。

D4：当一名员工步入稳定发展时期，认识到工作与自身的价值，工作态度积极、热情，工作能力增强，经验丰富，能够竭尽全力工作，对于这类人，我们称之为"成熟"的表现者。

那么在实际的管理工作中，应该如何运用这一模型呢？简单来说，就是可以根据员工的成熟度来选择可以使用的管理行为。

以新入职的应届毕业生为例，成熟度一般属于 D1，热情高涨、能力不高、经验不足，这时管理者可以指导工作，一个命令触发一个行为的引导工作。

员工到达 D2 阶段，能力技能有所提高，但是工作积极性有所下降。那么，管理者可以用教练式的管理行为，一方面发布命令，严格控制，但另一方面，支持程度也很高，倾听员工的意见，鼓励他们自觉行动，就像一位好"教练"一样，在严格要求的同时会给予帮助，也要对好的行为给予赞扬。

员工到达 D3 阶段，能力技能都达到了比较高的水平，也已经融入团队，并拥有经验，然而可能会出现职业倦怠、工作积极性不稳定的情况，那么管理者可以运用支持式的管理行为，问题由管理者提出，决策由员工负责，如果决策没有问题，直接执行；如果有问题，采取另一种可以让员工再作进一步思考的方式，让员工自己制订出较佳的解决方案。

员工到达 D4 阶段，就是最佳状态时，管理者就要懂得授权，采取"无为而治"的态度。

情境领导模型有别于传统领导的特质理论，不只重视管理者自身行为能力的修炼，还强调管理者需要因人而异、因材施教。与前文提到的个体差异（需求与动机、气质和性格）以及岗位特点的分析的着眼点不谋而合。

2. MBTI 职业性格测试

职业性格是员工在自身固有人格的基础上，经过职场经历的影响，以及自身的选择性发展，形成的相对稳定的处理工作时的思维、决策和行为特点。职业性格与本人的人格特点高度相关，但又具有职业发展所带来的影响。MBTI 迈尔斯—布里格斯类型指标是国际上最为流行的职业人格评估工具。

MBTI 是一种迫选型、自我报告式的性格评估测验。测验结果反映了人格的四个关键维度：

精神能量的指向——内向（I）与外向（E）。

信息获取方式——感觉（S）与直觉（N）。

决策方式——思考（T）与情感（F）。

应对外部世界的方式——判断（J）与知觉（P）。

测试后，我们可了解到自身在这四个维度上的偏好，四个偏好加以组合，就形成了自己的人格类型，它反映了个人在一系列心理过程和行为方式上的特点，也可以解释为什么不同的人对不同的事物感兴趣、擅长不同的工作，以及人们为什么有时不能互相理解。

MBTI 职业性格测试的启发：

①了解自己、同事的职业性格与行事风格。

MBTI 职业性格测试结果中间两个字母（比如大 C 是 INTJ，其中 N 和 T）分别代表接受信息的方式和决策依据，依据这两个维度划分出四种职业性格，分别是绿色 NF 型、蓝色 NT 型、黄色 SF 型、橙色 ST 型。

不同颜色的职业性格人群会表现出不同的特征：

绿色 NF 型的人又被称为培养型、文艺型，这类人很关注周围人的感受，有才情，善于表达。作为 NF 型的领导者，应能够匹配特点让员工发挥所长。如前文所提到的小吕，此类人群做事很看重背后的意义感，易好高骛远，不易脚踏实地做好基础工作，动力缺乏可能是他的痛点，易有抑郁倾向。如果你的下属是这类绿色人群，发布任务指令时需要向他表达任务背后的意义感。

蓝色 NT 型的人又被称为展望型、思维型，他们善于思考全局，战略长远有想法，经常能提出创设性的看法和建议。如前文所提到的小兰，由于本身工作效率高，易看不惯他人做事的低效率，在工作中几乎无人与之匹敌，甚至会在团队内显得很孤僻。如果你的下属是这类蓝色人群，需要向他描述具象的、有意义的愿景，并尽可能充分授权于他，信任他。

黄色 SF 型的人又被称为包容型、人际型，他们注重团队人际关系的维护，对别人的感受很敏锐。如前文所提到的小黄，他有可能因为团队有一些协作不利而困惑，因情绪管理不够到位而影响任务的完成。如果你的下属是这类黄色人群，需要把更多目光投向他，他比较在乎人际关系，所以你需要与他多多沟通来消除人际误会。

橙色 ST 型的人又被称为指导型、事务型，这类人群在工作中一丝不苟，很实干投入。如前文所提到的小洪，做事情一板一眼，很听从规则，也能做好电客车司机的工作，但是任务导向性格的人不易关注他人的情绪，工作处理过程易过于急躁、脾气不好。如果您的下属是这类橙色人群，需要将一些程式化的、规则化的具体工作分配给他，并给予过程性的辅导，而不能仅仅描述任务的目标是怎样的。

②积极运用性格优势。

MBTI 职业性格特征中中间两个字母分别为 S 或 N，T 或 F。

感觉（S）型的人会对环境提出准确的信息，并且记住他人所遗忘或忽略的事实。

直觉（N）型的人有很多克服困难的主意，并且能够提出新的方法。

思考（T）型的人对原则会提出疑问，并且能够迅速质疑没有根据的假设，能够预测可能出现的错误，指出缺陷和破绽，最终让人们回到出现分歧的地方。

情感（F）型的人关心的是和谐，当出现了严重的分歧，他们会寻求折中平衡，以保留每一个人最珍视的价值。

（三）适时思考"何谓恰当的管理"

1. 恰当的管理，需要跟随情境的变化

当具体任务、团队成员、组织方向等元素有所变化时，需要弹性应用，但无外乎以下几条管理原则：

①沟通反馈，提供指导。

②充分授权，给予支持。

③关注下属，表扬努力。

④成就导向，聚焦重点。

⑤善于倾听，鼓励分享。

⑥规划生涯，提供发展。

⑦分享愿景，遇繁就简。

⑧持续激励，同行成长。

⑨其他（请你写下你觉得可行的管理方法）：＿＿＿＿＿＿＿＿

2. 你在管理中是否存在偏见？

管理者常常有以下偏见或错误，影响决策：

①过于自信：对自己做出决策的能力过于自信。

②锚定性启示偏差：把最初得到的信息作为最终决定的基础。

③证实偏见：只使用支持现有决策的事实。

④易得性启示偏差：只使用已有的、固定的信息。

⑤代表性启示偏差：通过把事情放入已设定的范围，只使用支持现有决策的事实来评估事情发生的可能性。

⑥承诺升级：即使有信息表明该决策是错误的，也会坚持有个决策。

⑦随机错误：对一些随机事件赋予特殊的意义，并在决策中受到这些随机事件的影响。

⑧赢家诅咒：在事情结果已知的情况下，错误地相信能有效地预测事情的发展。

因此，对管理者个体来说，要消除以上偏见，需要建立理想决策模型，达到最优结果。

理想决策过程为：识别问题→确定决策标准→分配标准权重→拟定备选方案→评估方案→选择方案→实施方案。

（注：组织员工健康管理六维模型中有关"管理"维度的具体解析，请见本书第二篇第三章"三、刚柔并济的管理"。）

四、"团队"维度工具集

（一）如何避免团队合作带来的负面影响

1. 个体视角

作为各级员工，我们可以：

(1) 提高自我认知水平

从个体层面来说，员工首先应该提高自我认知水平。在依据他人对自己的态度进行评价的同时，通过比较来认识、分析自己的心理活动和行为认识，从而评价自己，而且进行必不可少的自我控制强化，要意识到社会的要求，并力求使自己的行动符合社会要求的准则及自我的控制动机。

(2) 积极接纳负面的无意识行为

在处于事件中心时，可能感受不到无意识行为例如社会惰化以及群体思维对自身的影响，所以在事后应当适时进行自我反思，并正视它们的存在。我们在始终坚信积极思想的同时也要承认自身消极思想的存在，但是消极的存在也是正常与合理的，我们应该关注与接纳它们，只有这样才可以使我们的意识与无意识更好地相结合，进行良好的互动。我们可以利用积极想象和沙盘游戏，让意识直接深入集体无意识并与之展开对话，对其进行悦纳。

(3) 不断自我完善

员工需要不断地进行自我完善。就如柏拉图所说："最先和最后的胜利是征服自我，只有科学地认识自我，正确地设计自我，严格地管理自我，才能站在历史潮头开创崭新的人生。"在发现可能存在的问题之后，应不断地对自己进行改进，从而建立更好的个体意识。只有自身强大，才能不惧负面影响对自身的侵害，从而使团队变得越发强大。

2. 管理视角

作为各级管理者，我们可以采取以下措施尽量弱化社会惰化以及群体思维。

(1) 监控群体规模

可以监控群体规模，因为随着群体规模的增加，个体的责任感便会越发分散。尽管没有一个准确的数字可以作为带来社会惰化与群体思维的成员分水岭，但是当群体超过 10 人时，这两者的可能性会大大增加。

(2) 明确目标与任务

对待社会惰化的情况，管理者可以给予团队成员明确的目标与任务，并且开展同事间的评估,从而削减其带来的负面影响。

(3) 积极听取意见

对于群体思维现象来说,群体的领导者应该积极地听取所有成员的意见,避免在讨论的初期只表达自己的想法。

(4) 委任质疑者,提出不同观点

可以任命一名群体成员作为提问者,对多数成员达成一致的观点提出公开的质疑,并积极主动提出不同的观点。管理者可以让成员积极讨论各种大相径庭的备选方案。例如可以让群体成员讨论一项决策延迟可能会带来的效果,关注每一项决策所可能包含的危险或风险,从而做出更加客观的评估。或者运用名义小组技术决策时的讨论方法,让群体成员正式参加会议,同时不限制个人的独立思考,用较小的成本获得大量的想法。

(二) 增强群体凝聚力的方法

什么是群体凝聚力?它包括人际吸引力、任务忠诚度以及群体自豪感。不同的群体具有不同程度的凝聚力。凝聚力指的是成员之间相互吸引,以及愿意留在该群体中的程度。有研究表明,群体凝聚力越强,越可能引发高工作绩效。凝聚力强与高满意度和低压力也存在相关关系。

例如在电客车司机的团队合作中,当他与调度员、行车值班员三者之间配合默契,调度员及时给出精准的指令,行车值班员仔细观察关门情况,久而久之在进行了多次的重复后,这样高度的互动会使群体成员紧密地团结在一起,群体的凝聚力也就会增强,从而提高了工作的效率以及满意度。原本只是因为外在因素(工作需要)走到一起的人们,渐渐开始因为自身的内在因素(工作成就感)而凝聚在一起,并且渐渐愿意留在这样一个群体之中。

第一,缩小群体规模。这样可以减少责任分散而导致前文提到的社会惰化的可能。

第二,增加群体成员在一起的时间。这里就可以用到"曝光效应",指的是在我们对一个人没有恶劣印象的前提下,与他接触得越多,我们就会越喜欢这个人,所以让成员之间多接触是很好的选择。

第三，提高群体的地位。让人们认为成为该群体的成员并不容易，群体中每一个人的价值感都可以得到提升。

第四，鼓励与其他群体的竞争。群体间的竞争机制会促进双方相互学习，寻找更好的方式提升自己所在的群体，使整体能够更好地发展。

此外，作为管理者，用 EAP 积极心理学视角看待人与事，多运用一些增进团队正向行为的言语和行动也特别重要。

积极心理学是研究人的幸福与优势的心理学科。其发展打破了延续百年的以"精神分析、行为主义和认知心理学为统治的"心理学形势。不再重点关注人心理与行为中消极的一面，而是重点探究如何帮助普通人生活得更充实、幸福，以及研究个人潜能的发挥。在企业中利用好积极心理学的相关理论，对于营造和谐互助的团队有正向的促进作用。

（1）积极暗示

暗示效应指在无对抗的条件下，用含蓄、抽象诱导的间接方法对人们的心理和行为产生影响，从而促使人们按照暗示者所指引的方向行动或者思考。暗示效应可以是自己对自己施加，而更多的情况是他人给予的暗示，使人们受到不同假设的影响形成不同的看法与信念，最终导致个体做出不同的选择与行为。消极的心理暗示会打压本身对于完成事件的信念以及自信心，不自觉的自我贬低以及冲突矛盾感都容易造成情绪的失调，从而使人无法集中注意力专心克服面前的困难。而积极暗示则不同，它就像我们精神能源的补给站，使人们精神愉悦，充满自信，从而获得更加良好的归因方式。它解放人、激活人体潜能，给人改变困境的力量，从而创造成功。因此我们要善于为自己创造出积极的暗示，同时乐于接受来自他人的积极的心理暗示。在企业中，管理人员对员工的积极暗示就显得十分重要，它对于在无形中营造出一个有利于团队发展的氛围起到至关重要的作用。一个肯定的眼神、一个竖起的大拇指、在员工顺利完成任务时拍拍他的肩膀等，这些细微的举动会表达出管理人员对于员工的欣赏与肯定。

（2）正向激励

激励是激发人们的动机和内在动力，提高人们的精神状态，使其向着预期目标而努力的过程。为了使团队变得更加和谐互助，管理者通过语言行为上的激励，同时对资源进行合理调配，从而调动员工的工作积极性，发挥出员工自身的潜能，实现企业的发展目标。语言上的激励如"我们可以在规定时间内完成这个目标""我有能力去独自解决这个问题"是必不可少的。

（3）期待效应

期待效应也称皮格马利翁效应，指的是由于他人的期待或预言，使人们的行为趋同于这一期待或预言的心理现象。美国心理学教授罗森塔尔在一所公立大学随机抽取了几位同学，让老师告诉他们"非常有前途"，一年之后，这几名学生居然表现得都非常出色。是什么让普通的学生有如此大的改变，正是老师的鼓励与期待。因此积极的期待会给人以正能量，促使人努力改变自我、完善自我。在企业中也应该多合理运用期待效应，在赞美、信任与期待中，员工可以获得社会支持感，从而获得一种向上的动力，努力达到管理者与组织的期待。

（注：组织员工健康管理六维模型中有关"团队"维度的具体解析，请见本书第二篇第三章"四、和谐互助的团队"。）

五、"支持"维度工具集

（一）为什么要寻求亲友组织的支持

1. 社会支持影响个体控制感，降低工作家庭冲突

社会支持可以通过影响个体控制感，降低工作家庭冲突。心理学家Bakker和Demerouti指出，员工感受到的与工作压力相关的风险因素分为两类：一是工作需求，二是工作资源。工作需求会引发员工的能量耗竭过程，引起工作紧张；而工作资源不仅可以作为因变量引发员工潜在的动机，也可以作为调节变量缓解工作需求导致的能量耗竭过程。工作资源的调节作用也会因资源类型的不同而有所区别，例如，社会支持能够在工作需求和工作紧张间起调节作用，原因在于它能够直接帮助员工完成任务，从而降低工作需求对工作紧张的影响。已有研究证明，来自同事的社会支持正是通过帮助员

工按时完成工作任务,而有效地降低了工作负荷对工作紧张的影响。

2. *组织家庭共支持,生活工作齐促进*

组织支持主要包括正式制度、工作氛围和主管支持三个方面。组织对工作家庭的正式制度支持主要包括政策和福利服务两个方面。政策是指提供灵活工作安排,包括自由时间、家庭办公或工作分享。福利服务包括较广范围的低成本替代选择支持,例如,无薪休假和带薪休假等。工作氛围是员工对组织运行方式的感知。如果工作氛围中表现出组织对员工家庭关心的态度,则来自组织的这种社会支持会促进员工个体对工作和家庭两种角色的耦合。员工对组织支持的感知实际上是通过对来自领导、同事支持的感知实现的,领导、同事对家庭的支持可以使员工感受到更高的社会支持,这可以提高员工对工作和家庭责任感的控制,降低工作—家庭消极压力的产生。比如,工会慰问群众的工作,是给予特殊时期员工的重要支持,包括经济与精神援助,它能给被慰问员工以欣慰的感受。同样,当 EAP 遇到保密例外的情况(当事人有清晰的蓄意威胁或立刻伤害他人或自身,并在我们确认有严重风险的情况下;涉及违法的家庭暴力;当事人涉及司法程序而在法庭要求的情况下),也需要借助慰问的形式促使企业领导与员工直系亲属进行交流,从亲属好友的角度切入,帮助员工理解 EAP 的作用,从而接受 EAP 的帮助。

在家庭支持方面,家人的鼓励和理解等支持行为能够缓解员工来自家庭的压力,从而降低工作家庭冲突。家庭支持包括工具性协助、情感关心、信息和评价功能等。在来自家庭的社会支持不足的情况下,个体感受的压力会引起在同一组织系统中另一个体的压力的共鸣,从而具有扩散效应,但家庭支持则可以缓解这种交互作用。例如,来自丈夫的社会支持能够减轻妻子的工作压力和工作家庭冲突;来自妻子的社会支持也能够缓解丈夫的家庭压力和工作家庭冲突。

(二) 危机的识别与评估

1. 风险识别

存在心理危机倾向与处于心理危机状态的员工是我们各级部门负责人

和企业危机干预专员重点关注与干预的对象。存在心理危机一般是指员工受到重大生活、工作事件或突发性事件的影响，情绪剧烈波动或认知、躯体、行为等方面有较大改变，且用平常解决问题的方法暂时难以应对或无法应对的状况。

（1）高危个体

对存在下列因素之一的员工，应作为心理危机干预的高危个体予以特别关注：

①情绪低落抑郁者（超过半个月）。

②过去曾有自杀企图或行为者。

③存在诸如工作压力大、躯体疾病、家庭变故、人际冲突等明显的事件压力或突遭重挫者。

④家庭亲友中有自杀史或自杀倾向者。

⑤性格有明显缺陷者。

⑥长期有睡眠障碍者。

⑦有强烈的罪恶感，缺陷感或不安全感者。

⑧感到社会支持系统长期缺乏或丧失者。

⑨有明显的精神障碍者。

⑩存在明显的攻击性行为或暴力倾向，或其他可能对自身、他人、企业、社会造成危害者。

（2）警示信号

对近期发出下列警示信号的员工，应作为心理危机的重点干预对象及时进行危机评估与干预：

①谈论过自杀并考虑过自杀方法，包括在信件、日记、朋友圈、同事圈等只言片语中流露死亡的念头者。

②不明原因突然给同事、朋友或家人送礼物、请客、赔礼道歉、述说告别的话等行为明显改变者。

③情绪突然明显异常者，如特别烦躁、高度焦虑、恐惧、易感情冲动、或情绪低落、或情绪从低落变为平静、或饮食睡眠受到严重影响等。

2. 危机评估

如表2.8（第201页）所示，分别从1~10分对情感、认知、行为三项给予评分，并对第三项评分求和。

（三）企业危机干预流程及图示（见图3.14）

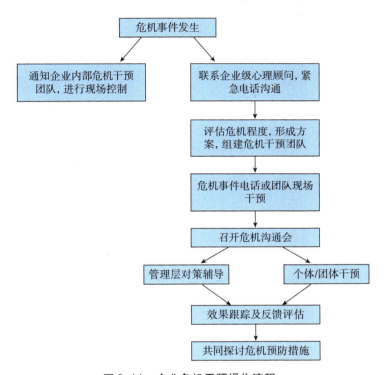

图3.14　企业危机干预操作流程

（注：组织员工健康管理六维模型中有关"支持"维度的具体解析，请见本书第二篇第三章"五、朋辈家庭的支持"。）

六、"体魄"维度工具集

（一）相关病征与情绪的关系

情绪与人的病征也有一定联系。情绪有正面作用，也有负面作用。中医上说，强烈的情绪刺激或积压的情绪会影响气血的正常运行，产生定向与定位反应，最终作用于身体的相应部位，形成病变。身体不同部位疾病所对应的部分情绪，如下所示：

高血压：盼望好结果，但事与愿违，产生的后悔、委屈、紧张、害怕、担心、恐惧等情绪。

脑血栓：爱生气、爱激动、爱较劲，看不上、看不起、看不惯别人做的事情，认为自己的观点是对的，产生愤怒、怨恨、生气等情绪。

颈椎病：看不惯或看不起父母、领导、权威、老师等比自己有能力的人并与之较劲等情绪。

甲状腺：与同辈人，如亲人、爱人、闺蜜有委屈、窝囊、生闷气、压抑等情绪。

糖尿病：有想控制局面、控制进程、控制下滑等想法，所产生的着急心切、焦虑不堪、烦躁、恐慌、委屈、生气等情绪。

心绞痛：盼望着好的结果，在处理事务当中带有的急、气、恨、怕、怨、恐惧、不爱自己、不能原谅自己与他人、争强好胜、不能容人等情绪。

冠心病：在处理人、事、物的过程中，不合理、不公平所产生的气、急、恨、亢奋、想不通、生气、怨恨、后悔、愤怒等情绪。

白血病：与钱有关的内疚、恐惧、害怕、焦虑，做过与钱有关的对不起、坑害、陷害、欺骗、欺诈等事情，有觉得钱花多了、不该花的多花了、花了冤枉钱等情绪。

胆结石：为"对与错"过分较劲并总认为自己的观念正确，总是坚持自己的想法、观点，与对方较劲等情绪。

哮喘：大多来自幼年，父母对孩子管教严厉，孩子因被爱窒息、限制、压抑住自己，不哭泣，不能正常表达自己的观点、想法而产生的情绪。

肺部：对未来前途、命运、事业、财富、家庭等产生的担忧、忧伤、紧张、悲伤、保护、害怕、无助、想不开、被限制、被压抑、有话说不出来、无法表达或不能表达等情绪。

痛风：与钱有关的对于前途的担心、焦虑、恐惧、不知所措、拿不定主意、被卡住等情绪。

肝炎：出于好心，为得到好的结果去做事，结果失败、上当受骗、别人不理解，产生愤怒、窝囊、委屈、冤枉、急、气、恨、怕等情绪。

腰椎：对某些重大事件难以承受，或有自己承担很多家庭、事业和他人的重担却没有得到别人认可等情绪。

胃痛：对某些人、事、物、生活、工作、事业、经济压力不能接受，不愿接受，接受不了，产生的怨、恨、怒、悔等情绪。

肾病：对以前选择的人、事、物担心、后怕、后悔，两性之间感情关系所产生的埋怨、委屈、愤怒、担忧、后悔、怨恨，还有因情感而产生不想让其他人知道的隐私而产生的情绪。

乳腺增生：因情感而产生的委屈、自责、焦虑、失落、怨恨；在教育孩子的过程中，总是期望过高、求全责备、失望不满等情绪。

子宫肌瘤：与母亲的关系问题、与丈夫的情感问题、对孩子的担忧、与房子有关等情绪。

肿瘤：曾经因生活状况有过轻生的想法，说过"死了算了""活着还不如死"；生活中遇到压抑、悔恨、冤枉、难过去的事情；对别人给予自己的伤害恨对方，不能原谅对方，也不能原谅自己，不爱自己、委屈自己，内疚、悔恨、后怕等情绪。

不同疾病与情绪的对应关系，既来自中医理论的基本判断，更是大量实践案例积累经验所得。精准掌握这种对应关系，当面对疾病的时候，我们就能够迅速而准确地定位到患者潜在的情绪问题，运用"情志疗法"引导其讲出情绪产生的情景，进行有针对性的情绪释放，快速、有效地改善身体状况。

（二）如何保持身心健康

1. 预防——主观认识到身心健康的重要性

①减少认识上的盲区和误区。

②排除情绪上的防御、低效能感、无奈感。

③降低行为上的放任、功利性、惰性。

2. 改善——保持健康生活方式

①保持饮食健康，杜绝成瘾行为（烟酒）。

②预见高风险行为的非健康后果。

③改变视角，换个角度看世界。

3. 治疗——身心治疗密不可分

①及时就医，生理心理双管齐下。

②找到适合自己的运动项目。

4. 维持——爱与感恩的泛式关怀

心怀感恩，尊重生命。心理学著作《心理学与生活》中描述了达到个人最佳健康状态的10个步骤：

①有规律地进行锻炼。

②营养饮食，膳食平衡（多吃蔬菜、水果和谷物以及低脂肪和低热量食物）。

③维持适当体重。

④每晚睡眠7~8小时；每天休息或放松。

⑤系好安全带，驾驶摩托戴头盔。

⑥不吸烟，不吸毒。

⑦适度饮酒。

⑧有保护、安全的性行为。

⑨定期的健康/牙科检查；采用医学养生法。

⑩保持乐观态度和发展友谊。

（注：组织员工健康管理六维模型中有关"体魄"维度的具体解析，请见本书第二篇第三章"六、健康向上的体魄"。）

（何萍）

第四篇

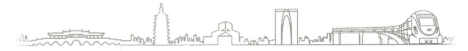

案例与应对

第一章　工作场景

大多数人一生近三四十年每天有 1/3 的时间是在工作场所度过的。从走出校门进入职场，我们的身份角色、认知水平、经验经历、能力水平等也随着时间的推移发生变化。回头看看最初那个稚嫩的自己，是否知道未来的自己会走到哪里，变成什么样子，做什么职业？是否能在工作场所中感受到成就感，是否遇到挫折，是如何从挫折中蜕变的？

一般来说，在工作场合，我们会遇到一些问题，比如工作中的职业发展问题、压力问题、情绪问题、人际问题、环境问题、适应问题、公司的管理制度等问题。

◆职业发展问题：对自己的职业定位是否明确，现状和期待之间的落差有多大，公司是否有成熟的职业发展计划，晋升通道是否通畅、公平公开透明，在工作中是如何自我提升的，如果职业发展受阻，习惯采用的应对措施是什么？

◆工作中的压力问题：比如工作时间长、任务重、加班多，绩效指标过高，经常出差，工作危险性高，工作中受到的指责否定多于获得的认可和尊重，竞争激烈等都会给我们带来工作压力。

◆工作中的情绪问题：我们在这个工作场合是否能够感受到愉悦，是否对组织感到满意，是否对岗位、领导、薪资福利待遇及组织氛围感到满意，如果不满意，我们就会存在这样那样的负面情绪感受，从而影响工作效率和表现。

◆工作中的人际问题：我们生活在世，无法避免要和他人产生交集，我们和组织、和组织中的人，甚至和我们的工作任务等，都发生密切的联系，和直接领导的关系、和其他部门同事的关系、和本部门同事的关系、和下属的关系，甚至是和外部相关客户或供应商的关系是平衡和谐的，还是失衡失调的呢？

◆工作中的环境问题：有些企业环境好，安全度高，无污染、无风险，组织氛围好；有些企业办公环境简陋，工作噪声或者危险性高，比如电力企业的某些部门和轨道交通的某些部门，组织氛围紧张。

◆适应及公司管理制度的问题：员工适应工作的速度和能力，适应组织变革的方面，甚至是更换部门带来的一些不适感受，公司的管理制度是复杂的还是简单的，职责是清晰的还是模糊的，考评制度是否合理，是否重视员工个人发展等方面的问题。

在本章中，我们将呈现两个案例：一个关于人际沟通，另一个关于情绪压力。

（注：以下所有案例都进行了保密处理，综合了热点话题、影视案例、公开案例，请勿对号入座。）

一、人际沟通

人际沟通具有心理上、社会性和决策上的功能，和我们生活的层面息息相关。心理上，人们为了满足社会性需求和维持自我感觉而沟通；社会性方面，人们为了发展和维持关系而沟通；在决策中，人们为了分享资讯和影响他人而沟通。

【个案呈现】

小A，年龄26岁，入职四年。主诉在工作中总是遇到别人的求助而无法拒绝，明明那些工作不是自己的，做吧，觉得自己很忙很累，而实际让自己帮忙的人看起来很清闲，倒是把自己弄得很忙；不做吧，又感觉哪里不对劲，感觉"我不做"总是说不出口，就这样一直忍着，感觉很难受。小A觉得主要原因是自己的性格不好，所以希望通过咨询达成性格改变的目的。另外，总觉得自己不够强大，不管是在工作方面还是生活方面，包括交朋友方面，都不够强大。但又不敢表达自己的观点，不敢去反抗，自我感觉偏讨好型人格。

【案例分析】

在会谈初始阶段，来访者讲述了自己的早年经历，其成长过程并非一帆风顺。父母亲对来访者的教养方式是专制型——你应该要这样做。你必须要那样做。来访者性格偏内倾，于是通过不断地讨好父母、满足父母的要求，从而获得他们的认可："这才是我的乖女儿。"这种认可让来访者感受到只有不断付出，才能得到父母亲的爱和在乎，为了得到爱，自己辛苦一点还是值得的。

深入了解到这些后，我们可以发现在工作场景中，来访者的人际关系似乎也存在类似的情形，每次帮助同事后，都会获得同事的赞赏和感谢，这种需要感会让自己感觉到自己的存在是有价值的，是被别人重视的。然而，当来访者自身的疲惫感超过一定的限度，并且当发现自己的付出有"被利用"的感觉的时候，来访者原有的心理平衡被打破，怀疑是不是自己的性格有问题，不知道采取什么方法改变现状，只能寄希望于改变自己的性格来改变境遇，其他好像什么也做不了。

来访者在人际沟通方面的应对是比较薄弱的，有时候通过躲开来避免额外加出来的事情，希望改变性格，却发现改变性格似乎也很难，不知道用什么方法才能做到这一点，内心很纠结。一边是内疚感，一边是委屈感，以至于晚上也睡不着，白天感觉迷迷糊糊的。

咨询师协助澄清目标，性格之所以成为性格，是通过长期的习惯养成的，改变不是一朝一夕就能发生的，重新聚焦来访者的目标，期望通过一些努力找到2~3个合适的沟通方法，适当拒绝后，既能让自己好受一些，也能让别人不讨厌自己的方法。

【咨询师建议】

重新建立可执行目标后，来访者有了一些动力，咨询师给出以下建议：

建议一：改善睡眠。让来访者回顾过去，睡眠好的时候和不好的时候，对待类似压力的时候，是不是有不一样的情绪感受。来访者能够体会到，睡眠好、精神状态好的时候，自己的忍耐力更强一点。那么怎么才能睡好觉呢？先把改变性格的事放一边，睡前可以通过舒缓音乐放松身心，也可以洗个热水澡，或者用热水泡个脚，大约20分钟；也可以尝试使用薰衣草精油帮助自己睡前镇静放松，这些方法可以交替使用。

建议二：信念重构练习。使用理性情绪ABC疗法，来访者深受困扰但不能拒绝的这个事件A，导致的结果是自己身心疲惫C，原因是来访者的信念认为"如果拒绝别人，别人就会讨厌我（B1）"。咨询师与来访者的讨论如下："如果你请别人帮忙做事的时候，别人拒绝过你吗？""拒绝过。""你的感受是什么？""有点难过。""那你会讨厌别人吗？""不会。""为什么？""因为，这也不是什么大不了的事。""那你拒绝别人，好像就会被别人讨厌，为什么感觉拒绝会导致很严重的后果呢？""好像也不会哦。""那么，你拒绝别人后，别人会怎么样呢？""别人也可以自己做，但并不会讨厌我（B2）。""那拒绝的结果是什么？""我可能没那么累了！"通过循环提问，不断找到B3、B4……帮助来访者从更灵活的视角看问题。

建议三：友好表达练习。"我+感受词汇……所以……"如"很抱歉，我今天很累了，所以这件事你是否可以找其他人帮忙，谢谢！"

【工具与理论】

1. 家庭教养方式

每个家庭都有自己个性化的教养方式。早在1978年，美国心理学家戴安娜·鲍姆林德提出了家庭教养方式的两个维度，即要求性和反应性。要求性指的是家长是否对孩子的行为建立适当的标准，并坚持要求孩子去达到这些标准。反应性指的是对孩子和蔼接受的程度及对孩子需求的敏感程度。根据这两个维度，可以把教养方式分为权威型、专制型、溺爱型和忽视型四种。

权威型是对孩子最有利的一种教养方式。他们会给孩子提出合理的要求，并对孩子的行为进行适当的限制。与此同时，他们会表现出对孩子的爱，并认真听取孩子的想法。在这种教养方式下长大的孩子有很强的自信和较好的自我控制能力，并且会比较乐观、积极。

专制型的家长要求孩子无条件服从自己。在这种教养方式下长大的孩子会较多地表现出焦虑、退缩等负面情绪和行为，但他们在学校中可能会有较好表现，比较听话、守纪律。

放纵型的家长对孩子则表现出很多的爱与期待，但是很少对孩子提要求或者对其行为进行控制。在这种教养方式下长大的孩子容易表现得很不成熟且自我控制能力差。

忽视型的家长对孩子不很关心。对于孩子，他们一般只是提供食宿和衣物等物质，而不会在精神上提供支持。在这种教养方式下长大的孩子很容易出现适应障碍，他们的适应能力和自我控制能力往往较差。

2. 薰衣草的镇静催眠作用

薰衣草精油主要应用于芳香疗法或按摩方面。在国外，1993年，爱尔兰的Tullamore在Genoral医院把从罗勒、刺柏、薰衣草和甜牛至属植物中提取来的挥发油混合用于改善老年人的睡眠。1995年，Graham也对此做了尝试，目的是减少患者的睡眠干扰，使其快速入睡。在与挥发油雾化治疗联用两个星期后，自述晚上睡眠良好的患者数显著增加，晚上睡眠时需要周围环境特别安静的患者数显著减少。在新疆，很多医院用薰衣草全草制剂来治疗神经衰弱和失眠。

3. 理性情绪ABC疗法

理性情绪ABC理论是由美国心理学家埃利斯创建的理论，是认为激发事件A（Activating event）只是引发情绪和行为后果C（Consequence）的间接原因，而引起C的直接原因则是个体对激发事件A的认知和评价而产生的信念B，即人的消极情绪和行为障碍结果（C），不是由于某一激发事件（A）直接引发的，而是由于经受这一事件的个体对它不正确的认知和评价所产生的错误信念（B）所直接引起。错误信念也称为非理性信念。A指事情的前因，C指事情的后果，有前因必有后果，但是有同样的前因

A，产生了不一样的后果 C1 和 C2。这是因为从前因到后果之间，一定会通过一座桥梁 B，这座桥梁就是信念和我们对情境的评价与解释。又因为，同一情境之下（A），不同的人的理念以及评价与解释不同（B1 和 B2），所以会得到不同结果（C1 和 C2）。因此，事情发生的一切根源缘于信念（信念是指人们对事件的想法、解释和评价等）。情绪 ABC 理论的创始者埃利斯认为：正是由于人们常有的一些不合理的信念才使其产生情绪困扰。若这些不合理的信念存在久了，还会引起情绪障碍。

【小贴士】婉拒三原则

其实没有人喜欢被拒绝，所以我们在拒绝别人的时候，先不要急切、直接地表达我们的立场和处境。为了降低拒绝所产生的负面效应，就需要沟通的技巧，我们要秉承理直气和的原则，不伤对方自尊又能婉言拒绝。这里有三条原则和大家分享：

①先认真地倾听再来委婉说不。
②多给对方一些关心和爱的关怀。
③温和而又坚定地表明立场。

二、情绪压力

【个案呈现】

小 E，男，从学校刚毕业，走进咨询室的时候唉声叹气，原因是听同事说自己要被辞退，离开这份工作就什么都不是了，小 E 很愁烦，不知道该怎么办才好。

小 E 入职现在的工班半年左右，没想到由于一个错误有可能会被辞退，自己很害怕。发生事件的当天，事情接二连三地来了，包括被交警罚款等。小 E 感觉很倒霉，整个人的状态也受到影响，暴饮暴食，睡眠不好，精神萎靡，总感觉自己很不争气，爸爸妈妈知道了一定会骂自己的。

在工作的这段时间里，小 E 也很害怕出错，害怕作业时出现故障而危及自己的安全。毕竟是高压作业，虽然有安全防护措施，也怕被击穿，威胁到人身安全。越想小 E 就越不敢做。

在第二次咨询反馈时，小 E 说上次担心的事情没有发生，同时也产生了一些信心面对接下来的工作。

【案例分析】

每个人都有一些现阶段的困扰，这些困扰有些是由一些刺激因素引发的，有些是源于我们的无意识模式。传统精神分析会从早年经历出发，通过潜意识探询改变契机。认知行为流派咨询师认为我们也可以借助不断地改变来塑造新的行为。

来访者从小在被忽视的家庭长大，爸爸妈妈因为工作没有时间管自己，是跟着奶奶长大的。而自己学习不好，考试不好的时候，就会被爸爸妈妈训斥，他们总是有情绪。给来访者的感觉是，他这也不好那也不好，父母亲总是不满意，开家长会的时候，也会觉得自己像别人家的小孩。

一个怕做错的小孩就这样长大了，战战兢兢地，不知道怎么才能让别人满意，通过采用因应式问句发掘来访者自身资源："你是如何熬过来的？如何支撑自己从那时走过来？你是怎么做到的？"过程中，来访者发现其实自己有能力去面对一些问题，并且以自己的方式解决问题，也取得了不错的效果。当他能够意识到自己有犯错误的时候，也有值得被肯定的时候，一个完整的人格才会慢慢出现，并且可以朝着自己希望的方向努力。同时来访者对于害怕的评分慢慢降低，进一步相信自己的能力。

咨询师接着采用记忆录像带式问句引发改变动力：几个月后，当你越来越熟悉自己的工作内容，你现在的问题已经得到解决时，我和你一起来看一卷录像带，这卷录像带记录你从现在到问题已经解决时的一些过程，我们会看到你做了什么，让事情有逐步的转变？

"积极学习专业知识，和同事有良好的沟通，向他们学习专业技能知识，不懂就向他们请教"。

由此，我们相信，只要来访者能够带着今日的觉察，带着改变的动力，即使过往会时不时地影响当下的感受和判断，但只要愿意保持一颗觉察的心，还是有可能更大地发挥潜力。

【工具与理论】

1. 情绪和行为的关系

情绪是心理治疗中很重要的方向，情绪包含基本情绪：喜怒哀惧忧厌，复合情绪，比如焦虑，可能包含害怕、担忧、迷茫感等。有人说情绪是与生俱来的，也有人说情绪是经验建构出来的，不管怎样，情绪是人区别于人工智能的一个最大的不同，因此，当我们遇到一些让自己感到害怕的事时，因此而产生恐惧的情绪是可以被接纳的。

因为害怕、恐惧，我们会采用一些习惯的行为来保护自己，比如压力下的战斗或逃跑反应，我们几乎不需要思考就能动身。然而，当我们已经成年，有些曾经能够保护我们的行为是不是还适用呢？如果不适用，有没有其他的行为选择来帮助我们跳出情绪和习惯行为的掌控，发现另外的人生选项呢？

比如，在地铁上因为车的晃动被踩了一脚的时候，有些人可能直接把别人骂一顿；有些人听到别人说"不好意思啊，不是故意的"也就这样过去了；有些人甚至会因为这样一件小事打起来。可见每个人的情绪认知构成不同，所采取的应对策略（行为）也千差万别，因而导致的结果也会不一样。

2. 压力

从 19 世纪末开始，生理学家、心理学家、社会学家借用"压力"这个词来描述动物和人类在紧张状态下生理、心理和行为反应。

佳能公司（Cannon）首先引用了"压力"这一概念，他认为压力就是外部因素影响下的一种体内平衡紊乱，在危险未减弱的情况下，机体处于持续的唤醒状态，最终会损坏健康。真正比较深入研究压力的是 Selye，他把压力定义为"躯体为了适应施加于它身上的任何需求而产生的非特定性反应"，并且将压力分为负性压力或者正性压力。

负性压力可以使个体产生一种不愉快的、消极痛苦的体验，具有阻碍性；正性压力可以使个体产生一种愉快的、满意的体验，具有挑战性，可以促使个体的成长和职业的发展。他还认为，心理压力是人对环境刺激的一种反应，为了适应压力源的刺激，躯体会产生一系列反应。而引起压力的刺激都伴有一系列非特异性的生理学变化，人若完全脱离压力就等于死亡，过高或过低的压力对个体都是不利的。

3. 短期焦点技术

短期焦点技术即焦点解决短期治疗（Solution – Focused Brief Therapy），是后现代主义治疗领域中的一种治疗模式。主要是由 Steve De Shazer 和 In-soo Kim Berg 夫妇在短期家庭治疗中心（Bride Family Therapy Center，BFTC）理论中发展出来的一种心理治疗模式。这种心理治疗模式基于短程心理治疗和后现代主义哲学观的影响，将来访者视作健康而充满能力的人，来访者有能力为自己的问题找出解决方式，从而提高生活质量。咨询师要做的是引导来访者看到自己的能力和优势，帮助来访者认识到同一事件的不同层面。

【小贴士】职场小白秘籍

在学校过惯了悠闲读书时光转而进入职场，工作压力大是很多职场新人的共同感受，那么面对职场压力，职场新人该如何自我调节呢？

在学校读书大部分是用父母给的钱交学费。很多学生悠闲自在地花着父母的钱，想多读一点就读一点，不想多读书就60分万岁，当然舒服了。但当进入职场，是凭劳动赚钱，如果不给单位干好工作，单位凭什么每个月发工资，甚至考虑今后是否涨工资呢？因此，进入职场后工作压力大是正常的。那么，如何进行自我调节？

1. 认知上进行调节

自古云"成人不自在，自在不成人"，每个人参加工作后有工作压力很正常。

2. 技能上进行提高

一般在学校里学到的东西与工作上的需要都会有许多差距。如何尽快地适应，就要多虚心地向其他同事请教。

　　同时要认识到，其他同事并不见得有教你的义务。这个时候，你可以主动地请求你的上级为你指定一位经验丰富的同事作为你工作上的指导老师。如果没有的话，你就要自己多主动向别人请教了。如果别的同事都没有时间告诉你，你就只能向上级多请教。当然，在请教上级前，你应当自己先想想用其他办法能否解决。比如，向同事、同学请教，还可以上网搜索，等等。

第二章　管理能力

在影响管理行为的管理要素中，管理者在管理活动中处于主导地位。在客观条件相近的两个组织中，决定管理工作好坏的关键因素就是管理者。管理者能力的高低对保证组织目标的实现和管理效能的提高起着决定性的作用。因此，管理者的管理能力就成为管理学研究的一个重要课题。管理的本质就是追求效率，因此，管理者的管理能力从根本上说就是提高组织效率的能力。

管理者若要准确地把握组织的效率，需具备下列三种管理能力：

①能全面而准确地制定效率的标准的能力。

②对目前工作水平与标准之间的差距敏锐洞察的能力。

③纠正偏差的能力。

在管理工作中，管理者会遇到各种各样的问题，比较常见的如下：当下属之间闹矛盾的时候，怎么处理比较恰当？间接上级亲自指挥自己工作怎么办？与上级意见相左怎么办？如何将员工的意见向上级反映？如何向员工传达执行上面的决议？如何对待员工的越级报告？下属爱打别人的小报告怎么办？如何处理员工的抱怨？如何对待不服自己的员工？如何处分违纪员工？如何管理技术员工？如何处理员工的职业倦怠？等等。

在这里我们只呈现两个相关案例，一个跟职业倦怠相关，另一个跟管理者回避冲突有关。

一、职业倦怠

职业倦怠是 Freudenberger 于 1974 年首次提出的，他用这一词汇描述了服务于助人行业的人们因工作时间过长、工作量过大、工作强度过高所经历的一种疲惫不堪的状态。

你是不是对工作总提不起兴趣？对于目前的职业状态，你是不是充满了厌倦情绪？曾经效率极高的你，现在是不是工作绩效明显降低，而且身体疲惫？

如果你有上述"症状"，说明你已面临职业倦怠危机。意识到这些危机并积极进行调节，将有助于重新点燃工作的激情。

人的行为背后，都存在着一种动力，心理学称之为动机。动机具有激起、调节、维持行为的功能，它的产生和人的需要、兴趣有密切的联系。当动机消失时，被它所推动的行为就会终止。因此，当人对所从事的工作没有兴趣或缺乏动机，却又不得不为之时，就会产生厌倦情绪，身心陷入疲惫状态，工作绩效将会明显降低。长此以往，人将面临职业倦怠的危机。

职业倦怠一般包括以下三方面：

①情感衰竭：指没有活力，没有工作热情，感到自己的感情处于极度疲劳的状态。它被发现为职业倦怠的核心维度，并具有最明显的症状表现。

②去人格化：指刻意在自身和工作对象间保持距离，对工作对象和环境采取冷漠、忽视的态度，对工作敷衍了事，个人发展停滞，行为怪癖，提出调度申请等。

③无力感或低个人成就感：指倾向于消极地评价自己，并伴有工作能力体验和成就体验的下降，认为工作不但不能发挥自身才能，而且是枯燥无味的烦琐事物。

职业倦怠因工作而起，直接影响到工作准备状态，然后又反作用于工作，导致工作状态恶化，职业倦怠进一步加深。它是一种恶性循环的、对工作具有极强破坏力的因素。因此，如何有效地消除职业倦怠，对于稳定员工队伍、提高工作绩效有着重要的意义。

职业倦怠的表现：

①工作满意度低，出现离职和旷工现象。由于丧失了工作热情和兴趣，员工一旦产生职业倦怠就会在工作中缺乏职业道德和敬业精神，敷衍

了事，甚至另谋他职。

②在人际关系方面表现出对同事和工作对象有情感上的疏远和冷漠。出现职业倦怠后，员工往往感到同事之间有太多的竞争、太多的矛盾；客户不好合作，故意刁难等。这样员工就会不愿意与同事和客户交往，把自己封闭和孤立起来，严重影响工作效率。

③有巨大的压力感。心理学研究表明，适度的压力能使员工处于合理的应激状态，对员工的行为表现有积极作用。而过度的职业压力如果得不到合理释放和缓解，就会引起员工心理和生理上的不适和疾病。生理上的症状包括疲劳、食欲下降、睡眠质量变差、容易生病等；心理上的症状有挫折、愤怒、紧张、焦虑、神经质、恐惧等。对员工有重大意义的突发事件引起的压力或长时间的过度压力，极有可能影响员工的身心健康甚至生命。

找出产生职业倦怠的原因是减轻或解决倦怠的第一步。导致职业倦怠的因素是多方面的，既有客观的，也有主观的。这些因素大体可以分为职场因素和个体自身因素两大类。职场因素是指产生职业倦怠的客观因素，包括工作任务过重、难度较大、晋升无望、工作前景不好、人际关系紧张、工作环境不利等。个体自身因素指员工因年龄、性别、动机、能力、意志等方面存在个体差异对上述职场因素的感觉和评价有所不同，如成就动机强的员工喜欢承担有挑战性的工作；意志力强的员工更看重难度大、强度大的工作；与男性员工相比，女性员工更容易因工作和家庭的冲突产生职业倦怠。

【个案呈现】

小Y的团队出现整体的职业倦怠现象，于是前来求助。

小Y，男，"95后"，刚升职不久，担任基层管理者，管理经验不足一年，面临的困扰是下属不太听自己的，给工作带来阻力，员工抱怨情绪明显，虽然尝试了一些调整措施，但还是无法解决根本的问题——员工对工作的抵触情绪。

背景：不同的工班有不同的职责定位，案例中的工班和其他同类型工班相比，工作量大，劳累程度较高，看不到未来的目标。员工经过培训进入工班时，并不知道自己被分到的工班和其他同学的区别是什么，进入工班后才会发现不同，感叹自己运气差。

过程中员工的体验是：做的事情比别人多，当然错误的概率也会高一些，做到的时候没有物质或精神的认可和奖励，做错了反而受到批评和否定；这样也就算了，对于员工遇到的困难，上级不管不顾，感觉工班里的气氛很冷漠。

于是很自然地去对比同类型的工班的朋友，同样的薪资福利待遇，自己却工作得那么辛苦和无价值，不公平感油然而生，想要换到其他工班，机会又非常渺茫。长期面临这种情况，员工无力改变，做一天和尚撞一天钟，能偷懒就偷懒，能少做一点就少做一点，从而形成一个恶性循环，在工作中就更难体会到成就感、价值感和意义感。

有些员工有很好的视角，却也不愿意和管理者分享，觉得说了根本没用，领导也不会听自己的，索性骑驴找马，边做边寻找更好的机会。而那些对自身没有更好规划的员工，职业倦怠的现象就更加明显，反正在国企不犯大错误是不会被辞退的，就慢慢熬着呗。于是忙的人忙死，闲的人闲死，那些存在自我驱动力的员工长期下来也不堪重负。整个团队都处于低效消耗的状态。

【案例分析】

在咨询导入阶段了解到一些基础的信息，基层管理者非常年轻，是通过推荐选拔提升上来的管理者，性格偏内倾，努力实干，注重任务，不太擅长人际关系的处理，管理经验不足1年，专业经验5年左右，技术经验胜过管理经验。虽然管理者的主诉是如何借助EAP提升工班的团队凝聚力、向心力、内驱力，但真正需要面临的还有自身的角色适应和管理能力提升的部分。虽然管理人才大都是从专业技术人才成长起来的，但专业技术人才与管理人才还是有很多的不同，主要体现在以下几个方面：

①对象不同。专业技术人才面对的对象主要是"物与事"，角色是自

己做事；而管理人才面对的对象主要是"人与事"，角色是让别人做事。

②立足点不同。专业技术人才较真、追求局部最优，但在人的事情上不能较真；而管理人才要有大局观，在处理人的问题上要有适当的弹性，即要关注人的感受。

③尺度不同。专业技术人才大都追求公平第一；而管理人才追求的则是效果第一，公平第二。

④能力要求不同。专业技术人才要求技术专业能力第一；而管理人才则要求人际能力第一，专业技术能力第二。

⑤情感韧性不同。专业技术人才"脸皮薄"，而管理人才则要"脸皮厚"，能经受得住表扬，受得了批评，更受得了委屈与挫折。

⑥人际态度不同。专业技术人才是外方内方，而管理人才则要外圆内方。外圆内方的含义是原则不变、结果不变，而采用的方法与过程是可变通的，不拘泥于细节。

⑦事务范围不同。专业技术人才处理的都是专一的事，而管理人才处理的事好像都是"杂"事。作为一个管理人才，关键要从杂事中获得学习，能从人与人的交往中学习"人"的知识，否则，处理这些杂事很快就会磨掉工作的热情。

在个人探索阶段，了解到来访者已经做出一些调整，肯定来访者自身做出的努力是必需的；方案探索阶段，陪伴来访者突破自身的限制性信念，找到更多资源，帮助自己快速地进行角色转变，必要时借助EAP管理教练帮助自己提升管理能力。

根据沙因《组织心理学》理论，组织对员工也是有期待的，公司一旦完成对员工的招募、选拔、培训和岗位安置，组织就需要集中精力为员工创造条件，促使他们长时间做出高水平业绩，并且确保他们通过成为组织成员和在组织中工作满足一些对他们自己来说最重要的需要。传统上，这一问题是通过对员工的动机、需要进行探索和归类，并将其与组织提供的激励、报酬相关联解决的。

在职业发展的初期，个人的需要和期望完全基于其对自我测试的考虑。他们需要知道自己是否真的能为组织效力，是否具备工作所需要的技术和能力，是否能为组织做出贡献。因此，他们希望组织能提供给自己挑战的机会以考验自己的才干。如果总是被委派毫无意义的任务或者根本不受重视的工作，他们会感到非常失望。如果这种情况发生了，无论是个人还是组织都无法了解他们真正的潜能。

当职业发展到随后的阶段，需要和期望就要转移到要找寻一个能让自己体验到成就感的工作领域，并培养这一专业化的领域；反过来，个人也期望组织通过各种方式对自己的贡献表示认可。在职业发展的中期，我们的工作效率最高，因此也期望得到最高的组织认可和回报。接下来的职业阶段，随着事业稳定以及能做出的贡献慢慢减少，我们对各种保险和安全感的需要将会增加，心理契约的潜在期望也就变成希望"被照顾"，而不是被"弃之不管"或"扫地出门"。

【工具与理论】

1. 管理方格

关系导向与工作导向领导：布拉克（Robert Blake）与莫顿（Jane Mouton）于1964年曾提出一种管理方格（Managerial Grid）理论，认为一个管理者为达到组织目的，必须同时具有某种程度的关心绩效与关心员工的态度，他们依坐标将类型分为81种，但一般较受注意的是以下四种极端形态与一种中庸形态。

1, 9							9, 9
对							
人							
的			5, 5				
关							
心							
1, 1	对	事	的	关	心		9, 1

(1) 工作导向型（9,1）：权威服从式管理

生产的效能是基于对工作情况的安排，对人的因素则低调处理。

(2) 关系导向型（1,9）：乡村俱乐部式管理

对人关注以建立满足的互动关系，目的为建立舒适、友善的组织气氛与工作速度。

(3) 无为式管理（1,1）

既未能完成工作，又未能使成员受到关怀。

(4) 中庸式管理（5,5）：平衡管理

良好的组织表现是由工作与士气二者平衡所达成的。

(5) 团队合作式管理（9,9）：最佳方式领导

工作的成就来自有承诺的成员。基于对组织的共同看法建立起互赖气氛，并发展出信任互重的关系。

2. 领导和参与理论

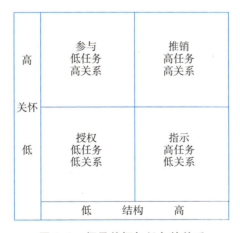

图4.1 领导关怀与任务的关系

如图4.1所示。如果下属成熟度低，那么领导者应该采用高任务和低关系的行为帮助群体获得一些成功，使下属开始学会变得成熟；随着下属成熟度的提高，领导者应该开始减少任务行为，增加关系行为，以帮助群体提高自身的能力；随着下属的成熟水平继续提升，领导者应该开始同时减少任务和关系行为，因为群体正在建立自信和具备独立完成任务的能

力；当群体日趋成熟时，领导者可以继续减少任务和关系行为，主要是将任务授权给群体，期待他们完成。

3. 心理契约

心理契约的概念意味着，一个组织中的每个成员与其各种管理者以及其他成员之间，总是有一系列不成文的期望在发挥作用。这一思想蕴含在组织角色（organizational role）的概念里，任何角色本质上是一套行为上的期望。

心理契约还意味着，作为角色扮演者的员工，同样对诸如工资、工作时长、福利、与工作相关的特殊待遇，以及保证不被裁员等这类事情有着期望。这当中的许多期望是潜在的，包含个人的尊严和价值感。我们希望组织真正把自己当人看待，提供值得去做的事而不是贬低自身的工作和条件，可以提供成长和进一步学习的机会，并对我们的所作所为提供反馈，等等。即使在公开谈判中，经常关心像报酬、工作时长以及工作安全等更为外显的问题，但某些导致员工骚乱、罢工和离职的极端感受，一定与心理契约这些方面的破坏有关。

与调动员工动机有关的管理者的12个要素：

①明确员工的工作要求，能量化的工作目标。

②提供员工做好工作所需要的材料和设备，让员工工作得安全、舒适。

③让员工做自己擅长的事，发挥员工的优势。

④认可与表扬员工的工作，懂得实时赞美员工。

⑤关心员工的个人情况，让员工成为一个人，而不是一双手，了解员工的个人情况，包括生活。

⑥鼓励员工积极进取，期待员工的不断进步。

⑦听取员工的意见，让员工参与到工作决策中来，一起制订实施计划。

⑧让员工的工作与公司的使命休戚相关。

⑨调动团队作战，让团队一起努力，让员工觉得自己的同事跟自己一

样努力。

⑩为团队良好的工作关系创造条件,让员工在单位有一个最要好的朋友。

⑪积极反馈员工的进步,谈及员工的进步并且鼓励进步。

⑫工作中给员工提供学习和成长机会,让工作成为员工的事业。

【小贴士】如何在工作中成长进步,避免职业倦怠

1. 给自己设立一个目标

对于每个人来说,所看重的和需要的不尽相同;即使同一个人,在不同的人生发展阶段,侧重的需要也不一样。我们可以根据自己当下和长远的发展需要,为自己设立一些短期和长期的目标。

短期目标是那些我们在当下最迫切的、最需要解决的问题,或实现的计划。

长期目标可能是跨度 10 年、20 年,甚至是人一生的目标:我们希望自己成为一个什么样的人,以什么职业作为自我实现的途径。比如,你希望自己能在 30 岁的阶段打好物质基础,在 40 岁的时候,去追求那些和你兴趣、价值观相匹配的工作,如你想做独立摄影师、社工、作家等,那在 30 岁的阶段,即便你所从事的职业不是这些,也可以先锻炼相关的技能,慢慢积累,之后就可以顺利过渡转型了。总之,树立目标后,你会发现,你所做的每一个步骤,都是向你这个目标迈进了一点点,从而日复一日的工作也变得有了意义,职场生活也不再那么枯燥乏味了。

2. 自我激励

当你完成了给自己树立的目标后,记得给自己一个奖励。这个奖励可以是去吃顿好吃的、和好友逛街,也可以是外出旅游、看部美剧,只要让你觉得开心、放松的事都可以。这些奖励对你自己来说是一种正向的强化,可以提升自我效能感。特别是当身处逆境,自我激励、自我鼓励就特别重要。

3. 多关注事物的积极面

另外,要善于去发现那些工作中的积极因素。比如同事的帮助、领导

的关心、自己每天微小的进步和变化。这些涌动的小幸福，也许会让你感到其实这份工作也不错。要知道，这个世界上并没有完美的工作，任何一份工作都会有让你不满意的地方，但重要的是，我们要知道自己想要什么，能够找到属于自己的目标。工作本来没有意义，是你的目标赋予了工作意义。

二、回避冲突

【个案呈现】

A，男，是一位中层管理者，在轨道交通公司工作十几年了，好不容易才奋斗到现在的岗位，非常珍惜这来之不易的机会，希望能好好熬到退休。平常只要是领导的指令，一定会尽自己的能力完成，不打折扣。对于员工的需求，自己能解决的也决不麻烦领导，但对于那些自己解决有困难的需求，也不知道该怎么办才好，像是夹心饼干，夹在领导和员工中间，上也不是，下也不是，很为难。例如，如果帮助员工，就会让领导为难，也会让领导觉得自己很无能吧。A平时也很少和其他同级相关部门发生冲突，在别人眼里，自己是一个老好人的角色。其实A知道自己只是不想和别人发生冲突而已，因此遇到一些让自己感到过分的事情，都是靠忍的。

【案例分析】

在会谈及个人探索阶段，我们了解到A的成长过程，他是在一个父母争吵不断的家庭中长大的，有时候自己也是父母亲吵架的起因，似乎在他们眼里，自己什么都做不好，做不对。只有考到高分的时候，他们才会夸夸自己。

针对现阶段A最困扰的问题，就是当员工开始质疑自己能力的时候，到底要不要去帮助员工争取权益，如果领导不同意怎么办？如果领导听到自己这样说，会不会觉得自己很蠢很无能，因此就不再信任自己？咨询师听到了A的担心，这些担心有可能发生，也有可能根本不会发生；不管有没有发生，A都在一开始设定了很坏的、自己不能承担的结果，因此我们也就很难去尝试突破，更别提让自己有更多的发现了，比如，适当的冲突反而可能增进人与人之间的了解和关系。

咨询师运用苏格拉底提问帮助 A 觉察自动化的想法和认知扭曲（武断的推论），目的是要得出新的结论，后来 A 发现出现别的可能性的概率还是很大的，比如领导接受自己的想法、建议等，当建议被接受的时候，自己可能会很开心，感受到被认可的喜悦。

结束咨询的时候，来访者似乎已经跃跃欲试了，咨询师建议在安全的范围内尝试，是试图让来访者通过不断的小的成就累积帮助其建构新的自我认知。

【工具与理论】

1. 苏格拉底提问

苏格拉底对话法是为了澄清核心信念，是认知行为治疗中常用的一种对话工具，又称为问答式问话、诘问法。苏格拉底借由与他人的对话，促使个体运用自身的理性来得到智慧，协助来访者改变适应不良的信念与假设，是利用问一系列问题，引导发现新的思考与行为方式。认知疗法的基本原理说，人类行为靠认知来调节，情绪失调是认知有了问题，人类通过自己对外在事件的解释而造成各种心理问题，经由认知的再建构可以重新组织行为，因而修正当事人的认知即可改善其情绪和行为。

步骤一：定义用语，要求来访者将他的语词或关键词定义清楚，以澄清概念，例如，他不认可我、很丢脸、表现不理想（模糊，以偏概全）。

步骤二：确定规则，分析来访者推理的过程以检验推理过程背后的规则或信念是否有所偏差。

步骤三：找出证据，真的是这样吗？根据事实，找出证据，检验案主的规则或信念是不合理的，需加以修正。

2. 认知扭曲

心理学家阿伦·贝克认为：认知扭曲是一种思维的错误，它造成了人类处理信息过程的困难，最终导致了心理障碍。其实，每个人在童年的学习经验中，或多或少都形成一些认知上的扭曲，这也是我们的情绪时常会陷入消极状态的一个主要原因。

①随意推论。指没有充足及相关的证据便任意下结论。这种扭曲现象包括大难临头或对于某个情境想到最糟的情况。比如，你比较容易焦虑，并因此认为自己不适合当电客车司机。

②选择性断章取义。指根据整个事件中的部分细节下结论，不顾整个背景的重要意义。这么做的假定是，重要的事件是指失败及跟剥夺有关的事件。你也许会以自己的错误及弱点来评估自己的价值，而不是以自己的成功来评判自己。

③过分概括化。指将某意外事件的产生的不合理信念不恰当地应用在不相干的事件或情况中。例如，你曾经在行车过程中出错或碰到困难，于是你便下结论说电客车司机是你不擅长的，或者下结论说你没有能力继续从事这个职业。

④扩大与贬低。指过度强调或轻视某种事件或情况的重要性。例如，你可能假定，在行车过程中即使是很小的错误都可能造成危机，甚至导致伤害。

⑤个人化。指一种将外在事件与自己发生关联的倾向，即使没有任何理由也要这样做。

⑥乱贴标签。指根据过去的不完美或过失来决定自己真正的身份认同。因此，如果你未能符合所有领导的期望，你可能对自己说："我不适合做管理者管理员工。"

⑦极端化思考。指思考或解释时采用全或无的方式，或用不是……就是……的方式极端地分类。这种二分法的思考把事情只分为"好或坏"，例如，你可能认为自己不是一个完美的人，那么就不是完美的电客车司机；或你可能认为自己是个完美而且有能力的电客车司机，而一旦你发现自己并非全能时，你就会把自己看成彻底的失败者（根本不允许自己犯任何错误）。

【小贴士】如何改变回避冲突的习惯

1. 重新认识冲突

在很多人的成长过程中,其实缺少了如何解决冲突的训练,不断被灌输着"冲突是不好的"这一想法。不少人害怕与人发生冲突,觉得发生了冲突后,对方会厌恶自己甚至与对方的关系也会破裂。

我们可以主动地转换看待问题、看待冲突的方式。如果你觉得发生冲突后对方就不喜欢、不关注你了,可以换个解读方式,你可以这样想:你们只是在这件事上的看法不同,如果解决这次冲突虽然可能会让你们的关系疏远,但也有很大的可能会让你们的关系更亲密。不要害怕冲突,要学会面对它、解决它。

2. 事先预习,增加选项

在习惯回避冲突的情况下,要是上来就要你直接表达自己的态度可能会很难,这时候可以感谢或夸赞作为开头,然后再温和且坚定地表达自己的想法。用假设性问题表达自己的意思也是一种方式,并且这种方式更加温和。这种方式不仅能避免直接冲突带给我们的焦虑,还可以减少双方之间的摩擦。例如当你约了朋友出来,结果对方熬夜导致与你的见面迟了。如果你语气带有责怪,甚至训斥,双方气氛自然不会好。但若是说:如果你昨晚熬夜的时候告诉我你今天起不来,我们可以把时间改成下午约。语气自然不带责怪,气氛自然也不会那么剑拔弩张了。

与对方发生分歧时,表达出虽然我和你的看法不一致,但不代表着我就站在了你的对立面。了解对方的想法后,寻找和自己的想法有没有一致的地方,在这个基础上进行讨论,甚至可以避免发生冲突。

不过,有时虽然学会了解决冲突的办法,但还是有些关系让你心力交瘁,感觉所有的努力、所有的尝试都是在白费力。这种情况说明了对方还不具备应对冲突的能力,你可以建议对方与你一起学习解决冲突的办法,或者在对方拒绝处理你们之间的冲突时,选择与对方保持合适的距离。

第三章　个人生活

在成年早期和中期，我们最大的人生任务就是寻找伴侣，生儿育女，亲子教育，在这里我们有三个相关的案例：适龄婚娶、产后抑郁、亲子关系。

一、适龄婚娶

【个案呈现】

小 Q，男，29 岁，女友 25 岁，异地恋，女生家庭条件不错，在家乡有房子，自己的工作也很稳定，随着年龄的增长，不得不开始考虑未来。目前的薪资一个人生活还足够，但要想留在苏州，买房子将会是很大的压力，女方也说会努力地在苏州找工作，但小 Q 感觉女方并不是很重视，前一阶段还积极地面试，现在几乎不提了。两人现在见面的频率是一个月一次，想到别人在苏州都有房有车，两人未来要还房贷车贷，没有经济能力太难立足了，感觉压力很大。

女方的父母也催着尽快结婚，可这些现实问题摆在面前，小 Q 是农村家庭，父母也没有办法帮自己，要支付房子首付也是很困难的。要想今年结婚确实非常困难，考虑过是不是要分手，如果分手又觉得挺可惜的，毕竟也相处快三年了，彼此感觉都还不错，实在是不想放弃，不放弃又不知道该怎么办，而这样拖延，女朋友也变得不信任小 Q 了。

【案例分析】

会谈初期，咨询师了解到来访者和女友的恋情已经持续三年了，一开始大家很聊得来，觉得对方就是自己的真命天子/真命天女，即使是异地恋也不能阻止感情的温度直线上升。随着时间的推移，父母的参与带来一些压力，一些隐含的问题需要面对。来访者的女友是一个乖乖女，比较听父母的话，父母希望自己的女儿在当地找一个对象，听起来也很合理。女友内心很矛盾，当她跟来访者描述这些事的时候，来访者表现得很挫败，很气愤，慢慢地，为了减少矛盾，女友也不再提这件事。

在这个案例中，来访者听到女友说起这些事的时候就很烦躁，就仿佛女友在嫌自己无能，给不了她希望的幸福和安全感，因为他拿不出首付在苏州买房。当这个想法占领心智的时候，来访者就看不到问题的本质，双方的沟通就会停留在表面，真正的问题是从现在到目标，信心和障碍的比例到底有多少？

咨询师协助来访者澄清咨询目标，从情绪调节转变为对不合理信念的调节，"我买不起房，所以我在对方眼里是无能的""我现在买房了，压力比别人大，没办法达到别人的生活品质"。前者是过度扩大房子对于幸福婚姻的重要性，后者是用现在的困难去衡量未来。人都是在成长的，随着经验的累积，我们的收入也在不断增加，我们往往比我们想象得更有能力，更能应对未知的困难。

认知重构后，来访者开始审视感情中的双方，发现了一些可以跟女友沟通的方向，也希望坦诚沟通了解女友内心真实的想法，而不是武断地推测对方的意图，并在产生误会的时候回避沟通可能产生的分歧。

【工具与理论】爱情三元理论

美国心理学家斯腾伯格提出的爱情理论，认为爱情由三个基本成分组成：激情、亲密和承诺。激情是爱情中的性欲成分，是情绪上的着迷；亲密是指在爱情关系中能够引起的温暖体验；承诺指维持关系的决定期许或担保。

1. 亲密

亲密是两人之间感觉亲近，温馨的一种体验。简单说来，就是能够给人带来一种温暖的感觉体验。亲密包含10个基本要素：

①渴望促进被爱者的幸福。爱方主动照顾被爱方并用力促进他/她的幸福。一方可能以自己的幸福为代价去促进另一方的幸福，但是也期望对方在必要时同样会这样做。

②跟被爱者在一起时感到幸福。爱方喜欢跟自己的情侣在一起。

③当他们在一起做事情时，他们都感到十分愉快，并留下美好记忆，对这些美好时光的记忆能成为艰难时刻的慰藉和力量。而且，共同分享的美好时光会涌流到互爱关系中并使之更加美好。

④尊重对方。情人必须非常看重和尊重对方。尽管情人可能意识到对方的弱点，却不因此而减少对对方的整体尊重。在艰难时刻能够依靠对方，在患难时刻仍感到对方跟自己站在一起。在危急时刻，爱方能够呼唤对方并能希望对方跟自己同舟共济。

⑤跟被爱方互相理解。情侣应互相理解。他们知道各自的优缺点并对对方的感情和情绪心领神会，懂得以相应的方式做出反应。

⑥与被爱方分享自我和自己的占有物。爱方应乐意奉献自己、自己的时间以及自己的东西给被爱方。虽然不必所有的东西都成为共有财产，但双方在需要时应分享他们的财务，最重要的是分享他们的自我。

⑦从被爱方接受感情上的支持。爱方能从被爱方得到鼓舞和支持，感到精神焕发，特别是在身处逆境时尤其应该这样。当你感到似乎一切都在跟你作对时，却能意识到只有一件事不会出问题——你的伴侣始终跟你站在一起，这时你就知道你们的关系具有这一因素。

⑧给被爱方以感情上的支持。在逆境下，爱方应与被爱方在精神上息息相通，并给予感情上的支持。

⑨跟被爱方亲切沟通。爱方能够跟被爱方进行深层次和坦诚的沟通，分享内心深处的感情。当你为自己所做的某件事感到困窘为难时，仍能推心置腹地跟被爱方交谈，这时所经历的就是这种沟通。

⑩珍重被爱方。爱方要充分感到对方在共同生活中的重要性。当你认识到你的配偶比你所有的物质财富都更为重要时，就知道你对被爱方具有这种珍重和珍爱。

2. 激情

激情是一种"强烈地渴望跟对方结合的状态"。通俗地说，就是见了对方，会有一种怦然心动的感觉，和对方相处，有一种兴奋的体验。性的需要，是引起激情的主导形式，其他自尊、照顾、归属、支配、服从也是唤醒激情体验的源泉。

激情的发展大致经历三个阶段：第一阶段由于意识控制减弱，身体的变化和表情动作越来越失去控制，细微的动作由于高度紧张而发生紊乱。人的行为服从于所体验着的情感。第二阶段人失去意志的监督，发生不可控制的动作和失去理智的行为，这些动作在事后回想起来会感到羞耻和后悔。第三阶段出现在激情爆发之后，此时会出现平静和某种疲劳的现象，严重时会出现精力衰竭，对一切事物都抱着不关心的态度，有时还会精神萎靡，即所谓激情休克。

激情可以是积极的，也可以是消极的。积极的激情能激励人们克服艰险，攻克难关；消极的激情常常对正常活动具有抑制的作用或引起冲动行为。具有正确的思想认识、高尚的道德品质和坚强意志的人能控制自己消极的激情。

3. 承诺

承诺由两方面组成：短期的和长期的。短期方面就是要做出爱不爱一个人的决定。长期方面则是做出维护这一爱情关系的承诺，包括对爱情的忠诚、责任心等。也就是结婚誓词里说到的"我愿意！"这是一种患难与共、至死不渝的承诺。

两者不一定同时具备。比如决定爱一个人，但是不一定愿意承担责任，或者给出承诺；又或者决定一辈子只爱他/她，但不一定会说出口。

【小贴士】如何实现人生的愿望

第一，有明确的目标。

第二，找到阻碍你实现这些目标的问题，并且不容忍问题。

第三，准确诊断问题，找到问题的根源。

第四,规划可以解决问题的方案。

第五,做一切必要的事来践行这些方案,实现成果。

二、产后抑郁

据相关报道,每10个产妇中,有5~7人都遭受着产后抑郁症的折磨。女人怀胎十月,承受的压力旁人无法体会。孩子出生后,雌激素迅速下降,身体又不能马上恢复,如果此刻家人还不给予安慰和关心,那么很容易导致抑郁症的产生。

【个案呈现】

小P,女,35岁,体态正常,无重大疾病史,家族无精神病史,家庭经济状况中等。小P是家中独生女,自小和父母一起生活,父母经济状况一般,丈夫也是独生子,婚后和丈夫的感情还好。丈夫想要二胎,小P并不想要,但是碍于丈夫的央求,同意生二胎,怀孕时情绪平稳,生孩子的过程中还蛮顺利的,但是老二不好带,总是哭闹。小P感到头晕乏力、胸痛、情绪低落、压抑,容易烦躁,有时候也很暴躁,当孩子哭的时候,自己就特别烦躁,有时候把孩子往旁边一扔,孩子哭,自己也跟着哭,感觉自己很没有用。原以为上班后能分散一下自己的注意力,会好一些,然而并没有,小P通过摄像头观察婆婆带孩子,发现婆婆带孩子不认真时也会让自己情绪变得更加糟糕。她很无力无助,觉得人生很没有意义,不知道为什么要生孩子,老公回家就是打游戏,什么也不管。小P每天都觉得身心疲惫,晚上也睡不好觉,白天很没有精神,很容易就感到崩溃。

【案例分析】

很多的女性在生产之后会出现产后抑郁症这种情况,严重的产后抑郁症甚至会引发自杀行为,所以产妇一旦出现产后抑郁症一定要尽快地调解。下面就这个问题给大家分析一下产生产后抑郁症的原因。

产后抑郁又叫产褥期抑郁症,是指产妇在分娩后出现抑郁、悲伤、沮丧、哭泣、易激怒、烦躁甚至有自杀或杀婴倾向等一系列症状的心理障碍，是产褥期精神综合征中最常见的一种类型。通常在产后 2 周出现，其病因不明，可能与遗传、心理、分娩及社会因素有关。

引起产后抑郁症的病因比较复杂，一般认为是多方面的，但主要是与产后神经内分泌的变化和社会心理因素有关。

①生物学方面：妊娠后期，孕妇体内雌激素、黄体酮显著增高，皮质类固醇、甲状腺素也有不同程度增加，分娩后这些激素突然迅速撤退，黄体酮和雌激素水平下降，导致脑内和内分泌组织的儿茶酚胺减少，从而影响高级脑活动。

②社会因素：家庭经济状况、夫妻感情不和、住房困难、婴儿性别及健康状况等都是重要的诱发因素。

③产妇心理因素：对母亲角色不适应、性格内向、保守固执的产妇好发此病。

另外，从小 P 和婆婆的关系来看，婆婆是一个不诚实的人，同时有什么话都放在心里，完全不表达出来，在沟通的过程中很难获得婆婆的回应，这样的沟通方式让小 P 很抓狂。在孩子养育的方式上，小 P 秉持的是科学养育法，而老年人一般只会用传统的方式带小孩，"怎么教都教不会"，让小 P 感觉很愤怒。

【咨询师建议】

咨询师首先建议来访者就医，确诊为产后抑郁。但来访者还在哺乳阶段，服用药物会影响喂奶，断奶需要跟家人商量，来访者后期断奶后服用抗抑郁药物。辅助心理咨询的目标是帮助来访者能够通过自我认知调节达到情绪调节的目标，掌握更多的应对策略，比如沟通、社会支持策略来帮助自己恢复到正常状态。

【工具与理论】

1. 认知模式

认知行为治疗以认知模式为理论基础，该模式假设人的情感、行为及生理反应被他们对事件的知觉所影响。

①情境/事件。

②自动思维。

③反应（情绪、行为、生理）。

情境本身并不决定人们的感受，感受更取决于人们如何解释这一情境。

认识模式始于一些主要的核心信念。这些信念是关于自己的、他人的，以及人们基于成长经验在童年期建立起来的关于世界的看法。对于核心信念，"要明白他们是很基础的，隐藏很深的，他们被人们看作是绝对的真理，就像事情'本该如此'一样"。例如上面案例中的小P，她很可能抱有一种核心信念——我是不被爱的，可能还有一条中间信念——这个世界是不安全的。

认知模式认为，当人们发现自己在某种情境下时，自动化思维就会被激活。这些自动化思维直接受到人们的核心信念和中间信念的影响。自动化思维接着会影响我们的反应。因为我们的大部分基础信念都会在一定的情景下影响我们的想法，所以不同的人在面对相同的情景时会有截然不同的反应。认知技术改变（想法和信念、情绪和生理反应）和行为技术改变（行为、情绪和生理反应），任何一个系统的改变都会毫无疑问地引起另一个系统的变化。

这个案例中，如果小P对婆婆带孩子的解释是婆婆的养育方法会导致孩子受伤害，那她无论如何是不会放心下来的。当小P意识到，这个孩子是婆婆的孙子，她那么喜欢孙子，甚至是有点重男轻女，又怎么舍得让自己的孙子受伤呢？如果想到这里，小P肩上的一部分重量就会随之卸下来了。

2. 非暴力沟通

现代压力研究之父汉斯·塞利博士说过一句名言："并非事件本身，而是对事件的不同理解，导致了人们做出不同的情绪反应。"实际上，随着观察视角的变化，人们对压力的承受能力也会发生改变。

当然我们也可以采用非暴力沟通的方式去表达自己的感受和需求，与此同时，聆听他人的感受和想法。

非暴力沟通的基础是一些沟通方式，它包含四个要素：

第一个要素：观察。观察不等于评论，沟通中要仔细观察所发生的事情，并清楚地说出观察结果，也就是表达客观事实，并且不使用评价性质的语言。

第二个要素：感受。要善于体会和表达个人的感受，使用具体的语言，做到清晰地表达。基本感受包括喜怒哀惧忧厌，复合感受包括焦虑、失望等。

第三个要素：需要。这里的需要可以从两个角度去看，一个是表达者内在的需求和期待，另一个可以说明产生感受的原因，两者本质上是一件事，只是角度不同而已，但其核心是需求。表达者要心平气和地从这两个角度阐述自己的要求，避免出现类似抱怨、指责、批评、评论等负面情绪。

第四个要素：请求。首先，请求而不是要求，要用平等的而非命令式的口气去表达。其次，请求内容尽量具体，无论是要什么或者不要什么都尽可能具体，最好能把请求量化，让对方能够接受并可实施。

【小贴士】如何调节产后抑郁情绪

产后抑郁并不可怕，宝妈和家人可以通过这三个方法来调节，很有效果。

1. 宝妈自己要学会改变

有一位宝妈分享说，自己刚生了孩子那段时间，总觉得自己变丑了。怀疑老公看自己的眼神也带着鄙视，怕出门遇见之前认识的人，不好意思和人说话。但是一次偶然的机会，被隔壁的宝妈拉进了小区里的宝妈群。她发现很多妈妈都和自己一样，但是不同的是，她们的生活态度很积极，经常在一起遛娃、研究辅食、互相鼓励着减肥等。渐渐地她的生活也发生了改变，不但收获了友情，孩子也有了小伙伴。

在成为妈妈之前，谁还不是个"小仙女"？而身份的转变，生活环境的变化，心理压力的增加，宝妈所承受的不容易只有自己懂。

老话说得好："自助者天助之。"所以，我们更要让自己积极地与别人沟通交流，调整自己的情绪。

2. 宝爸多些关怀和理解

宝爸在享受为人父的喜悦的同时，也要多些时间关心宝妈，和宝妈聊聊自己在单位的所见所闻、遇到的事情、工作的内容等，让宝妈感受到自己的存在感。当宝妈抱怨生活的时候，宝爸一定要认真地听，积极地配合，及时给予回复、安慰和关心，若是敷衍了事，更是会激发宝妈的坏情绪。

如果有时间，请宝爸多帮宝妈看一会儿孩子，做一些家务，给她一点独处的时间和空间，让她从宝宝的世界中抽离一会儿，修复一下自身的焦虑和疲惫。这样对宝妈从抑郁状态走出来大有帮助。

3. 生活需要仪式感

在家带娃的宝妈更是需要仪式感。在节日的时候，无论大小，不需要贵重的礼物，但需要做用心的事情，带她出去吃顿可口的饭、咖啡店里喝杯饮料、逛逛公园看看花花草草、牵手遛个弯、逛逛商场添件新衣服，等等，总之是要站在宝妈角度，做些她可心的事情。宝妈虽然嘴上不说，心里总是快乐的。

三、亲子关系

亲子关系是儿童最早建立起来的人际关系。父母的人品，对子女的抚养、教育方式以及态度等，都在这种关系中直接对孩子的身心发展产生影响，也将影响儿童今后的人际交往关系。亲子关系是个体和社会生活中重要的一部分，在幼儿期，它几乎是个体全部情感的依赖所在。

【个案呈现】

小李，女，40岁，有一个正在上高中的儿子，近半年多来，丈夫与儿子关系紧张，常常因为一些事，父子之间发生争执、愤怒争吵、威胁等行为。父子出现争吵之后，自己的情绪也会受到影响，产生焦虑，儿子也出现一些行为冲动，不能安心学习，情绪有时低落、有时波动较大，伴有暴饮暴食、身体不适等症状，影响了学习和生活。并且母子之间有时也会出现一些问题，自己感觉快控制不住孩子了，担心孩子未来会像自己一样一事无成，感觉这样做也不对，那样做也不对，内心十分焦虑。丈夫有时听自己的，有时不听，让自己更加难以处理。

【案例分析】

在会谈初始阶段，咨询师了解到来访者希望小时候妈妈能给自己多一些压力，自己可能会活得更好，于是在对孩子养育的过程中带着自己的遗憾对孩子寄予厚望，担心如果不给孩子一些压力，他可能也会在未来像自己一样埋怨着母亲。

在这个案例中，来访者自身和孩子所处的社会背景不同、成长环境不同、教养方式不同、甚至健康状况也不同，来访者母亲的期待是孩子健康活着就很好，因此以溺爱型的教养方式来对待孩子。孩子成年以后，难以对自己的行为负起责任，将自己成就不高归因于母亲的放养。

咨询师协助来访者澄清咨询目标，从尝试改变孩子的心理与行为问题，转变为对自身的探索和成长，探讨资源。是什么让来访者能够进入一家不错的企业？来访者对自身的期待是什么？如何利用合理的落差激发自身的动力去弥补遗憾？

【咨询师建议】

重新建立可执行目标后，来访者有了一些动力，于是咨询师给出以下建议：

建议一：对自身焦虑情绪进行觉察和调节。当来访者因为孩子的行为感到焦虑时，如果孩子的行为是非原则性的，比如吃零食、玩游戏、磨蹭等，这种情况首先要调节自身的情绪，可以通过离开刺激情绪的环境、着陆法或者呼吸训练先让自己非理性的情绪平静下来，再和孩子进行有效的沟通。

建议二：非暴力沟通。坦诚告知孩子自己的担心，倾听孩子的想法，不评价，说出自己的感受和期望，倾听孩子的感受和期望，采用双赢的策略建立和孩子良好的沟通关系。

【工具与理论】

1. 着陆技术

如果你感到焦虑不安时，可以使用"着陆法"，及时把注意力带回当下：感觉自己的双脚与地面的接触，地面的触感，双脚和鞋子的触感，用心体会脚底的感受；如果你是坐着的，也可以体会身体和椅子的接触，动动手指头和脚趾头，给你看到的周围的东西迅速命名，或者去想一个爱你的人或你爱的人的面孔，或者哼唱你童年喜欢唱的歌。观察你的情绪，允许它离开了又回来，循环使用这个方法，直到我们真正的智慧回来。

2. 呼吸训练

开始呼吸练习前，邀请来访者感受自己的感受，并为这个感受的程度打个分：从0分到10分可以打几分。比如当下感觉烦躁，打6分。接下来开始练习。

先做几个深而长的呼吸，体会吸气和呼吸的长度。

把呼吸分成三个阶段：吸气、屏气和呼气。吸气的时候要饱满，尽量吸到头顶，同时，在心里从1数到4；然后屏住呼吸，不要呼气，心里从1数到7；之后慢慢地吐气，慢慢地，从1数到8。

以上步骤重复5次。随着每一次的吐气，让自己更放松。

最后，试着感受烦躁的情绪是否还存在，如果存在，现在的程度，从0分到10分又可以打几分。

【小贴士】亲子沟通在处理亲子关系中的运用技巧

1. 家长要改善家庭的氛围，提高家庭成员的平等意识

多数父母认为自己十分了解自己的孩子，孩子应该听家长的，应该让孩子多听从父母意见，并要求了解孩子所有的思想和秘密。这些父母的想法多是出于父母对亲子沟通的偏见和误区，长此以往，孩子将不会再把自

己的真实想法表露出来，不愿意与父母进行交流。可见，父母在改善家庭氛围时，要提高所有家庭成员的平等意识，了解孩子的心理变化，帮助孩子解决生活中的困难和问题。如果父母与孩子是处于两方都愿意交流的状态，那么孩子就会主动讲述自己的感受，父母可以引导孩子针对具体的问题进行具体的分析，甚至向孩子请教实际问题。父母可以主动与孩子进行示弱沟通，帮助孩子发现父母对自己是轻松的爱，而不是带有条件的爱。

2. 父母尊重孩子的想法，要求双方进行换位思考

父母对孩子的尊重是体现在日常行动中，而不只是体现在思想中的，家长要主动地与孩子进行兴趣交流，并找到交流的切入点，在轻松的氛围下帮助孩子发现交流沟通的意义。

良性的亲子沟通需要父母尊重孩子的意愿，并帮助孩子正确分析身边的事物。在日常生活中父母应该督促孩子养成良好的行为习惯，并做好榜样。同时，家长要学会换位思考，保护孩子的自尊心。沟通出现问题的时候多是一方出现误解，或者父母确实思想落后，对事情的认识不到位。因此，家长要给孩子充足的话语权，让孩子表达自己对事物的看法。家长要在各方面与孩子共同学习，做彼此的榜样。另外，家长应该给孩子充足的鼓励，对孩子优秀的表现给予肯定。鼓励和批评都是有必要的，但是往往鼓励更有利于孩子做好本能够做好的事情。家长要把握住时机，在孩子新的目标建立、受到赞扬或被感动、蒙受委屈和表达对某事物感兴趣时，对孩子进行基本的肯定、鼓励或帮助，让孩子感受到父母对他的关怀和无私的爱。孩子在有充分安全感的影响下，往往自信心会得到加强，做事情的正确率会更高。

第四章　危机事件

危机包括个人危机、系统危机、危机引发的紧急行为事件和扩散性危机。

这里提到的危机事件只是个人危机中的一部分，关于危机的定义，我们采用以下定义：危机是一种心理平衡的短暂失调，或者一种包括抑郁和焦虑等状况的情绪不稳定，通常是由来访者无法应对的意外事件引起的，是指个人应对能力的短暂缺失。希望落空、愤怒、焦虑、内疚、悲伤等情绪浮现，之前的问题和失败会被回忆起来。事件的严重性、持续时间和突发性会影响危机反应的严重程度。

需要澄清的是，危机这个词对不同的人有不同的含义，可以被用来描述各种事件、环境、状况和改变以及个体对它的不良反应。综合以上定义，在个体层面上，危机是一种对事件和情境的认知或体验。即认为所面临的困难事件或情境超过了现有资源和应对机制，除非经受者获得缓解，否则危机有可能引起严重的情绪、行为和认知功能障碍，甚至导致经受者或他人出现伤害或致命的行为。

一、丧失相关

【个案呈现】

小T，女，父亲1年前过世，当时觉得没什么，可是最近越来越发现自己的情绪不对，时常控制不住自己的情绪，有时候暴怒的情绪会伤害到孩子和丈夫，不知道怎么才能让自己好起来。小T也尝试过不去想这些事情,但越让自己不想,就越容易想起来,以至于影响到自己的睡眠,晚上睡不着,白天醒来很疲惫,无法专心工作,不想跟同事说话,回忆起和父亲的点点滴滴就会默默地流泪。

【案例分析】

会谈初期,咨询师了解到小T的家庭背景,母亲和父亲的关系比较和谐,母亲较强势一点,父亲通常都让着母亲,母亲和奶奶的关系(婆媳关系)不太好,以至于常有抱怨,但父亲也可以包容,好在并不是和奶奶住在一起,相处基本融洽。父亲过世后,母亲几乎不和奶奶来往,但自己从小是奶奶带大的,感情很深,这些加深了小T对父亲的想念。父亲在生病过世的过程中,也挺痛苦的,小T可以感受到,虽然尽力救治父亲,总还是觉得自己做得不够,如果再努力一点,父亲也许就不会走了。

在这个案例中,来访者符合持续性哀伤的标准:

标准1:怀念、思念死者达到了痛苦的程度。

标准2:过去一个月,有显著的、强烈的、极端的以下四种体验:

①难以接受亲人死亡的事实。

②自从亲人死亡后,不再信任他人(除自己的家人)。

③面对死亡表现得过度痛苦和愤怒。

④感觉没有已故亲人陪伴的生活是空虚的。

标准3:上述症状和障碍导致社会的或其他重要领域功能的显著障碍。自从父亲过世后,小T的社会生活和工作受到了严重的影响。

标准4:上述症状和障碍至少要持续六个月。小T的症状已经持续了一年。

咨询师使用完形治疗技术——"空椅子"疗法,试图使小T从她父亲遗留困境的强大而深藏的影响中走出来,与不能做出回答的死者对话。虽然看起来很奇怪,但事实上,来访者有可能进行一次很有收获的谈话,让无法触及的抽象感觉具体化。当来访者能够感知到从父亲的角度对这件事的看法,便能从内疚自责的情绪中解脱。继而通过写信、对话等其他象征性的方式，表达对受到的伤害和对未完成事务的愤怒。这之后，小T能够开始释放她的哀伤反应。

【工具与理论】空椅子技术

"空椅子技术"，是格式塔流派常用的一种技术，是使来访者的内心外显的方式之一，是在完形疗法各种著名而有影响的技术中，最为简便易行而适于心理辅导的技术。"空椅子技术"的目的就是帮助当事人全面觉察发生在自己周围的事情，分析体验自己和他人的情感，帮助他们朝着完整、坦诚以及更富生命力的存在迈进。

1. 自我对话式

让自我存在冲突的两个部分展开对话。在来访者内心有很大的冲突，又不知道如何解决时，放两张空椅子在来访者面前，坐在一张椅子上，就扮演自己的某一部分；坐在另外一张椅子上，就扮演自己的另一部分，依次进行对话，从而达到内心的整合。这种形式主要应用于两个方面：

①由于种种原因，来访者认为自己本应该做的事情却没有做，引起了不好或者严重的后果时，产生了强烈的内疚感、负罪感和自责心理。此时，利用空椅子技术，让来访者自己与自己展开对话，从而降低内疚感。

②面对各种各样的选择很难下定决心，或者处于人生的十字路口不知道何去何从时，来访者会逃避现实，甚至通过烟酒或者其他方式麻醉自己。此时，运用空椅子技术，让来访者自己与自己展开对话，澄清自己的价值观，分析各种选择的利弊，找到解决问题的途径。

2. 他人对话式

用于自己与他人之间的对话。操作时可放两张椅子在来访者面前，坐到一张椅子上面时，就扮演自己；坐在另一张椅子上时，就扮演别人，两者展开对话，从而可以站在别人的角度考虑问题，然后去理解别人。这种形式主要应用于两个方面：

①来访者以自我为中心，不能或者无法去体谅、理解或者宽容别人，因此存在人际交往方面的困难，自己却找不到原因。此时，运用空椅子技

术，让自己和他人之间展开对话，让来访者设身处地站在他人的角度思考问题，从而领悟，找到人际交往困难的原因。

②来访者存在社交恐惧，不敢或者害怕和他人交往。此时运用空椅子技术，模拟人际交往的场景，让来访者在这种类似真实的情境当中减轻恐惧和焦虑，学会或者掌握与人交往的技巧。

【小贴士】如何从"丧失"中复原

允许情感的宣泄。这些情感可以是一些所谓的负面情绪，如哭泣或愤怒地咒骂。情绪失调是问题性哀伤的一个主要问题，因此，情绪发泄为恢复调节能力奠定了很重要的基础。通过谨慎地逐步分级暴露于痛苦的体验中，逐渐恢复全面情绪调控能力是很重要的。

进行积极的行为，包括跑步、钓鱼、园艺、唱歌跳舞等，制订计划处理当前的问题。

处理消极思维，避免全部内归因，即把所有的责任都揽在自己身上。我们不是神，不是超人，不能预见未发生的事。面对生命中的无常，我们需要活在当下。

二、应激反应

应激反应又称压力反应。1914 年，哈佛大学的心理学家沃尔特·坎农首次提出"战或逃反应"，用来描述面对威胁时，身体生理唤醒的动力性。坎农在一系列的动物实验中发现，身体面对压力的立即反应有两种模式：要么实施攻击以保护自己，要么逃走以躲避危险。坎农所观察到的这一面对急性压力的身体反应现在被统称为压力反应。

被认为是威胁的情境、环境或刺激，都被称作压力源，也就是制造或引发压力的东西。你可以想象到，如果给压力源列个清单，这个清单不仅无穷无尽，而且每个人都会不一样。急性压力通常是毫无预警突然出现的急性压力源的结果，就像半夜突然响起电话铃声，或者你突然发现汽车钥匙不见了。一般来说，对于这种情况，大脑还来不及对情况做缜密的分析,身体就已经开始做出反应了,不过恢复镇静也是一瞬间的事情。而慢性压力则可能给出一些先兆,值得我们关注,因为它们对身体的影响更加持久和显著。许多研究已经探明了压力源的本质,它们可以被分为三类:生物生态层面的、精神心理层面的以及社会层面的。

生物生态压力源:比如阳光、重力、电磁场、昼夜节律等。比如北极圈附近的人每年都有很长一段时间见不到阳光,因此抑郁多发。

精神心理层面压力源来自我们心理上对刺激的知觉。人们对于自我的信念、态度、价值观会有本能的防御,一旦以上这些受到挑战、违背甚至改变,自我就会感觉到威胁,继而产生应激反应。精神心理层面的压力源反映了我们人格的独特架构。

社会层面压力源:比如拥挤的城市、金融风险、科技进步、社会经济地位低下等。

在这里我们提到的案例跟精神心理层面的压力源相关。

【个案呈现】

小S,男,曾经历同事自杀的事件,至今回想起来都感到惋惜和自责。那天是晚上,小S看到同事发了一条消极感受的朋友圈,内心有些疑虑,感觉到同事心情的沮丧,但由于要辅导孩子作业,没有及时地询问同事发生了什么事,第二天得知同事结束了自己的生命。这件事让小S深感内疚、无力、自责,如果自己那时打个电话过去,是不是他就不会死了?感觉仿佛都是自己的错,承受着极大的心理压力。

【案例分析】

小S是一个基层管理者,被提拔到管理者岗位是因为小S优秀的表现、工作的责任心、积极努力的态度和对团队氛围的关注。下属对小S的评价:他是一个非常贴心的大哥,常常利用闲暇的时间和同事们谈心,是一个非常平易近人、温暖的基层管理者。这也是小S希望大家看到的自己。

事件发生后,小S开始怀疑自己,怀疑自己存在的意义,觉得自己很不称职,工作上也有些心不在焉,对于其他同事的回应也显得有点迟钝,甚至萌生了离职的想法（回避）。

在确立咨询目标阶段，小 S 希望能够回到事件发生之前的状态——积极的工作和生活，好像没有什么能难倒自己。通过倾听，咨询师了解到小 S 即使是在这样巨大的精神压力下，也能够通过自身的一些应对策略完成必要的工作任务，只是在人际交往方面略有回避，同时在跟其他人聊起这件事的时候，发现有好几个人都看到了这个同事的朋友圈，其中有两个人也致电询问，但是电话没有被接听，其他人也会为这个同事感到惋惜和难过，但是好像并不像自己那么自责内疚。通过对"称职"的澄清，小 S 发现，他希望自己是一个 100% 称职的管理者，面面俱到，然而，实际想要达成这样的目标几乎没有可能，这时候，小 S 紧绷的身体随着一声叹息放松下来。

咨询师让小 S 自己做一个评估，称职和不称职的占比大概有多少，发现比例是 70:30。大部分的情况下，小 S 都是一个称职的管理者，但是因为这样一个重大的应激，以至于他全部否定了自己，陷入情绪无法自拔。

当小 S 能够意识到，这一件事并不能代表自己的全部的时候，产生了调整的动力，在计划行动阶段，小 S 在咨询师的引导下，对事件的认知进行重新的解读，情绪也发生了相应的变化。

当情绪压力减小的时候，对自我价值的肯定也慢慢提升，和同事交流的意愿也得到增强，身心感觉轻松了很多。

【工具与理论】认知重构

认知重构是一种应对技巧，将消极的、自我挫败的思维替换为积极的、自我肯定的思维，从而把对压力源的知觉由威胁性的转换为非威胁性的。认知重构的目的在于拓宽人的视野，并由此为知觉的转变提供余地。一个人的视觉范围在压力下会出现窄化现象，因此一个人真实看到的画面小于原有的完成画面。认知重构涉及承担责任、直面现实，并积极应对以解决引起压力的事件，形成和适应积极的思维结构需要一些努力，但如果逃避责任以及顺从自己的消极思维方式更容易纵容毒性思维——压抑和抹杀自我价值感和自我接纳感。

启动认知重构的步骤有四个：

1. 察觉

察觉的过程有三个步骤：第一步，识别和确认压力源。这一步可能需要写下你脑海里所想的，包括所有的挫折和苦恼。第二步，识别为什么情境或事件成了压力源，进而识别与每一个压力源相关联的都是什么样的情绪态度。第三步，对最主要的压力源以及相关情绪做初评。如果初评是防御性的或消极的，并妨碍你解决问题，那么在下一个阶段将进行重新评价。

2. 对情境的重评

第二次评价，或者说再评价，是脑海中产生的"次级想法"，它提出了不同的（客观的）观点。再评价是对相关因素的重新集结或重组，是敞开接受新想法的过程。在这一阶段，次级或三级想法涉及选择一个中立的或者比较积极的立场，以更好地应对手头的问题。要记住，再评价并不是一个合理化的过程，也不是一个压抑情感的过程。同时还要记住，哪些因素是你能够控制的，哪些又是你控制不了而必须接纳的。

3. 采纳及替代

任何态度转变中最困难的一步都是执行。一个新的心理构念产生了，就必须马上采纳和执行。人天生就是偏爱习惯的生物，喜欢在已知的事物中找寻安慰，即使所谓的"已知"并不是我们想要的。悲观主义是种防御，尽管并未被看作提高人类潜能的方式，但熟知过去的方法仍能给人以安慰。改变并不容易，改变涉及一些风险。用一种积极的态度代替消极态度，起初可能会让你感觉很脆弱，但是正如其他会随着练习而提高的技能一样，一种新的舒适安全的感觉会渐渐产生。根据认知重构，当压力出现并不断重复时，必须经常替换新的心理构念。

4. 评估

对任何新的冒险和尝试的检验都要看它的效果。这种新的态度是否起作用？起初，它可能没什么效果。初次尝试投篮，结果可能是尴尬地投不中。对新的态度做出评估，并确定它的价值。如果评估的结果证明新的构念是次彻底的失败，那么回到第二个阶段再做一次评价。如果新的构念发挥作用了，就带着那些仍待解决的问题重复这一过程。

【小贴士】如何积极应对生活工作中的重大压力

很多人都不知道，压力是一个可以管理的对象。克服压力的有效方法如下：

1. 建立属于自己的个人压力剖析表

克服压力之前应当建立属于自己的个人压力剖析表，将抗压临界点、压力触发因素、压力弱势因素、压力反应倾向作为考核因素，测试抗压水平，将抗压能力分为略低、略高、太低或者太高。压力触发因素分为个人因素、环境因素、社会因素、生理因素。弱势因素可能是家庭、工作或者自尊。压力反应倾向分为反应、攻击、忽视、控制。

2. 培养一些克服压力的好习惯

（1）保证充足的睡眠

压力大的人第一个表现就是失眠，很多抑郁症患者整夜整夜睡不着觉，每晚躺在床上眼睛从天黑睁到天亮，长期失眠容易导致精神涣散、注意力不集中、意志力薄弱，从而没法正常生活，因此培养一套高效睡眠的机制非常重要。在这之前你必须找到失眠的原因，如果导致失眠的原因是一部智能手机，那么请将手机拿到卧室以外的地方再进行睡眠。

（2）改掉坏习惯

有的人喜欢用打游戏、泡吧、嗜酒等不良习惯来逃避压力，越逃避越容易降低自己的自尊心水平，内心会不停地妥协，抗压能力越来越低。所以在克服压力的时候，应该刻意去改掉这些坏习惯，有些小妙招可以学习一下：

第一招叫作学会停顿。就是每当出现坏习惯的时候，思考一下，放缓节奏。比如说你想暴饮暴食的时候，问问自己这样对身体好吗？花钱吃胖了再花钱减肥何苦呢？在思考的过程中，你的食欲就已经减弱了。

第二招就是远离引发坏习惯的事物。不要让垃圾食品出现在视线范围内、不要跟爱喝酒的朋友经常腻在一起。

第三招是培养好习惯来替代坏习惯。因为人的时间是有限的，当你对读书看报这些好的习惯产生浓厚兴趣的时候，是没有时间去陪伴那些坏习惯的。

（3）多喝水

多喝水慢喝水，也可以减少压力。因为人体70%是由水分组成的，当身体感到缺水的时候就会产生焦虑感。通常爱喝含有咖啡因饮料的人抗压能力会比爱喝水的人差，因为咖啡因会导致体内水分流失。

（4）锻炼抗压体质

锻炼是压力管理最有效的途径。长期不锻炼和不好的饮食习惯会形成身体内部的压力脂肪，这些脂肪会附着在内脏之上，是身心健康的隐形杀手。制订一个良好的健身计划对克服压力非常有必要。

（5）冥想

这是全球最流行的压力管理技术之一，冥想会带领我们关注当下的感受，磨炼集中思想的能力。冥想的方式有很多种，包括打坐、行进冥想、瑜伽冥想、呼吸冥想等。其实我们在生活中的很多场景下都能进入冥想，贵在不断练习和坚持。

（6）提升钝感力

钝感力是一种迟钝的力量，与敏感相反，在这里并不是贬义词。相反很多敏感的人，在对待事物的看法上往往容易走极端。钝感力强的人不会太纠结于别人的看法，更容易专注于自我的世界。这样的人韧性更强，与其说是迟钝，不如说他们不太在意。

【你不知道的EAP】⑤

1. EAP 心理咨询

EAP 咨询及针对企业员工的心理咨询，较多采用短程的心理疗法，诸如认知行为治疗、短期焦点技术、短程动力疗法帮助来访者就个人成长、情感家庭、生涯发展、亲密及亲子关系、职场适应、人际关系等方面进行探索。来访者可以从近期遇到的困扰开始切入，在咨询师的支持和帮助下，合作找寻可触发改变的契机，从而帮助来访者自己找到问题的症结，发现自身应对策略的利弊多寡，同时找到更多的视角和可用资源，以便提高心理平衡能力，对环境及社会角色的适应能力，达到进一步的动力提升。

2. EAP 心理咨询的分类

生涯发展：包括职业性格、职业兴趣、职业价值观、职业规划、职业倦怠、中年危机、退休规划等。

职场适应：包括新员工入职心理调适、换岗、轮岗、领导更换、裁员等。

人际关系：包括和朋友的关系、上下级关系、同事关系、师生关系、同学关系等。

情感家庭：包括和原生家庭的关系、和伴侣的关系、恋爱关系、婆媳关系、和家庭其他成员的关系等。

亲密关系：包括择偶、相处、失恋、离异、家庭暴力、婚外恋等。

孕期产后：包括产前抑郁、产后抑郁、不孕不育、二胎问题、三胎问题等。

亲子关系：包括子女教育、不良行为矫正、发展适应、亲子沟通、双减政策、教育方法、教养方式、考试焦虑、学习困难、升学压力、厌学、青春期性心理等。

情绪压力：包括生活和工作的压力。

个人成长：包括自我探索、认知调整、情绪管理、自我价值、人格发展等。

性心理：包括性偏好、性取向等。

神经症性心理问题：包括抑郁症、焦虑症、强迫症、疑病症、恐惧症、神经衰弱等。

危机个案：包括自杀、自伤、伤害他人、丧亲、家庭暴力、严重职场暴力等。

哀伤辅导：包括丧亲等。

3. EAP心理咨询的阶段和设置

EAP心理咨询一般的设置是6~18次/人，一般咨询方案由咨询师和来访者共同商定。

咨询的过程包括：

①咨询导入——会谈阶段。本阶段的任务是建立咨访关系，收集相关的人口学资料，以利于初步界定问题，明确咨询需要，初步了解来访者个人及环境资源。

②问题——个人探索阶段。该阶段的主要任务是建立良好的咨访关系，搜集有关的资料，进一步界定和理解问题，协助来访者进行自我探索，达到对其的深入了解，也是这一阶段的重心所在。

③目标——方案探讨阶段。该阶段是上一阶段的自然发展，在上一阶段来访者基本完成了"我是谁""我有什么困扰"的自我探索历程。当来访者不再忽视自己的感受，不再用习惯了的生活信条约束自己的每个自然冲动，而开始用好奇的、新鲜的眼光重新审视自己的世界时，其将面临的问题是："我要到哪里去？""我要的是什么样的生活？""什么才使我感到舒服？""我希望怎样改变我的生活？"这一系列的问题促使咨询进入目标与方案阶段，这一阶段的要点是激发来访者改变的动机，处理好来访者期望与目标的关系。咨询师要明确现有的干预手段和自己能力的局限，心理咨询不是万能的，咨询的目标的确定要以来访者为主，咨询师起辅助作用。

④行动——转变阶段。这一阶段，咨询师以一种或数种治疗取向理论为指导，通过分析、解释、指导、训练等方式影响来访者，并且来访者也积极参与其中，从中获得理解、领悟、模仿等能力，学习新的认知方式和行为方式等，朝着目标方向取得积极的改变。这个阶段在整个咨询过程中也是一个维持时间较长的阶段。

⑤评估——结束阶段。本阶段的工作是很重要的，是对整个咨询结果

或进步做一个总结性的评价，同时也是终止咨询关系的阶段。

由于 EAP 心理咨询设置不同于一般的心理咨询，它更灵活，时间存在不稳定性，主题更聚焦于当下，因此每一次咨询也会由这五个阶段构成。假如来访者只来一次，EAP 咨询师需要更能把握聚焦的主题，帮助来访者建立对咨询本身、咨访关系和解决困扰的信心。

（锡西）

图索引

图 1.1　4C 挑战（4 Challenge：社会挑战、行业挑战、用工挑战、个人挑战） ……………………………………………………………………… 4
图 2.1　三大组织健康属性与九大健康要素 …………………………… 25
图 2.2　同行数据对比（关注健康的组织与普通组织相比较）………… 25
图 2.3　中国企业健康三维度得分（2017 年）………………………… 26
图 2.4　"健康九力"三年比较 …………………………………………… 26
图 2.5　2015—2017 年国企、民企、外企的健康得分演变…………… 27
图 2.6　企业健康管理及公司人心理健康状况大调查 ………………… 30
图 2.7　全球精神卫生和在职人群心理健康现状 ……………………… 32
图 2.8　组织员工健康管理六维模型 …………………………………… 53
图 2.9　理性情绪疗法 ABC 模型 ………………………………………… 58
图 2.10　水杯里的水有多少？…………………………………………… 59
图 2.11　企业四大资本 …………………………………………………… 62
图 2.12　影响情绪的四类因素 …………………………………………… 66
图 2.13　焦虑情绪状态 …………………………………………………… 71
图 2.14　抑郁情绪状态 …………………………………………………… 72
图 2.15　链式沟通 ………………………………………………………… 84
图 2.16　Y 式沟通 ………………………………………………………… 85
图 2.17　环式沟通 ………………………………………………………… 85
图 2.18　轮式沟通 ………………………………………………………… 86
图 2.19　全通式沟通 ……………………………………………………… 86

图片索引

图 2.20	单线连锁	87
图 2.21	随机连锁	87
图 2.22	密语连锁	88
图 2.23	集群连锁	88
图 2.24	沟通的结构	92
图 2.25	乔哈里视窗理论	100
图 2.26	马斯洛需求层次理论	119
图 2.27	霍兰德职业兴趣雷达图	121
图 2.28	MBTI 量表维度与性格类型介绍	124
图 2.29	DISC 性格类型	129
图 2.30	DISC 性格类型及优势	129
图 2.31	情境领导模型	143
图 2.32	麦克利兰冰山模型	154
图 2.33	绩效咨询（个人版）FCDI 模型	156
图 2.34	工作环境质量评估问卷 Q12 内容解析	170
图 2.35	工作要求—资源模型（JDR 模型）	193
图 2.36	Aaron Antonovsky 提出的疾病—健康统一体	208
图 2.37	Jerrold Greenberg 提出的疾病—健康连续体	208
图 2.38	应激可致躯体疾病和精神疾病	210
图 2.39	工作应激的典型症状	212
图 2.40	中国居民平衡膳食宝塔	221
图 2.41	多维度宣传	226
图 2.42	EAP 功能室一角（东方之门、骑河）	227
图 2.43	沙盘室	227
图 3.1	社会化模型	234
图 3.2	生涯彩虹图	235
图 3.3	职业生命发展阶段	238
图 3.4	正向情绪与负向情绪	241

图 3.5　心理健康分类图示 ………………………………………… 247
图 3.6　心理健康问卷 2.2 结果示意 ……………………………… 250
图 3.7　MBTI 四个关键维度 ……………………………………… 253
图 3.8　MBTI 测试结果示意 ……………………………………… 254
图 3.9　卫生间宣传单页 …………………………………………… 265
图 3.10　运营一分公司班组档案示例 …………………………… 280
图 3.11　令人担忧的国民心理数据 ……………………………… 286
图 3.12　柯布西耶《适宜人居的房屋》（1942 年）……………… 291
图 3.13　组织员工健康管理六维模型（工具集）………………… 294
图 3.14　企业危机干预操作流程 ………………………………… 317
图 4.1　领导关怀与任务的关系 …………………………………… 339

表索引

表 2.1　EAP 的五种模式 …………………………………… 37
表 2.2　心理资本四要素高低分特征 ……………………… 63
表 2.3　沟通视窗自检 ……………………………………… 101
表 2.4　刻度量表分数及相关探讨内容 …………………… 108
表 2.5　沟通记录表 ………………………………………… 113
表 2.6　倾听自检表 ………………………………………… 114
表 2.7　盖洛普 Q12 问卷 …………………………………… 169
表 2.8　企业危机干预的三维评估体系 …………………… 201
表 2.9　生活事件量表 ……………………………………… 213
表 3.1　MBTI 职业性格倾向的简化测试 ………………… 272

参考文献

[1] 布伦达·B. 琼斯,迈克尔·布拉泽. NTL 组织发展与变革手册[M]. 北京:电子工业出版社,2018.

[2] 恩格斯. 路德维希·费尔巴哈和德国古典哲学的终结[M]. 北京:人民出版社,1988.

[3] 包丰源. 心转病移:好心态才有好身体 好身体才有好生活(洞悉情绪与疾病关系的生命疗愈书)[M]. 北京:中华工商联合出版社,Kindle 版本:613 – 617.

[4] 王兴琼,陈维政. 组织健康:概念、特征及维度[J]. 心理科学进展,2008,16(2):321 – 327.

[5] 王兴琼,陈维政. 组织健康研究进展及其经济学[J]. 云南财经大学学报,2008,24(2):98 – 104.

[6] 洪瑞斌,李志鸿,刘兆明,等. 从组织文化角度探究"健康组织"之意涵[R]. 香港第五届工商心理学学术与实务研讨会,2006.

[7] 郭金山,等. 心理管理——体系与技能[M]. 北京:经济管理出版社,2013.

[8] 詹姆斯·柯林斯,杰里·波拉斯. 基业长青——对伟大的公司如何不朽的研究[M]. 北京:中信出版社,2002.

[9] 黄知才. 员工健康管理:人力资源管理的新模式[EB/OL]. 新浪微博,2019 – 05 – 18.

[10] 赵然. 员工帮助计划——eap 咨询师手册(第二版)[M]. 北京:科学出版社,2018:186 – 187.

[11]广州地铁运营营业总部.员工帮助计划管理与实践:以城市轨道交通运营企业为例[M].北京:中国劳动社会保障出版社,2016.

[12]斯蒂芬·罗宾斯,等.组织行为学[M].孙健敏,王震,李原,译.北京:企业管理出版社,2017.

[13]郭金山等.心理管理——体系与技能[M].北京:经济管理出版社,2013.

[14]埃德加·沙因.沙因组织心理学[M].马红宇,王斌译.北京:中国人民大学出版社,2009.

[15]代际理论[EB/OL].百度百科,2021-01-27.

[16]社会支持[EB/OL].百度百科,2016-03-30.

[17]米歇尔·P.奥唐奈(Michael P. O'Donnell).工作场所健康促进[M].常春等译.北京:化学工业出版社,2009.

[18]中国社会科学院语言研究所词典编辑室.现代汉语词典(第五版)[M].北京:商务印书馆,2006:481.

[19]安古斯·史蒂文森;莫里斯·韦特.牛津现代英汉双解大词典[M].北京:外语教学与研究出版社,2013:514.

[20]王磊.管理沟通[M].北京:石油工业出版社,2001:1-4.

[21]张东娇.教育沟通论[M].太原:山西教育出版社,2003:36.

[22]张兆响,司千字.管理学[M].北京:清华大学出版社,2004.

[23]马歇尔·卢森堡.非暴力沟通[M].北京:华夏出版社,2016:6.

[24]DE SHAXER S,BERG I. K. Therapy D. A Post-Structural Re-Vision[J]. *Journal of Marital and Family Therapy*, 1992(18):71-81.

[25]MILLER S D,HUBBLE M A,DUNCAN B L. Handbook of Solution-fo-Cused Brief Therapy. SanFrancisco:Jossey-Bass,1996.

[26]许维素,等.焦点解决短期心理咨询.台北:台湾张老师文化事业股份有限公司,1998:1-205.

[27]OSBORN C J. Solution-foeused Strategies with Involunta' Clients:Practical Applications for the School and Clinical Setting[J]. *Joumal of Human-*

istic Counseling, Edueation & Development, 1999(37): 169-182.

[28] 戴艳,高翔,郑日昌. 焦点解决短期治疗(SFBT)的理论述评[J]. 心理科学.

[29] JAMES S F, BILL R. Solution-Focused Brief Therapy: One Answer to Managed Mental HealthCare[J]. *The Family Journal: Counseling And Therapy For Couples And Families*, 1997, 5(4):286-294.

[30] COLIN F, LAN H. Handbook of Counselling and Sychotherapy. SAGE-Publications, London, 2000.

[31] CAROL A S, JUDITH E L, NICK F C. Solution-Focused Brief Therapy—One Model Fits All? [J]. *Families In: Society*, 1999, 80(5):468-476.

[32] MARCHETA P E, ALBERT A V, SHAUN B, VICKI R. Brief and Nontraditional Approaches to Mental Health Counseling: Practitioners' Attitudes [J]. *Journal of Mental Health Counseling*, 2002, 24(4):317-329.

[33] BERG I K, GALLAGHER D. Solution Focused Brief Therapy. In: T. C. Todd & M. D. Selekamn(Eds). Family Therapy Approaches[J]. *Needhan Heigh, MA: Allgn &Bacon*, 1991:93-111.

[34] 游达裕,朱志强. 寻解面谈在香港发展的趋势及展望[EB/OL]. http://swforum.socialnet.org.hk.

[35] IVESON C. Solution-focused Brief Therapy[J]. *Advances in Psychiatric Treatment*, 2002(8):149-157.

[36] 许维素. 焦点解决短期心理治疗的应用[M]. 北京:世界图书出版公司, 2009:7-9.

[37] TAYLOR F W, The Principles of Scientific Management [M]. *New York: Harper Bros.*, 1911:5-29.

[38] 叶奕乾,何存道,梁宁建. 普通心理学(第6版)[M]. 上海:华东师范大学出版社, 2021.

[39] 王桂莲. 老HRD手把手教你做招聘:实操版(第二版)[M]. 北京:中国法制出版社, 2019.

[40]DISC[EB/OL].百度百科,2021-01-25.

[41]木沐.能力突围:把握人生关键时期的职场进阶术[M].北京:人民邮电出版社,2019.

[42]管婷婷.敏捷团队绩效考核:KPI、OKR和360度评估体系的应用与实践[M].北京:电子工业出版社,2020.

[43]杜旌.绩效考评变革研究[M].北京:社会科学文献出版社,2014.

[44]段锦云,王娟娟,朱月龙.组织氛围研究:概念测量、理论基础及评价展望[J].心理科学进展,2014,22(12):1964-1974.

[45]王明辉,郭腾飞,王丹丹.组织气氛和员工心理安全感的中介效应——精神型领导对员工谏言行为的影响机制[J].河南大学学报(社会科学版),2017,57(6):115-122.

[46]史淑桃,程然.组织氛围的研究综述与展望[J].河南牧业经济学院学报,2021,34(2):57-62.

[47]柯江林,孙健敏.内控型人格、变革型领导与组织文化对员工心理资本的影响[J].经济与管理研究,2018,39(9):136-144.

[48]莱卡,乌德蒙.职业健康心理学[M].傅文青,赵幸福译.北京:中国轻工业出版社,2014.

[49]田喜洲,谢晋宇.组织支持感对员工工作行为的影响:心理资本中介作用的实证研究[J].南开管理评论,2010,13(1):23-29.

[50]周三多,陈传明.管理学[M].北京:高等教育出版社,2018.16,209.

[51]孙永磊,雷培莉.领导风格、组织氛围与组织创造力[J].华东经济管理,2018,32(3):112-118.

[52]赵燕梅,张正堂.服务型领导在组织创新氛围影响员工创新行为动力机制中的调节效应[J].华南师范大学学报(社会科学版),2020(6):127-141,191-192.

[53]李永周,易倩,阳静宁.积极沟通氛围、组织认同对新生代员工关系绩效的影响研究[J].中国人力资源开发,2016(23):23-31.

[54]吕珊,陈瑾宇,史亚琪.员工心理资本与工作绩效关系研究[J].科技创业月刊,2021,34(4):38-42.

[55]朱晓妹,黄艳,何勤,等.安全的组织氛围会让员工实现职业召唤吗?组织认同与包容性领导的作用[J].中国人力资源开发,2019,36(10):32-44.

[56]杜安·P.舒尔茨,悉尼·埃伦·舒尔茨.工业与组织心理学:心理学与现代社会的工作:第10版[M].孟慧林,晓鹏,等,译.上海人民出版社,2014:220.

[57]张兴贵,陈玮瑜.超越绩效:人力资源管理视野中的员工幸福感研究[J].西北师大学报(社会科学版),2017,54(5):127-136.

[58]吕珊,陈瑾宇,史亚琪.员工心理资本与工作绩效关系研究[J].科技创业月刊,2021,34(4):38-42.

[59]李缘.员工心理资本和企业非财务绩效的研究综述[J].河北企业,2018(1):92-94.

[60]周施恩.盖洛普的"S路径"模型[J].企业管理,2013(9):52-53.

[61]张正堂,吴琼.自主—受控动机对员工主动性行为的影响研究:组织氛围的调节作用[J].华南师范大学学报(社会科学版),2016(1):123-131,191.

[62]陈宝玲.增强企业员工公平感的思想工作有效路径构建[J].才智,2013(15):261.

[63]孙建林.增强干部人事管理中的"组织公平感"[J].军队政工理论研究,2005(2):96.

[64]宋国萍,汪默.职业健康心理学[M].南京:东南大学出版社,2010.

[65]柯江林,孙健敏.内控型人格、变革型领导与组织文化对员工心理资本的影响[J].经济与管理研究,2018,39(9):136-144.

[66]王晓明,周爱保.自我意识与健康人格[J].内蒙古师范大学学报(教育科学版),2004(4):87-89.

[67]郭燕燕,范红霞.沟通意识与无意识——基于荣格分析心理学的解

读[J].太原大学教育学院学报,2011,29(3):7-11.

[68]刘婷.自觉之心:自我认识与超越[J].南昌大学学报(人文社会科学版),2012,43(5):12-16.

[69]陶文莹.MBTI职业性格测试在面试中的应用[J].企业改革与管理,2019(11):93-94.

[70]钱锡红.员工性格差异分析及其对管理的启示[J].领导科学,2020(20):75-78.

[71]曾维希,张进辅.MBTI人格类型量表的理论研究与实践应用[J].心理科学进展,2006(2):255-260.

[72]许明月.MBTI人格类型测验在企业管理中的作用[J].领导科学,2009(35):31-32.

[73]许明月.人格测验在人员选拔中的应用[J].企业管理,2009(10):92-94.

[74]陈启晗,何颖.心理测验工具MBTI在职业规划上的应用[J].技术与市场,2018,25(3):69-71,74.

[75]尹樱.MBTI职业性格测评在人力资源招聘工作中的应用研究[J].中国市场,2018(35):107,111.

[76]广州地铁运营事业总部.员工帮助计划管理与实践:以城市轨道交通运营企业为例[M].北京:中国劳动社会保障出版社,2016.

[77]曾德嵘.心理学的暗示效应探析[J].才智,2011(2):190.

[78]刘淑英.排除恐惧 积极暗示 不断超越[J].科技信息,2010(33):196,166.

[79]周茜.探讨激励理论在企业管理中的运用[J].企业科技与发展,2019(2):174-175.

[80]卢乃天.皮格玛利翁效应对我国思想政治教育的启示[J].职业,2011(33):89.

[81]柯江林,孙健敏.内控型人格、变革型领导与组织文化对员工心理资本的影响[J].经济与管理研究,2018,39(9):136-144.

[82] 王娜,李兆良.企业EAP内部团队建设探索与实践——以大型制造业为例[J].中国商论,2020(16):134-135.

[83] 李海娇.我国企业管理中员工援助计划的应用[J].中小企业管理与科技(下旬刊),2018(11):3-4.

[84] 李苗苗.员工心理健康管理研究[J].中国管理信息化,2021,24(9):159-161.

[85] 王文茂.应用EAP改善企业转型期的管理环境[J].企业文明,2018(4):73-75.

[86] 高中华,赵晨.工作家庭两不误为何这么难?——基于工作家庭边界理论的探讨[J].心理学报,2014,46(4):552-568.

[87] 卫武,倪慧.工作家庭冲突对员工工作行为的影响:基于资源保存理论和身份认同理论的视角[J].管理工程学报,2020,34(1):30-38.

[88] 高晓萌,朱博,杜江红,等.企业员工工作家庭促进与职业生涯成功的关系:心理资本的中介作用[J].中国临床心理学杂志,2020,28(1):91,186-189.

[89] 金家飞,徐姗,王艳霞.角色压力,工作家庭冲突和心理抑郁的中美比较——社会支持的调节作用[J].心理学报,46(8):17.

[90] PULLICH J. Entrepreneurs' Perceived Social Support: Trait-like Characteristic or Developable Social Capital?. 2006.

[91] 理查德·格里格,菲利普·津巴多.心理学与生活(第19版,中文平装版)[M].北京:人民邮电出版社.

[92] 李凌,蒋柯.健康心理学——人类健康与疾病心理解读[M].上海:华东师范大学出版社,2013.

[93] 疑病症[EB/OL].百度百科,2017-08-16.

[94] 内啡肽[EB/OL].百度百科,2021-02-01.

[95] 陈果.好的孤独[M].南京:江苏凤凰文艺出版社.

[96] 生涯彩虹图[EB/OL].百度百科,2021-05-13.

[97] 心理健康标准[EB/OL].百度百科,2021-06-02.

[98]邢雷.员工心理学:超级漫画版[M].北京:企业管理出版社,2016.

[99]伊莎贝尔·布里格斯·迈尔斯等.天资差异[M].张荣建译.重庆:重庆出版社,2008.

[100]郭金山等.心理管理——体系与技能[M].北京:经济管理出版社,2013.

[101]团体辅导[EB/OL].百度百科,2021-01-27.

[102]戈登·奥尔波特.偏见的本质[M].凌晨译.北京:九州出版社,2020.

[103]归因理论[EB/OL].百度百科,2021-01-25.

[104]管理者决策中常见的偏见和错误[EB/OL].http://www.360doc.cn/mip/898392838.html,2020-03-11.

[105]ROBBINS S P. Decide&Conuqer:Making Wining Deciions and Takig Control of Your Life. (UpperSaddleRiver, NJ: FinancialTimes/PrenticeHall,2004:164-168.

[106]矫甘宁.员工帮助计划(EAP)在工会工作中实践[J].中国工运,2018(10):61-63.

[107]职业倦怠[EB/OL].百度百科,2021-04-16.

[108]焦虑(病症)[EB/OL].百度百科,2021-04-16.

[109]阿兰·德波顿.身份的焦虑[M].上海:上海译文出版社,

[110]社会比较理论[EB/OL].百度百科,2021-01-26.

[111]阿兰·德波顿等.艺术的慰藉[M].陈信宏,译.武汉:华中科技大学出版社,2021.

[112]表达性艺术疗法[EB/OL].百度百科,2021-01-30.

[113]马歇尔·卢森堡.非暴力沟通[M].北京:华夏出版社,2016:6.

[114]管理者决策中常见的偏见和错误[EB/OL].http://www.360doc.cn/mip/898392838.html,2020-03-11.

[115]王晓明,周爱保.自我意识与健康人格[J].内蒙古师范大学学报

(教育科学版),2004(4):87-89.

[116]郭燕燕,范红霞.沟通意识与无意识——基于荣格分析心理学的解读[J].太原大学教育学院学报,2011,29(3):7-11.